U0898200

生活彩书堂

吃对食物不生病

CHIDUI SHIWU
BU SHENGBING

《生活彩书堂》编委会◎编著

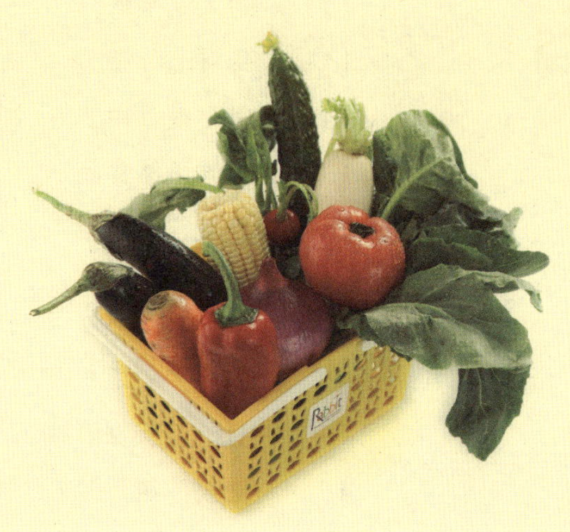

中国纺织出版社

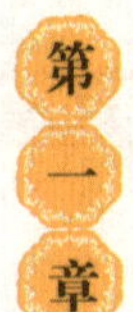

掌握科学饮食法，健康幸福常相随

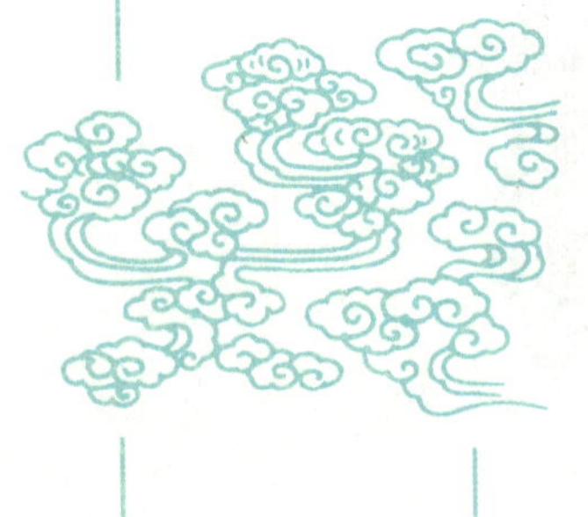

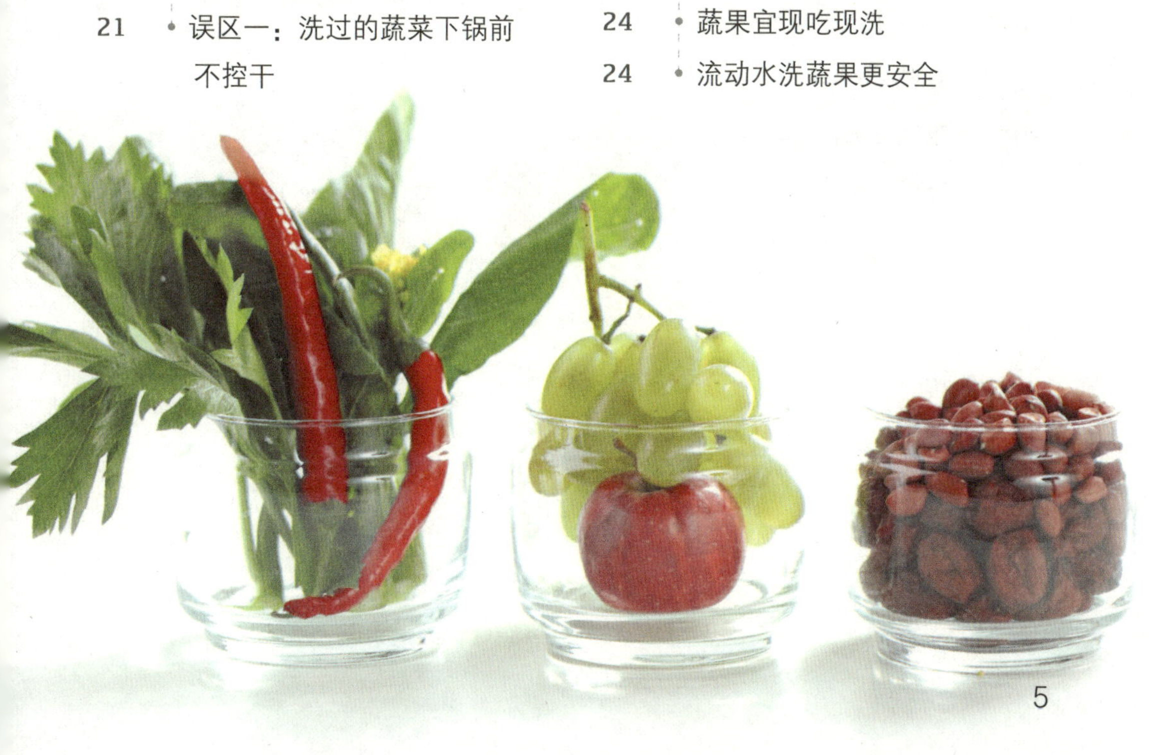

第二章 饮食健康有秘诀，看完体质看节气

第三章 人体必需营养素，全面进补才健康

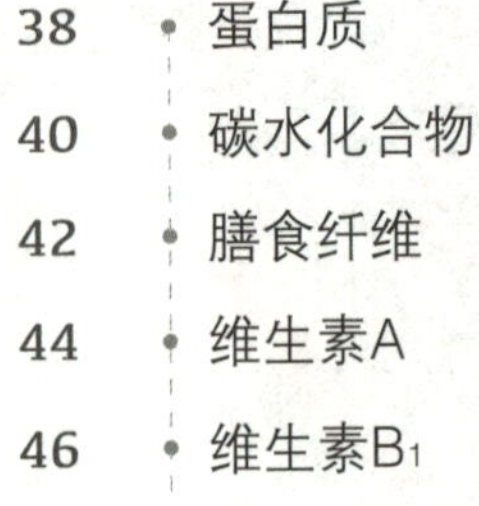

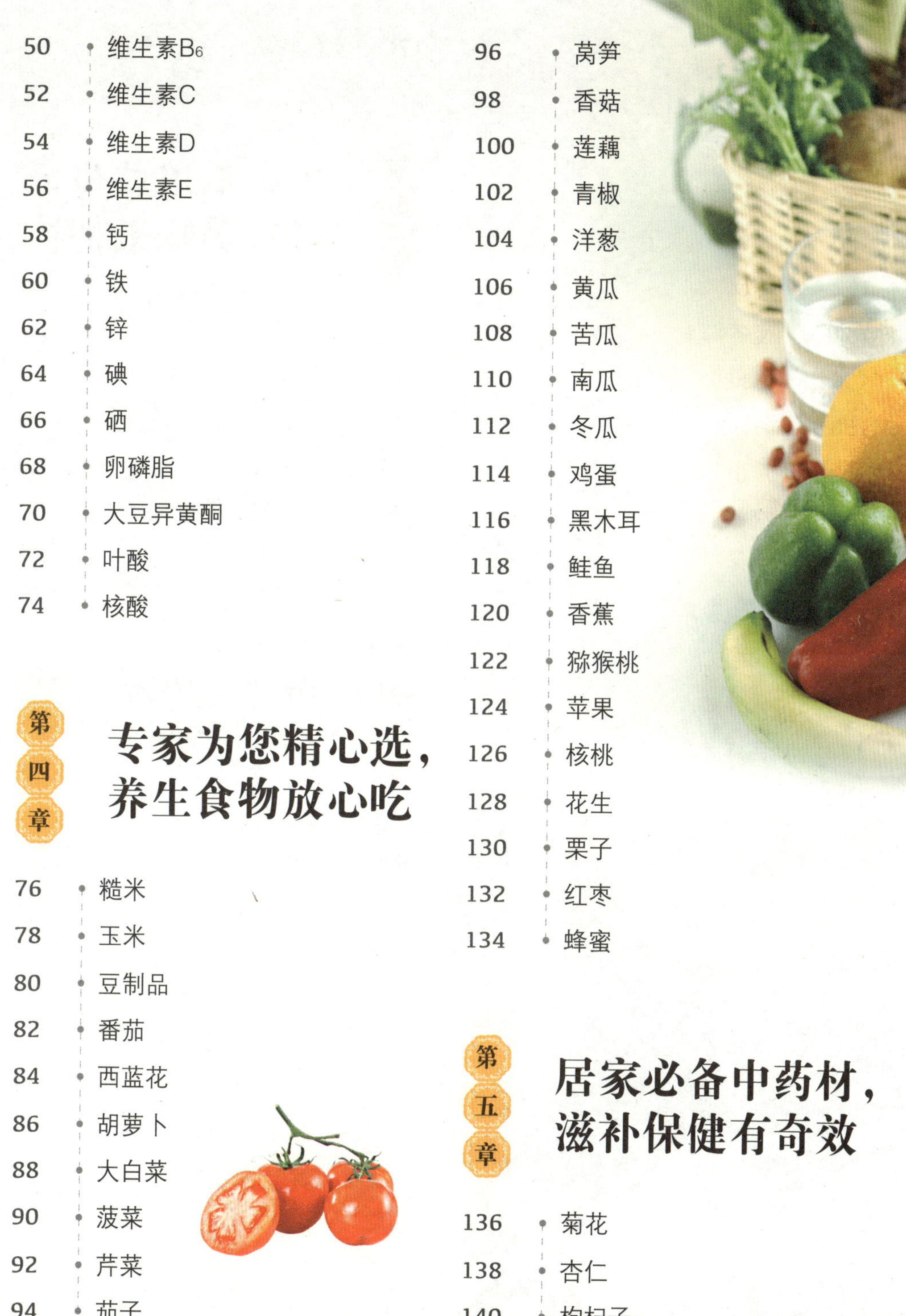

第四章 专家为您精心选，养生食物放心吃

第五章 居家必备中药材，滋补保健有奇效

第六章 生病不用愁药苦，可口美味来替补

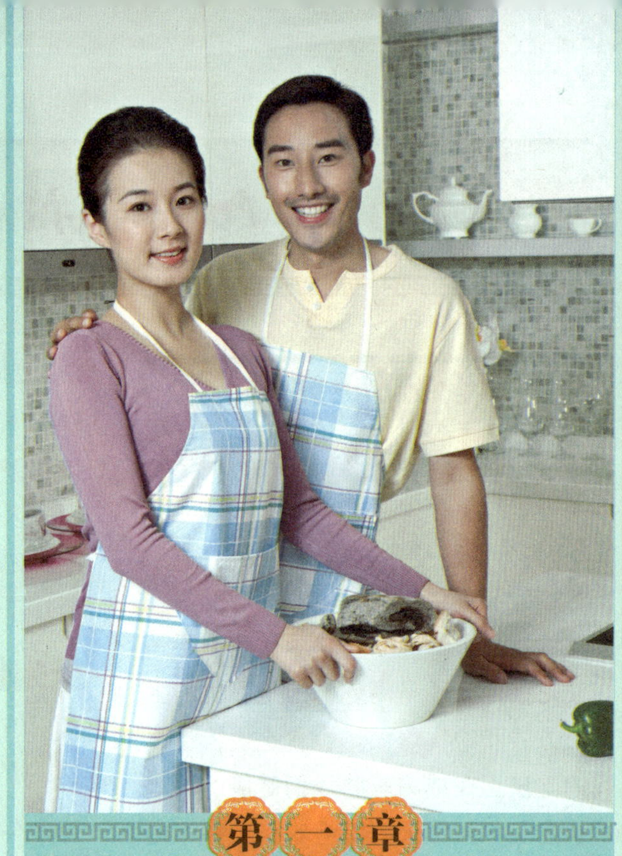

第一章

掌握科学饮食法，健康幸福常相随

吃是一门颇有讲究的大学问，我们不仅要关注食物本身的营养价值、卫生状况以及食物之间的搭配宜忌，更需要关注我们自身的营养需求和饮食习惯。只有养成科学的饮食习惯，做好饮食卫生工作，才能够吃的健康又舒心。

饮食健康亦有道

会吃才更健康

很多人认为，吃是一件很简单的事情，但事实上，吃却是一门重要的学问。

世界卫生组织指出：21世纪对人类健康最大的威胁不是核扩散，不是艾滋病，也不是癌症，而是不良的生活方式和饮食习惯。也就是说，错误的吃法正在成为威胁我们健康的“潜伏者”。虽然人人都会吃，但并不是人人都能吃出健康、吃出精神。如果吃错了，美味的食物也会成为诱发疾病的“罪魁祸首”。

所以说，不会吃的人只能“吃饱”，会吃的人才能“吃好”。那么我们怎样才能吃得好，吃出健康？一个很重要的原则就是必须要恪守健康饮食的“黄金法则”。

牢记吃的法则

少吃糖，祛脂肪

糖类可分为以下三种：单糖（葡萄糖、果糖）、双糖（蔗糖、麦芽糖、乳糖）及多糖类（淀粉、膳食纤维）。其中，单糖、双糖都会使血糖急剧升高，且易引起脂肪堆积，所以应尽量少吃甜食及精制糖类制品，如糖果、蜂蜜、汽水、罐装果汁、冰激凌以及中西式点心及节庆时的食品等。如果确实很想吃甜食，最好选用糖分较低的水果。

少食油，健康留

在烹调时，应多采用清蒸、汆烫、凉拌、炖煮等方式，少用油炸、油煎处理食物，以免摄取过多脂肪。炒菜宜选用单不饱和脂肪酸含量高的油，如橄榄油，少用饱和脂肪酸含量高的油，如猪油、牛油等。

低盐分，血压稳

盐的摄取要适量（每日不超过6克），才可避免患高血压、心脏病和肾病。平时应限制食用含盐高的食物，包括腌制食品，如泡菜、酱瓜、萝卜干、卤肉、腐乳；烟熏或炭烤食品，如香肠、板鸭、腊肉、火腿；罐头食品，如肉酱、沙丁鱼以及米线、炒饭、蜜饯、饼干等加工食品。

纤维高，肠道好

膳食纤维可以增加饱腹感，减少不必要的热量摄取，还能帮助清肠胃、降血脂、延缓血糖上升的速度、预防便秘及肥胖症等多种疾病发生，所以，日常饮食应以高纤维食物为宜，如以全谷类及其制品来取代精制的白米饭或面条、面包片；每天至少食用五种蔬果，而且最好是膳食纤维含量丰富的。此外，选用干豆类（如黄豆、豆荚）来取代部分肉类，或是以添加糖的绿豆汤作为甜品，也是增加膳食纤维摄取的好方法。

多样摄取，营养均衡

食物是多种多样的，各种食物所含的营养成分不完全相同。单靠一种或少量几种食物不能提供人体所需的全部营养素。适度均衡摄取多种食物，才能确保营养平衡。

《中国居民膳食指南》（2011版）指出，“多种食物”起码包括以下五大类：谷薯类、蔬菜和水果、动物性食物、大豆及其制品、纯能量食物。此外，“适度”是指各种食物的摄入量要与人体的需要相吻合，过多或过少，都会影响人体的健康；“均衡”是指各种食物数量间的比例应合理，即应达到最接近人体吸收并可维持生理健康的模式。这些构成了平衡膳食的基础。

饮食清淡，病不敢犯

饭菜应以清淡易消化为主，避免过度食用具有刺激性的食品，最好使用天然佐料与调味料，来调配菜肴的色、香、味。食材宜经常变化，依季节选择当季容易消化的新鲜优质食材，以达到均衡营养的目的。进餐时细嚼慢咽，并保持心情愉快，这样可以避免饮食过量，有助于消化。

总而言之，疾病的发生与不当的饮食观念、食物的选择和制作都有着密切的关系，只有建立合理的膳食结构，养成正确的饮食习惯，才能维护并促进健康。现代社会中，慢性疾病的发病率已经超过急性传染病，成为健康的最大杀手，只有大力倡导全民关注保健养生，养成正确的营养观念，并落实在日常饮食生活中，才可以使大家都能远离疾病、保持健康。

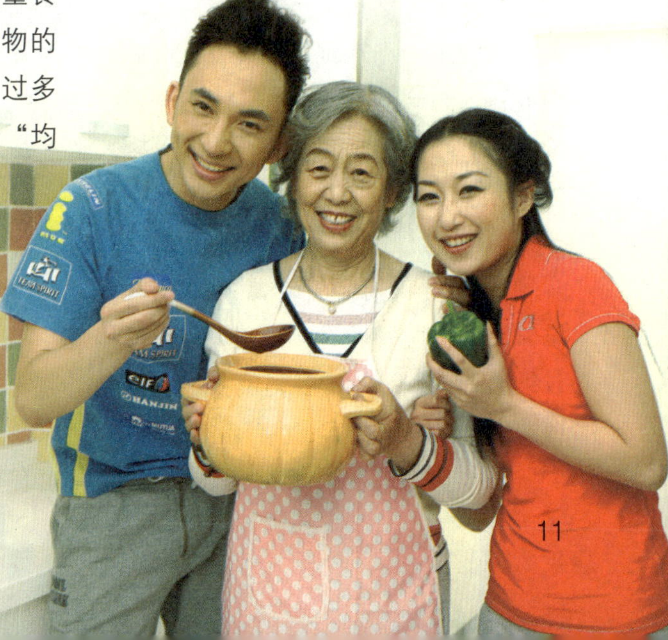

遵守健康的饮食原则，才能给身体最好的呵护。

巧搭食物全面补

我们都知道，穿衣要讲求搭配，饮食也是一样，单纯只吃一种食材肯定是不行的。即使天天吃人参，也会因营养不全面而生病的，这是因为，人体需要的营养是多方面的。从人类的进化历史来看，必须有众多来源的食物才能满足营养均衡的需要。膳食偏简求精，实则有害无益，特别是对生长发育不利。因此，在我们日常的饮食中，应该注意不同食物的搭配，以保证营养的全面摄取。

粗细搭配

“顿顿吃细粮”曾经是人们对于“过上好日子”的一种美丽定义。

实际上，这却是一种饮食误区。人体要健康，一方面要不断吸收有益的养料，另一方面要不断地消除有害的废料，吐故纳新，生生不息。而排除废料，使胃肠道“清洁”起来，一条重要的捷径，就是求助于“粗食”，因为它们含有丰富的膳食纤维，可以帮助我们清理肠道。而吃得过细、过精，则非常容易使我们的肠道发生“交通拥堵”。

所以，在日常饮食中，我们应该采取粗细搭配的原则，尽可能多吃一些富含膳食纤维的食品，如杂粮以及胡萝卜、竹笋等。

荤素搭配

荤菜和素菜在营养结构上差别很大，比如荤菜中只有糖原、淀粉，没有膳食纤维，更没有果胶，而素菜中单糖、双糖、多糖以及膳食纤维的含量都相当丰富。所以，荤菜和素菜在营养价值上有很大的互补性，两者搭配食用可明显提高营养价值。

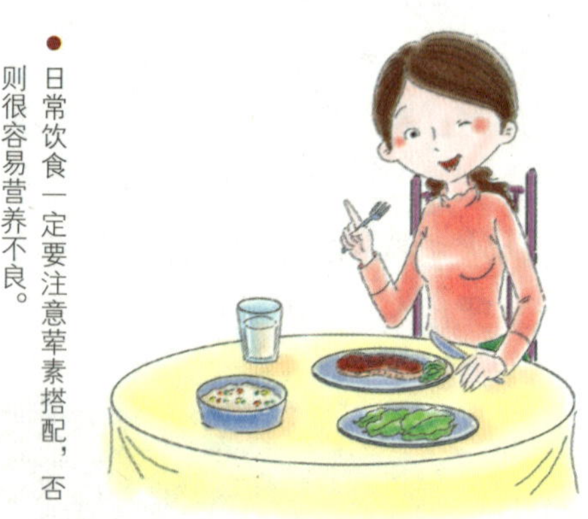

● 日常饮食一定要注意荤素搭配，否则很容易营养不良。

冷热搭配

食物大体可分为温热性食物、寒凉性食物及平性食物。由于人的体质也有寒、热、温、凉、平之分，所以我们在吃东西时，要根据自己的体质来选用适当属性的食物。具体地讲，就是寒凉体质的人宜食温热性食物，而温热体质的人宜食寒凉性食物。这样可以调整人体阴阳平衡，促进身体协调发展。

◎**常见的寒凉性食物有：**菠菜、生菜、荠菜、苋菜、土豆、竹笋、芦笋、莲藕、百合、西葫芦、黄瓜、冬瓜、丝瓜、西瓜、苦瓜、黄豆芽、银耳、香蕉、柿子、海蜇等。

◎**常见的温热性食物有：**辣椒、大蒜、韭菜、胡椒、花椒、桂皮、茴香、红枣、栗子、山药、葡萄、樱桃、可可、海参、黄鳝、糯米等。

◎**常见的平性食物有：**大米、小米、玉米、大麦、黄豆、豌豆、扁豆、花生、芝麻、胡萝卜、山药、番茄、香菇、黑木耳、杨梅、山楂等。

海陆搭配

海洋和陆地是两个差异极大的生态环境，因此，海洋生物与陆生生物体内所含有的营养物质大不相同，并且两者在营养成分上具有互补性。比如陆生植物往往缺碘，而海洋植物则含碘丰富。所以，生活在陆地上的我们在食用陆生食物的同时，千万不要忘了经常去寻找些海洋里补养食物，如海鱼、紫菜、海带及海洋贝类等。

酸碱搭配

酸性体质是滋生疾病的温床，而酸性体质大多是因为饮食习惯不佳造成的。日常生活中，如果摄入的酸性食物较多，碱性食物较少，这样会使体液的酸碱度失去平衡，不但会影响皮肤的美观，而且会引发各种疾病。所以，我们应该注意日常饮食中的酸碱搭配，以保持人体的酸碱平衡。日常生活中常见的酸碱食物有：

◎**酸性食物：**面粉、花生、酒、白糖、汽水、啤酒、糖果、果酱以及所有的肉类和粮食谷物类食物等。

◎**碱性食物：**动物肝脏、豆类及豆制品、茶、咖啡、杏仁、奶类、薯类、海藻类、新鲜的蔬菜和水果等。

宜忌搭配

在我们的饮食中，隐藏着众多的“杀手”——不合理的食物搭配，这些不合理的搭配要么是破坏了食物原有的营养成分，要么是彼此间发生了化学变化，产生了对人体健康不利的物质。如果食物搭配科学得当，会对人体的营养吸收产生事半功倍的效果。所以，只有宜、忌调配得当，才能更利于人体的营养摄入和吸收利用，并产生出独特的食疗功效。这是所有搭配里面最重要的。

好的饮食习惯要坚守

每天吃早餐

早餐是一天中食物最不容易转变成脂肪的一餐，且营养成分最容易被人体消化吸收。如果将早餐省下，吃午餐时胃口就会大开，吃进的食物量也会增多，对减肥瘦身更不利。所以早餐很重要。

早餐、午餐和晚餐的比例最好是3∶4∶3。这样一天所摄入的食物精华，就会在体力最旺盛的时间内被消耗掉。从质量上来说，要有足够的蛋白质和热量。从数量上来说，应不少于一日三餐总量的30%。因此，早餐不能随意吃点就完，更不能不吃，应该每天都坚持吃。

每餐七分饱

人类的肠道就像一条公路，如果经常吃得过饱，肠道内就会累积大量的宿便，也会出现“塞车”现象。随着宿便在体内不断地腐败和发酵，会产生多种有毒物质，它们被人体吸收后，会降低人体免疫力，诱发各种疾病，严重影响人体健康。

如果人们能养成控制饮食的好习惯，每餐只吃七分饱，就会给胃肠道提供充分的休息时间，摄入的营养成分也会得到充分地消化吸收，并将废弃物完全排泄出体外，避免毒素在体内沉积。如果能坚持做到每餐只吃七分饱，大便会变得越来越通畅，顽固的宿便也会在不知不觉中一点点地被排泄掉。

另外，控制饮食不仅可达到缓解便秘的效果，还能限制热量的摄入。众所周知，高热量食物是造成肥胖的主要因素之一，人体每天所需的热量是有一定限制的，一旦摄入量大于消耗量，就会囤积下来变成脂肪，对人体健康造成伤害。

所以说，控制饮食，每餐只吃七分饱，能使胃肠得到休息，还有利于营养的吸收及毒素的排出。

常更换食用油

油脂的营养价值主要取决于油脂中的饱和脂肪酸、单不饱和脂肪酸和多不饱和脂肪酸的含量及组成比例。世界粮农组织和世界卫生组织认为，这三类脂肪酸组成比例以1∶1∶1为最佳。

植物性油脂含有较多的不饱和脂肪酸，而肉类所含的饱和脂肪酸的大部分为单不饱和脂肪酸，因此，1∶1∶1不是说食用油能达到1∶1∶1，而是和食物搭配后达到这一比例。

但不同食用油的脂肪种类和比例各不相同，长期食用一种油脂不利于健康，应该将不同油脂互相交替食用，或选用调和油。

多吃天然食品

随着时代的进步，人们的饮食内容逐渐西化，国外的牛排、汉堡、鸡块、比萨、可乐等，在人们的饮食内容中扮演着重要角色。虽然这些“洋快餐”花样种类繁多，但其中的营养又有多少呢？这些其实都是高糖、高热量、高化学添加剂的食物，而人体所需的维生素、矿物质、植物营养素都很缺乏。

所以，要想有一个健康的身体，还需养成多吃天然食物的好习惯。摄取无污染的天然食物，可为人体补充大量的优质营养成分。

每天定时喝水

水是生命之源，多数营养物质需要溶解在水中才能被人体吸收利用。故多饮水有预防和缓解心脑血管疾病的发生、通利大便、美容养颜的妙用。

水喝少了可能造成血液浓缩，使含氮废物无法排出，长此以往对身体不利。所以，养成“定时喝水”的好习惯，不要等到渴了再喝。

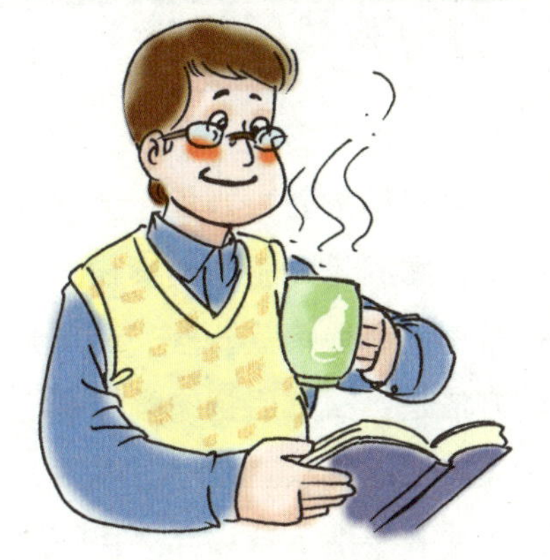

要养成定时饮水的好习惯，不要等到口渴时才想起来喝水。

戒烟少喝酒

吸烟对健康的危害极大。吸烟可导致脑卒中、肺部疾病、癌症和心脑血管疾病等数十种疾病。曾经吸过烟或者是少量吸烟的人，只要及时戒烟，就能在一定程度上避免罹患上述疾病。

适度饮酒虽然对心血管有些益处，但人到中年后，还是不要饮酒为宜。因为，随着年龄的增长，体内酒精代谢的过程就会变慢，这样酒精对人的伤害作用就更加明显。

所以，中老年人最好不要饮酒。而青年人虽然在工作和生活中避免不了要有一些应酬需要饮酒，但是也要注意不要饮酒过量。

不良饮食习惯要拒绝

过分信赖保鲜膜

塑料保鲜膜中含有一种塑化剂，能增加保鲜膜的附着力，但也会渗入到食物中，尤其是高脂肪类食物。所以，在食用前必须慎重一些。最安全的处理方法是：回家后把肉类等食物从保鲜膜中取出，放在其他容器中，也可把肉的表层削下来丢弃。用微波炉烹调或加热时，不要让食物碰到塑料膜。

油烧的越热越好

中国人在做菜时喜欢把油烧得很热，认为这样做出来的菜好吃，其实高温烧油很不卫生，对健康不利。当油温升高至一定程度时，油脂会发生一系列化学反应，不仅会降低营养价值，而且会产生对人体有害的物质。例如，高温下会生成环状单聚体、二聚体和多聚体等有毒物质。

用铝制厨具盛煮饭菜

以前人们习惯性地使用铝制器皿盛煮饭菜，这是因为人们认为铝制器皿重量轻、易清洗。但研究表明，铝制器皿久用伤身，特别是对人脑组织的伤害很大，甚至引发阿尔茨海默病。所以，人们在日常的饮食生活中，需减少铝的摄入量，首先就应该避免用铝制器皿盛煮饭菜，以免铝随食物一起进入体内，对健康造成危害。

连续炒菜不刷锅

有的人为了省事，炒完一道菜后不刷锅，倒上油继续炒下一道菜。这是很不科学的。因为炒过一道菜后，锅底就会有一些黄棕色或黑褐色的黏滞物，如果接着炒第二道菜，锅底里的黏滞物就会黏在锅底，经过加热变焦，转化成一种叫杂环胺的物质，这是一种极强的致癌物质，对身体健康极为不利。所以，炒菜应养成“炒一道菜，刷一次锅”的卫生习惯，注意彻底刷净锅底中的残留物。

吃饭时不专心

人在专心吃饭时，大脑会指挥胃肠道分泌消化液，加快胃肠蠕动。为了保证完成增加的工作量，胃肠管扩张，血液循环量也比平时增加数倍。这时候如果边吃饭边看书或电视，必然会增加大脑的负担，增加它的工作量，因而大脑对血液的需要量就会相应升高，这样就会形成大脑与胃“争血”的局面。倘若大脑战胜了胃，消化液分泌量就会减少，消化功能也会随之减弱，久而久之就会造成消化不良；如果胃战胜了大脑，会造成大脑供血不足，容易造成脑疲劳，影响身体健康。

带着不愉快的心情就餐

进餐时保持良好的心情有利于消化吸收，同时也是一种健康的饮食习惯。如果带着不愉快的心情就餐，中枢神经会受到不同程度的抑制，交感神经过度兴奋，使得各种消化腺分泌减少，胃肠蠕动失调，食管、贲门、幽门等括约肌强烈收缩。这些都会引起食欲锐减，甚至会出现恶心、呕吐和其他消化功能紊乱等症状。因此，在餐桌上不要谈论不愉快的事情，可以说些轻松愉快的话题。

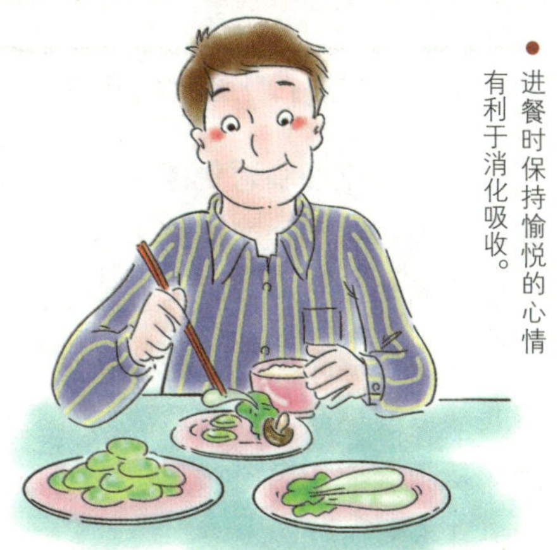

进餐时保持愉悦的心情有利于消化吸收。

咀嚼偏向一边

单侧咀嚼的危害很大，如果从小就养成了单侧咀嚼的习惯，很可能造成一侧肌肉发达，另一侧肌肉萎缩，从而影响面容的美观。长期使用一侧牙齿咀嚼，还会增加牙齿的磨损，而另一侧的牙周组织因缺乏正常功能锻炼而逐渐萎缩，堆积较多的牙石和牙垢，容易引起牙龈炎。偏侧咀嚼的人，常常不能将食物彻底嚼烂，很难使唾液中的淀粉酶与食物中的淀粉充分混合，从而增加了胃的负担，容易引发胃病。

饭前饭后吃冷饮

天气炎热时，适当吃些冷饮会帮助人们防暑降温。然而，在饭前或饭后吃冷饮则可能会影响人体的消化功能。

首先说饭前吃冷饮，由于寒冷的刺激造成胃肠毛细血管收缩，影响消化腺的分泌，会使消化过程不充分，日久就会影响消化功能。而且冷饮中含有大量蔗糖、牛奶，制作中还加有淀粉等，如果饭前吃冷饮会使血糖增高，影响食欲。

而饭后吃冷饮，则会使胃部扩张

的血管收缩，减少血流量，妨碍正常的消化过程。冷刺激使胃肠道蠕动速度加快，也会减少营养物质在肠道中的吸收。

饭后马上去散步

俗话说得好："饭后百步走，能活九十九。"饭后散步确实对身体有益，但不宜在用餐后马上散步。因为人的胃在饭后是处于充盈状态的，即使是散步这样的轻微活动也会使胃受到震动，从而增加了胃肠负担，影响消化功能。

另外，饱食后，胃部需要有充足的血液供应才能进行初步消化，这时适当地休息一下再运动，可保证胃肠道能得到更多的血液。所以饭后适当休息30分钟，待胃内的食物适当消化后，再去散步也不迟。

饭后立即入睡

许多人都习惯于饭后立即上床入睡，其实这是一种有害健康的坏习惯。之所以这样说，是因为饭后脑部供血不足，如果立即上床，很容易因大脑局部供血不足而导致中风。另外，入睡后，人体新陈代谢率降低，易使摄入食物中所含热量转变为脂肪而使人发胖。另外，刚吃了饭，胃内充满食物，消化机能正处于运动状态，这时睡觉会影响胃的消化，不利于食物的消化吸收。

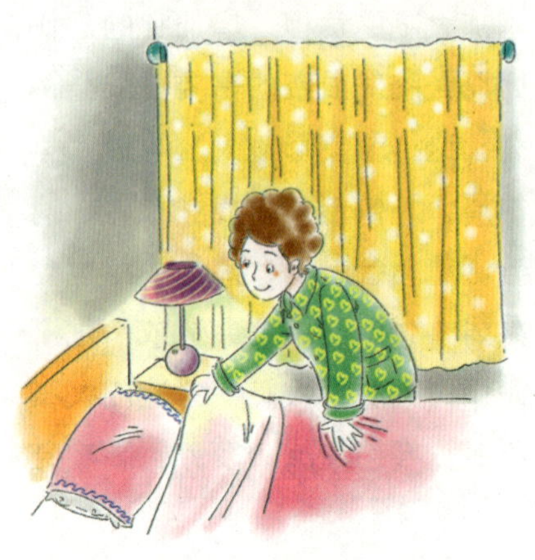

吃完饭后最好运动会儿，再睡觉，这样利于食物消化吸收。

饭后习惯松裤带

如果你仔细观察会发现，很多人在酒足饭饱后习惯性松裤带，这也是一种不良的习惯，对健康没有好处。因为饭后立即松裤带会使腹腔内压力突然下降，对消化道的支撑作用就会减弱，致使消化器官和韧带的负荷增大，促使胃肠蠕动加剧，容易发生肠扭转、肠梗阻等现象。

晚饭过后再来点甜食

晚饭后吃甜食对健康不利。因为饭后吃甜食会增加血糖的浓度，而构成血糖的葡萄糖、果糖含量会随之增加，二者都能合成大量脂肪，使血液中脂肪浓度增高，以致造成动脉粥样硬化及肥胖症。因此，建议人们晚饭后最好不要吃甜食。

常吃“战斗餐”

处在快节奏工作环境中的现代人，吃饭常常有如大战一般，又干活又聊天，把工作或生活的压力和紧张带进用餐时间，人们常将这种现象称为“战斗餐”。

进餐时，人虽然在进食，可是身体却处在一种“战斗”模式中，常表现为心跳加快、血压升高、能量和血液流向四肢、专管消化吸收的胃肠功能“关闭”，致使人出现紧张情绪。这种饮食习惯对人体健康威胁极大，经常吃“战斗餐”的人一定要小心身体的健康状况。

目前，人们提倡的健康饮食，多是强调吃什么有营养或吃什么有害，而忽视了应该怎样吃饭。其实，进食的速度、进食时的心情和思绪等，都会对人的健康产生不可忽视的影响。

不良的进食方式已成为重要的发病原因或诱因，如进食速度太快、将工作压力和不良心情带进吃饭中、时间过长的宴请等。这些不良的进食方式不仅会引起胃肠疾病，还可能引发糖尿病及心脑血管疾病。最理想的进食模式是，在吃饭前做5~10次深呼吸，使心情完全放松，抛开所有与饮食无关的思维，把精力集中到食物上，然后心情愉悦、细嚼慢咽地专心吃饭。

常吃方便面

方便面因其快捷、美味、价廉而受到广大消费者的青睐，成了大众理想的快餐食品。但是它在考虑到方便、快捷、经济的同时，也会损害健康。

方便面经高温油炸后，维生素和必要的脂肪酸都已遭到破坏不能为人体补充必需的营养成分，而方便面中用来防止氧化、延长保存期的添加剂更加危害健康。所以，方便面不能常吃，只能在不方便就餐或受到条件限制吃不到东西的时候食用。

此外，方便面最好能煮一下再吃，可随意加些蔬菜配料在里面，再加上一个鸡蛋，营养就很丰富了。如果是泡方便面，那么冲水后把面汤倒掉，再续上水或汤，以减少盐分和其他有害物质，吃得更安心。

常吃街边大排档

大排档在环境、原料和烹调三方面都做得很差，食品卫生当然无法得到保障，很容易发生食物中毒。

首先，路边小摊卫生条件差，一般是在马路两旁的露天环境中，很容易沾染灰尘；设施也很简单，没有专门的消毒用具。

其次，原料来源不明、放置时间较长，让人无法放心食用。这些因素都大大增加了食品沾染细菌的机会，为食物中毒留下了极大隐患。

另外，大排档的食物经过烟熏烧烤后致癌物剧增，经常食用会对人体健康造成不利影响。

外出饮食尽量不要选择大排档这样卫生得不到保障的地方。一旦在这种地方发生食物中毒后，一定不要慌乱，要及时去医院就诊。

过量饮用咖啡

适量饮用咖啡不会影响人体健康，反倒是一种很好的提神饮料，几乎没有副作用。不过，凡事都需有个度，一旦超过了这个限制，就会对人体造成一定的伤害，饮用咖啡也如此。

过量饮用咖啡，就会造成神经过敏，引发焦虑，导致手心冒汗、心悸、耳鸣等症状，甚至引发高血压和骨质疏松。此外，摄取过量咖啡因，会对性功能产生负面影响。

果汁代替水果

现在许多家庭都购置了榨汁机，有的家庭水果基本都是榨成汁后再喝，认为这样方便省事，还能根据个人喜好添加调味品，如蜂蜜、冰糖等。其实，除了某些病人或牙齿不好的老年人外，水果最好不要榨汁喝。因为榨汁过程中，需要将果皮去掉，而果皮中含有大量的纤维素，如果只喝水果汁，就会减少人体对纤维素的摄取量。

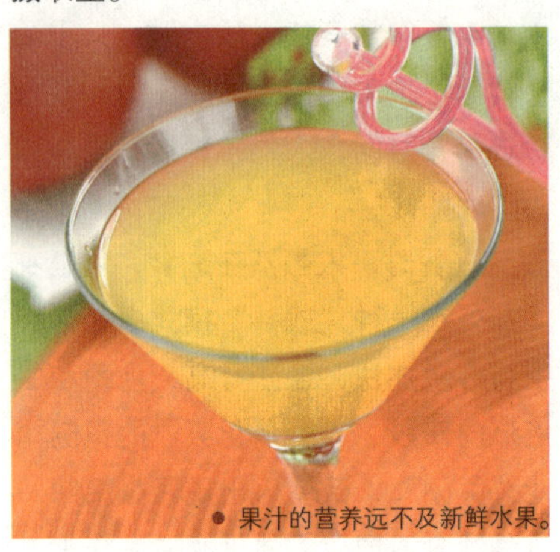

果汁的营养远不及新鲜水果。

经常饮用纯净水

许多人都将纯净水定格为“绿色食品”，而纯净水并非是人们想象中的“绿色食品”，它是一种没有任何营养价值的水。这是因为纯净水在生产过程中，采用了多层过滤技术，将细菌和有害物质滤去的同时，水中的养分和矿物质也一并被排除掉了。

营养学理论认为，一旦将水中的矿物质去掉，水分子会形成比自然水分子团大得多的水分子团，这种纯净水分子团穿透人体细胞膜的能力很低，不能将水中的营养成分顺利地运送到细胞中，也就无法将细胞代谢出来的物质运送到细胞外，从而会造成细胞内外的营养失衡，破坏人体的免疫力。因此不宜常喝纯净水。

饮食误区莫踏入

病从口入，近年来癌症发病率越来越高。一个“癌”字三个“口”，一口不清洁的空气、一口被污染的水、一口不安全的食物，当这些源源不断地进入到人体内、堆积如“山”的时候，“病”就来了。因此，要实现真正健康的生活，就必须把好“口”关。

误区一：洗过的蔬菜下锅前不控干

千万不要以为这样能保存住蔬菜里的维生素，蔬菜从水中捞出后就迅速投入油锅中大火快炒，不仅会“炸锅”溅油，而且会越炒水溢出越多，使蔬菜中大量可溶性营养成分随汁液扩散到汤汁中，不仅影响成菜的营养价值，也影响成菜的口感和风味。所以，若蔬菜经水洗涤或氽烫后，在烹调前必须把蔬菜表面的水沥尽控干，尤其是叶菜类。

误区二：剩菜热热继续吃

蔬菜中除含丰富的矿物质和维生素外，还有相当多的硝酸盐和亚硝酸盐，特别是韭菜、芹菜、萝卜、莴笋等，这些蔬菜在新鲜时及刚炒熟时，硝酸盐以本身形式存在；但当蔬菜过夜或重新加热时，硝酸盐可以被细菌作用还原成亚硝酸盐。当大量亚硝酸盐摄入体内，进入血液中，可与血液中的血红蛋白形成高铁血红蛋白或亚硝基血红蛋白，使血红蛋白失去携氧功能，使人体呈缺氧状态。因此，蔬菜最好现炒现吃，不要吃隔夜的剩菜。

误区三：水果留在饭后吃

很多人喜欢饭后吃水果，水果所含的热量高于蔬菜，在某些程度上可以代替部分主食。但如果经常过量食用水果，同样可因热量过剩而使身体发胖。

不过在饭前30分钟左右吃一些水果或饮一些果汁，水果内所含的果糖能使体内所需的热量得到满足，对食物的需求减少，特别是对脂肪的需要量大大降低，有抑制食欲的作用。这样可有效防止体内脂肪的积存，从而减轻体重。实验还表明，餐前饮用果汁的人，在进餐后所吸收的热量比平时减少20%～40%，这也有利于减肥。

误区四：吃烂水果中尚未腐烂的部分

水果腐烂后会产生真菌，有相当一部分真菌在繁殖过程中会产生有毒物质。这些有毒物质可以从腐烂部分通过果汁向未腐烂部分扩散，使未腐烂部分同腐烂部分一样含有微生物的代谢物，尤其是真菌毒素。特别严重的是有些真菌毒素具有致癌作用，所以，尽管去除了腐烂部分，剩下的水果仍然不可以吃。

误区五：酸菜未腌透就吃

很多人知道亚硝酸胺类化合物是致癌物质，但是却依然禁不住腌菜的诱惑。未腌透的酸菜含有更多的亚硝酸盐，进入人体血液循环中，将正常的低铁血红蛋白氧化为高铁血红蛋白，使红细胞失去携氧功能，从而更容易导致全身缺氧，出现胸闷、气促、乏力、精神不振等症状。

误区六：野菜健康无污染

不少人认为，野菜是自然生长的，没有施用过化肥、农药，应该是“绿色”食品。这种想法并不科学。

由于绿色植物对于大气具有净化作用，不仅能吸附空气中的尘埃和固体悬浮物，而且对空气和土壤中的有害气体、化学成分具有过滤作用。如果这些野菜生长在污染地带，受污染就是很自然的事，并且污染物还较难清洗干净。有些长势茂盛的野菜，经常是生长在垃圾堆或者被污染的河道附近，因为这些地方的“养料”特别丰富，所受污染也特别严重。

误区七：老年人长期吃素

老年人由于热量消耗减少、食欲减退，或者出于减肥和防治高血压的目的而禁荤吃素。这实际上是不智之举，对身心健康有害。

人体衰老、头发变白、牙齿脱落、骨质疏松及心血管疾病的发生，都与锰元素的摄入不足有关。

植物性食物中所含的锰元素，人体很难吸收，而肉类食物中虽然含锰元素较少，但容易被人体吸收利用。所以，吃肉是摄取锰元素的重要途径。因此，老年人不宜长期吃素。

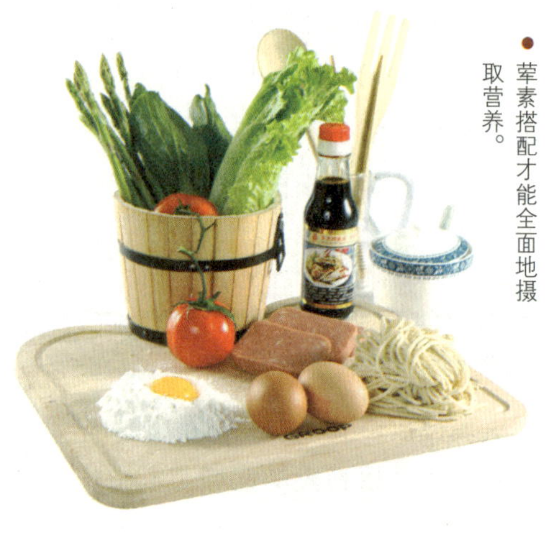

荤素搭配才能全面地摄取营养。

饮食卫生不能忘

饮食的卫生决定着我们的健康。如果在卫生这一重要环节出了差错，就难以保证食物的安全，我们的健康也必然受到影响。

饭前不能光洗手，洗唇也是关键事

一般人习惯在早晨和晚上洗脸，在饭前洗手，但平时在其他情况下，如吃零食等，都会使嘴受到不同程度的污染。如果在午饭、晚饭前只洗手，而不同时将嘴唇洗干净，同样也是不够卫生的，至于抽烟者就更不用说了。所以在进餐之前，养成将手、脸和唇同时洗干净的习惯，对人的健康是十分有益的。

戴上手套后再接触食物

尽管在接触食品前已经洗了手，但不可能完全洗干净。熟食和其他随时可吃的食物大多不需要再处理，一旦沾上了细菌，会直接被吃进人体，引起食物中毒。如果一定要用手处理食物，最好准备好一次性的手套，有需要时，戴上手套再接触食物。

油漆筷子危害多

油漆中含有许多化学成分，一旦进入人体会对健康造成影响。油漆属大分子有机化学涂料，一般含有硝基、氨基、苯、铅等有害成分。尤其是硝基在人体内与含氮产物结合形成亚硝基类物质，具有强烈的致癌作用。油漆筷子在使用过程中会导致油漆脱落，而脱落的油漆会随食物误入人体，会损害健康。

卫生纸不能代替餐巾纸

有些人习惯性用卫生纸擦嘴、擦水果或擦餐具，这是极不卫生的习惯。正规的餐巾纸是质地柔软、纸质上乘、经过严格的消毒处理、用细菌不能侵入的包装密封的产品，而那些未经消毒或消毒不彻底的普通卫生纸，根本不具备起码的卫生要求，只能在卫生间或与餐具、饮食无关的地方使用。

倘若经常用卫生纸代替餐巾纸，那么在擦嘴、餐具、水果过程中，细菌会不知不觉地进入人体，影响人的健康。

塑料布不宜当桌布

有些家庭喜欢用塑料布当桌布，殊不知，塑料布大多是以聚氯乙烯为原料制成的，含有毒物质，如脲醛塑料所含游离酚和游离醛就是有毒物质。

使用塑料布铺桌面，吃饭使用的碗筷等餐具都可能直接与塑料布接触，甚至食物也可能被直接放在塑料布上。这样一来，塑料布中的有毒成分会随着筷子及食物进入人体，久而久之，毒素会在体内大量沉积，对健康造成一定的影响，甚至能引发相关疾病。

不要让食品在冰箱里放太久

冰箱是保持食物新鲜的重要工具，自从有了冰箱，许多人就以为万事大吉，无论是新买来的还是剩下的食品，统统被塞进了冰箱里“保鲜”，以为这样最保险。

冰箱贮存食物的原理是放慢了微生物生长繁殖的速度，但认为冰冻的食物没有细菌是完全错误的。有的细菌专门在低温下生活、繁殖，如肝炎病毒、流感病毒、大肠杆菌、沙门菌等。如新鲜蔬菜中含有小肠菌，能在4℃以下繁殖。人们食用了这些被细菌污染的食品，就会出现恶心、呕吐、腹痛等症状，甚至导致痢疾、食物中毒和肠炎等疾病的发生。所以，你的冰箱再高级，也不是“保险箱”，还是不要将食物放在其中久存。

蔬果宜现吃现洗

从市场买回蔬果后，不要把所有蔬果先洗好再保存，因为这样的话，无论是将蔬果放置于室温下或是冰箱中，都会加速蔬果的腐烂。因此，每次只需现吃现洗。

流动水洗蔬果更安全

有人喜欢用盐或清洗剂清洗蔬果，其实效果都不大，若清洗不干净反而会残留清洁剂于蔬果上。因此，最好的清洗蔬果的方式就是以流动的水逐个清洗，虽然会浪费一些水，但是这种方式是最安全有效的。

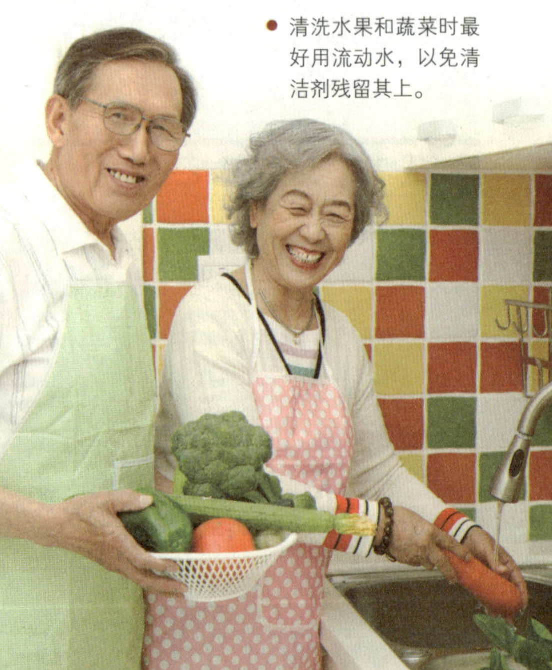

清洗水果和蔬菜时最好用流动水，以免清洁剂残留其上。

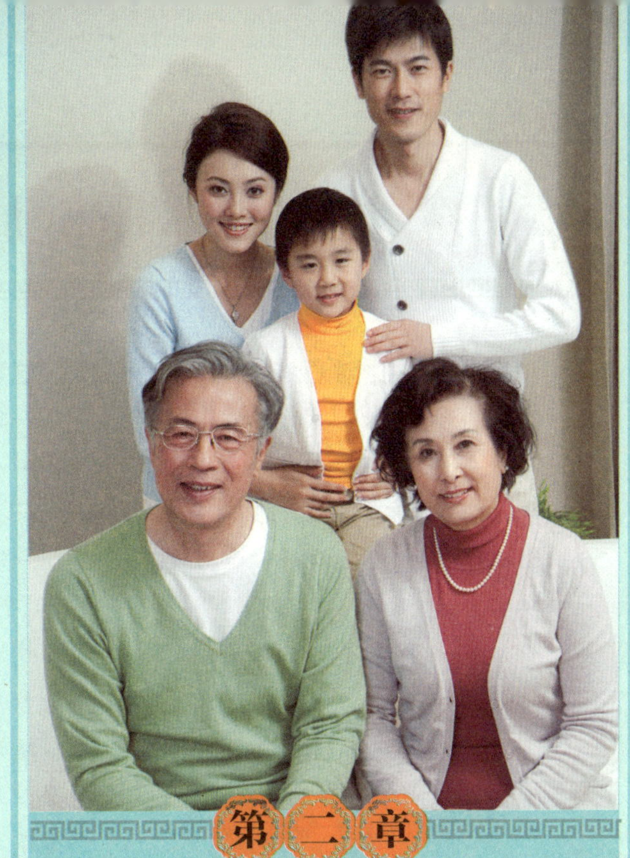

第二章

饮食健康有秘诀，看完体质看节气

饮食进补是有规律可循的，不能胡乱进补。首先，进补是分体质的，每个人的体质不同，只有先确定了自身体质，才能选择相应的食物进补。其次，进补是分季节、分节气的，只有因时进补，才能补出健康好身体。

分清体质健康吃

中医学家根据对患者症候、脉象、舌苔的观察，把人划分为以下九种体质：气虚体质、阳虚体质、阴虚体质、痰湿体质、湿热体质、血淤体质、气郁体质、特禀体质、平和体质。体质不同，其具体的补养方法也各不同，有其独特的规律和特点。

平和体质

平和体质也就是一般健康人的体质状态。用中医的观点来说就是阴阳平衡，脏腑气血功能正常，属于那种先天禀赋良好并且后天调养得当的人。

平和体质的人日常养生应采取中庸之道，也就是适合饮食调理而不适合药物补养，因为药物的偏性毕竟强于食物。此外，吃饭不要过饱，也不能过饥，不能太冷也不能过热。多吃五谷杂粮、蔬菜瓜果，少吃油甘厚味和辛辣刺激的食物。

阳虚体质

既然叫做阳虚体质，顾名思义，这种体质的人普遍阳气不足。其主要表现为特别怕冷，即使是再热的暑天，这种人也不能在空调房里多待，并且一年四季四肢冰凉，就像掉进了冰窖中一般。

阳虚体质者应以补阳温阳为主要原则，以帮助体内阳气的恢复。阳虚体质者在饮食养生时应注意以下几点。

◎**多吃温热性食物：**阳虚体质者秋冬季要经常喝一些以山药、栗子、红枣、糯米之类食材熬成的粥，不仅暖身暖胃，还能补阳气。

◎**少吃寒凉食物：**阳虚体质者平时应少吃寒凉性的食物，因为这些食物会消耗人体的阳气，使阳气更加不足。

◎**吃峻补的肉后要适当吃凉性食物：**一些肉类性烈、刚燥，虽然能够补充阳气，但是如果吃太多，也会“虚不受补”，导致“上火”。所以，阳虚体质者食用峻补的肉类后，可以配一点儿凉茶、冰糖炖银耳等来缓解其刚燥之性。

阴虚体质

阴虚体质者往往由于“阴虚内热”，灼烧阴液，从而导致体内的阴液偏少，其肌肉因得不到阴液的滋养而发育不利，从而使阴虚体质者出现形体消瘦、五心烦热（五心是指双手心、双脚心再加上心脏）的典型表现。五心出现烦热就是说手脚心发热同时伴有心烦。这是由于人体内的阴气不足，不能制约阳气，阳气偏亢而使虚热内生所致。因此，在饮食养生时应注意以下几点。

◎**滋养肝肾：**阴虚体质者养生的关键在补阴。人体五脏之中，肝藏血，肾藏精，同居下焦，对于人体阴液的恢复与维持有着重要的作用。

◎**补阴清热：**阴虚容易产生内热，所以，阴虚体质者要在补阴的同时注意清热，恢复人体阴阳的平衡。故阴虚体质者可以多吃一些猪肉、冬瓜、白菜、番茄、糯米、小麦、豆腐、牛奶、黑木耳等。最好不要过多地食用羊肉、辣椒及熏、炸、爆、烤的食物。

气虚体质

气虚体质的人元气不足，以疲劳无力、气短、自汗等气虚表现为主要特征。最明显的特征是和别人爬同样层数的楼，这类人很容易气喘吁吁。这是由于他们本来就气虚，活动后大量消耗人体之气，使气更虚，人体就会出现气不足的状况。

气虚体质者的饮食补养佳品主要有：糯米、小米、大麦、山药、栗子、红枣、南瓜、丝瓜、苹果、荔枝、牛肉、猪肉、猪脑、鲫鱼、带鱼、鲳鱼、鲤鱼、莲子、百合等。

气虚体质者忌食理气、破气的食物，如槟榔、大蒜、白萝卜、紫苏叶、荞麦、柚子、山楂、香菜等。

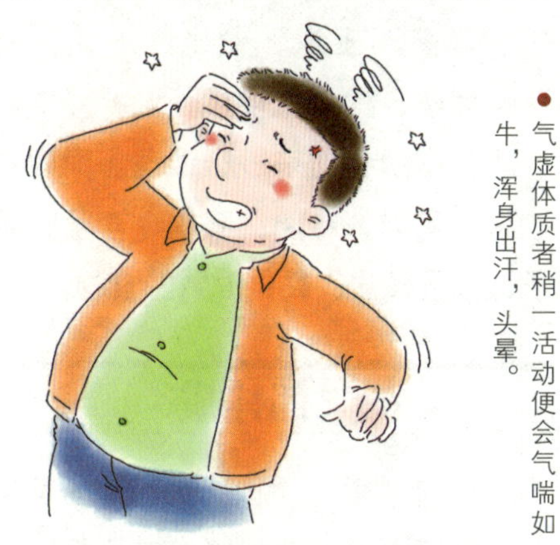

● 气虚体质者稍一活动便会气喘如牛，浑身出汗，头晕。

湿热体质

湿热体质者形体偏胖或偏瘦；平素面垢油光，面部和鼻尖总是油光发亮，同时脸上容易生粉刺，皮肤容易瘙痒，常感到口苦、口臭或嘴里有异味。

湿热体质人可多吃些益气养阴的食品，如胡萝卜、豆腐、莲藕、荸荠、百合、银耳、口蘑、鸭蛋等。另外，湿热体质者应多食具有清理胃肠湿热功效的低脂肪、高纤维、高矿物质的食物，比如新鲜的荠菜、韭菜、芹菜、菠菜、香椿等气味香醇的食物。

痰湿体质

痰湿体质是由于水液内停而痰湿凝聚，黏滞重浊导致气机不利、脾胃升降失调所致。所以，痰湿体质者多体形肥胖，尤其是腹部肥满松软。

痰湿体质者可以多吃扁豆、冬瓜、白萝卜、辣椒、大蒜、大葱、生姜、洋葱、玉米、粳米、小米、豇豆、荔枝、柠檬、樱桃等温补肠胃、燥温化痰的食物来进行调理。同时应该忌食鸭肉、蚌肉、石榴、李子、柿子、柚子等甜、黏、油腻的食物。

气郁体质

气郁体质，顾名思义就是长期气机郁滞而形成的性格内向不稳定，忧郁脆弱，敏感多疑的状态。一般来说除了先天遗传的原因，长期压力过大、思虑过度是造成这种体质的普遍原因。而突发的精神刺激，比如亲人去世、受到惊吓等也会诱发这样的体质，而且这种体质者往往在受到刺激之后记忆力会明显减退，变得健忘。

“气郁在先、郁滞为本”是气郁体质的实质，故疏通气机为气郁体质者的进补原则。这种体质的人在饮食上应多吃具有行气、解郁、消食、醒神作用的食物。

血瘀体质

血瘀体质者大多肤色晦暗，色素沉着，容易出现瘀斑，口唇黯淡，并且以瘦人居多。特别是血瘀体质的女性经血中有比较多凝结的黑色血块，经常会痛经、闭经。

这种体质的人多见于生活在南方的人、脑力工作者，并且女性多见。该体质的形成主要是因为血液运行不畅，所以，血瘀体质者宜用行气、活血的食物来疏通气血，从而达到“以通为补”的目的。比如，可以多吃一些白萝卜、大蒜、生姜、醋、桂皮、黄酒、银杏、玫瑰花茶、红糖、茉莉花茶、柠檬、柚子等具有行气活血功能的食品。尽量少吃肥肉、蚕豆、栗子、奶油、巧克力等食物。

特禀体质

特禀体质是九种体质中最“敏感”、最“娇宠”的体质。特禀体质者多是遗传所致。

这种体质的人在饮食上宜清淡、均衡，粗细搭配适当，荤素配伍合理，多食益气固表的食物。比如可以多吃一些冬瓜、黄瓜、丝瓜、白菜、油菜、番茄、茄子、香菇、金针菇、莲藕、西瓜、柿子、樱桃、葡萄等食物来进行调养。同时要注意避免食用下面两类食物。

◎**易致过敏加重的食物：**鱼、虾、蟹、牛肉、鸡肉、羊肉等。

◎**能引起瘙痒或耗阴助阳的食物：**浓茶、烟、生姜、葱、蒜、花椒等。

春夏秋冬分季吃

人类作为自然界的一部分，不能违背客观规律，而要顺应四时的变化来调节人体，以达到阴阳平衡、经络通达的保健目的。

春季养肝

春季，人体阳气顺应自然，向上向外疏发，因此，要注意保存体内的阳气。春季养生应注意以下几点。

◎**养肝为先：**肝具有调节气血。帮助脾胃消化、吸收营养的功能以及调畅情志、疏理气机的功能。因此，春季养肝得法，将会带来一整年的健康安寿。

◎**多吃蔬菜：**经过冬季之后，人们会普遍地出现多种维生素、无机盐及微量元素摄入不足的情况。如春季比较多发的口腔炎、口角炎等疾病，都是因为新鲜蔬菜吃得少而造成的营养失调所致。因此，春季到来时，一定要多吃蔬菜。

◎**增甘少酸：**春天，肝脏功能旺盛，如果再多吃酸味的食品，肝气会更加旺盛。因此，要少吃酸味食品，以防肝气过盛。此外，春季宜吃甜的食物，以健脾胃之气，如红枣等。

夏季养心

一年四季中，夏季是阳气最盛的季节，气候炎热并且生机旺盛。此时是人体新陈代谢最旺盛的时期，阳气外发，阴气伏内，气血运行也相应地旺盛起来，活跃于机体四肢。皮肤毛孔开泄，使汗液排出。通过出汗以调节体温，适应暑热的气候。所以，夏季养生应注意以下几点。

◎**养心为要：**炎热的天气会造成心烦、脾胃停滞、消化功能降低等，所以，此时应多吃一些新鲜清淡易消化的食物，避免大量进食肥腻的食物。多吃一些具有安神养肺作用的莲藕、莲子、百合等，还可以吃些黑木耳、豆腐、芹菜等具有降火功效的食物。

◎**多喝水，补充水分：**夏天每人每天至少要饮用2000毫升的水才能满足身体对水分的需要，维持身体电解质的平衡。

◎**适量吃些苦味食物：**苦味食物中含有的生物碱具有消暑清热、促进血液循环、舒张血管的功效。所以，夏天应该多吃绿豆汤、绿茶、荷叶粥、苦瓜等苦味的食物，有利于清心除烦、提神醒脑、健脾利胃。

秋季养肺

秋季阳气渐收，阴气渐长，所以，保养体内阴气成为首要任务，而养阴的关键在于养肺防燥。秋季具体的养生原则有以下几点。

◎**养肺为要**：秋气内应肺脏，而肺是人体重要的呼吸器官，是人体真气之源。所以，肺气的盛衰关系到寿命的长短。但是秋季气候干燥，很容易伤及到肺阴，使人易患鼻干喉痛、咳嗽胸痛等呼吸系统疾病，所以，秋季饮食应注意养肺。可多吃些滋阴润燥的食物，如银耳、甘蔗、燕窝、芝麻、梨、莲藕、菠菜等。

◎**少辛多酸**：秋季，肺的功能偏旺。如果辛味食品吃得过多，会使肺气更加旺盛，进而还会伤及肝气，所以，秋天饮食要少食辛味食物。在此基础上多吃些酸味食物，以补肝气，如苹果、石榴、葡萄、柚子等。

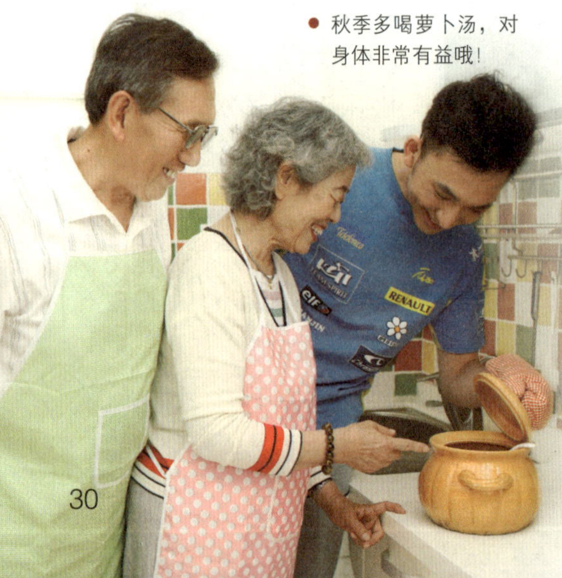

秋季多喝萝卜汤，对身体非常有益哦！

冬季养肾

冬季是自然界万物闭藏的时节，人体的阳气也要潜藏于内。当阳气闭藏后，人体的代谢主要靠肾来发挥作用。肾气旺盛，生命力强，机体才能适应严冬的变化，而保证肾气旺盛的关键就是防止严寒气候的侵袭。

◎**养肾为先**：冬季，人体的阳气内敛，生理活动也有所收敛。饮食上要时刻关注肾的调养，注意热量的补充，要多吃些动物性食品和豆类，补充维生素和无机盐。羊肉、鹅肉、鸭肉、黄豆、核桃、栗子、芝麻、甘薯、萝卜等均是冬季适宜吃的食物。

◎**温食忌硬**：黏硬、生冷的食物多属阴，冬季吃这类食物易损伤脾胃。而食物过热易损伤食道，进入肠胃后，又容易引起体内郁热而致病；食物过寒，容易刺激消化道的血管，使血流不畅，有损人体健康。

◎**增苦少咸**：冬季肾的功能偏旺，如果再多吃一些咸味食品，肾气会更旺，从而极大地伤害心脏，使心脏功能减弱，影响人体健康。因此，在冬季里，要少食用咸味食品，以防肾气过旺；多吃些苦味食物，以补益心脏，增强肾脏功能。

养生随着节气变

二十四节气客观地反映了季节更替和气候变化情况，不但对农事活动有很大影响，也提醒我们在各个节气交替时的气候变化中，要根据自身体质状况，采取相应的饮食养生方法。

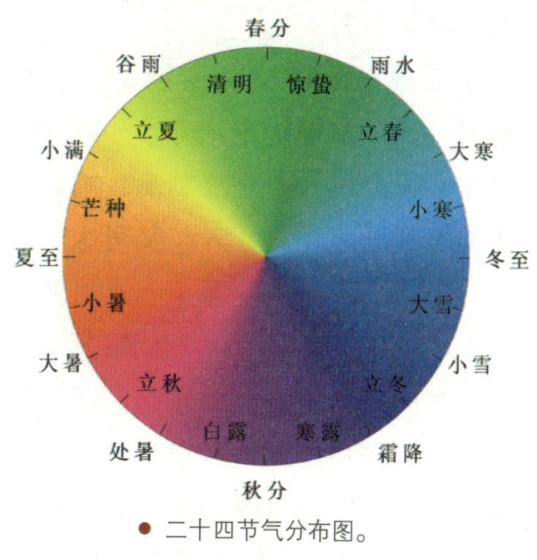

二十四节气分布图。

立春

初春季节阳气初升，我们的饮食应该秉着“宜食辛甘发散之品，不宜食酸收之味”的原则。选择一些柔肝养肝、疏肝理气的食品，如辛温发散的红枣、豆豉、葱、香菜、花生等。

雨水

雨水时节，饮食应以祛除风湿和调养脾胃为主，经常食用红枣、山药、蜂蜜、银耳、沙参等食物。雨水期间肝旺脾弱，故应少吃酸味的食品，可多吃甘味食品，以养脾脏之气，还可多吃一些韭菜、荠菜、茼蒿、山药、春笋、香椿、芋头、荸荠、萝卜、莲藕、豌豆苗、百合等食物。

惊蛰

惊蛰处于冬春交替时期，气温变化幅度加大。由于春季风气当令，阳气升发、气候渐暖，风与温邪相结合，易从热化而多发各种传染病。因此，惊蛰节气是传染病多发的日子，要预防季节性传染病的发生，应多吃清淡食物，如糯米、芝麻、蜂蜜、乳品豆腐、鱼类、蔬菜、甘蔗等。

春分

由于春分节气平分了昼夜、寒暑，人们在保健养生时应注意保持人体的阴阳平衡状态。

此节气的饮食调养，应当根据自己的实际情况选择能够维持机体功能协调平衡的膳食。如在烹调鱼、虾、蟹等寒性食物时，可佐以葱、姜、酒、醋类温性调料，以防止菜肴性寒偏凉，食后有损脾胃。

清明

每年4月5日前后为清明节，意思是大自然已经到了转暖的时候，万物开始复苏，可以春耕播种了。

古人说“食酸咸甜苦，即不得过分食。春不食肝，夏不食心，秋不食肺，冬不食肾，四季不食脾，如能不食，此五脏万顺天理。”故在清明这一节气中，一定要注意肝和肺的保养，对呼吸系统疾病尤其是花粉过敏症状也要重视。

饮食调摄方面，须定时定量，不暴饮暴食。形体肥胖者，须少食甜食，多食瓜果蔬菜。

谷雨

谷雨，有“雨水生百谷”的意思，从这一天起，雨量开始增多。

谷雨是春季的尾声，从中医养生来说，仍以养肝为主。此节气中，人体的消化功能正处于旺盛时期，正是补益身体的大好时机。应适当食用一些具有补血益气功效的食物，这样不但可以提高身体素质，还能为安度盛夏打下基础。谷雨季节，应多吃时令蔬菜，如香椿、菠菜、韭菜等。

立夏

立夏表示夏天的开始。立夏之后，天气逐渐转热，饮食宜清淡，应以易消化、富含维生素的食物为主，大鱼大肉和油腻辛辣的食物要少吃，以免出现痤疮、口腔溃疡、便秘等病症。清晨，可食葱头少许；晚饭，宜饮红酒少量，以畅通气血。具体到膳食调养上，应以低脂、低盐、多维生素、清淡为主。

立夏以后的饮食原则是“春夏养阳”，而养阳重在“养心”。养心可以多喝牛奶，多吃豆制品、鸡肉、瘦肉等，既能补充营养，又可达到强心的作用。平时多吃蔬菜、水果及粗粮，可增加膳食纤维、维生素C和B族维生素的供给，能起到预防动脉粥样脉硬化的作用。立夏时节可多吃鱼、香蕉、苹果等；少吃动物内脏、鸡蛋黄、肥肉、鱼子、虾和过咸的食物。

小满

小满时节，饮食调养上宜以清爽清淡的素食为主，常吃具有清利湿热作用的食物，如红小豆、薏米、绿豆、冬瓜、丝瓜、黄瓜、山药、鲫鱼、草鱼、鸭肉等；忌食甘肥滋腻、生湿助湿的食物，即动物脂肪、海产鱼类、酸涩辛辣、性属温热助火之品及油煎熏烤之物，如生葱、生蒜、生姜、芥末、胡椒、辣椒、茴香等。

芒种

芒种的饮食调养应以清补为原则，此时要多食蔬菜、豆类、水果，如菠萝、苦瓜、西瓜、荔枝、芒果、绿豆、红小豆等。这些食物含有丰富的维生素、蛋白质、脂肪、糖等，不但能供给人体所必需的营养物质，还可提高机体的抗病能力。

当人体大量出汗后，不要马上喝过量的白开水或糖水，可喝些果汁或糖盐水。芒种时节要防止血钾过分降低，适当补充钾还有利于改善体内钾、钠平衡。粮食中荞麦、玉米、甘薯、大豆等含钾较高；水果以香蕉含钾最高；蔬菜以菠菜、苋菜、香菜、油菜、甘蓝、芹菜、毛豆等含钾较高。

夏至

夏至饮食宜清淡不宜肥甘厚味，要多食杂粮以寒其体，不可过食热性食物，以免助热；冷食瓜果当适可而止，不可过食，以免损伤脾胃；厚味肥腻之品宜少勿多，以免化热生风，激发疔疮之疾。中医认为，夏至宜多食酸味以固表，多食咸味以补心，味苦之物能助心气而制肺气。夏令饮食宜多出“三鲜”，地上“三鲜”为苋菜、蚕豆和杏仁，树上“三鲜”为樱桃、梅子和香椿。

小暑

小暑是伏天的开始，民间度过伏天的办法，就是吃清凉消暑的食品。俗话说“头伏饺子二伏面，三伏烙饼摊鸡蛋”。这种吃法便是为了使身体多出汗，从而排出体内的各种毒素。

此外，天气热的时候要喝粥，比如用荷叶、土茯苓、扁豆、薏米、猪苓、泽泻等材料煲成的消暑汤或粥。

大暑

大暑是一年里最热的时候。“稻在田里热了笑，人在屋里热了跳。”盛夏高温对农作物生长十分有利，但对人体而言却是阴暑等病的多发时节。阴暑多是因贪凉、露宿太过、久卧空调房、通宵开电扇、汗后冷水淋浴、大量饮用生冷甜腻食品而引起。

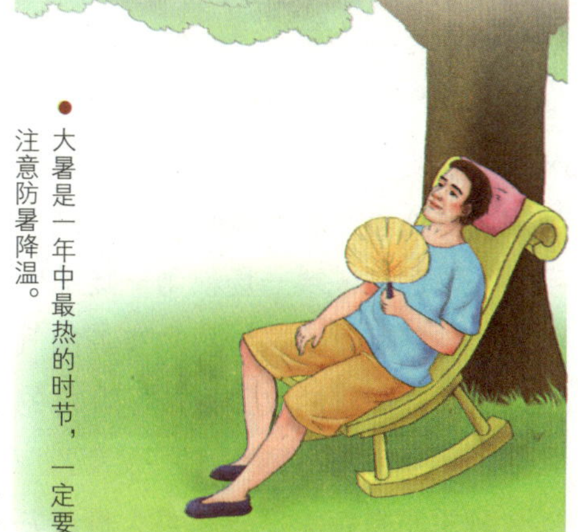

大暑是一年中最热的时节，一定要注意防暑降温。

大暑时节，脾脏旺盛，肝肾处于衰弱状态，饮食上要继续益肝补肾，养肺滋心。大暑时节宜食苦瓜、莲藕等清热消暑的食物，忌食太多生冷凉食和辛辣香燥的食品以及酒、葱、蒜等刺激性食物。

立秋

每年8月7日或8日为立秋，又称交秋。秋是肃杀的季节，立秋预示着秋天的到来。由于盛夏的余热未消，立秋素有“秋老虎”之称。这种炎热的气候，往往要延续到九月的中下旬。此后，天气才能真正凉爽起来。故此，在这个节气中仍需要注意防暑降温。

中医认为，酸味收敛肺气，辛味发散泻肺，而秋天宜收不宜散，所以，此时要尽量少吃葱、姜等辛味之品，适当多食酸味果蔬。

处暑

每年8月23日前后为处暑节气，又称暑退。“处”含有躲藏、终止的意思，“处暑”表示炎热的暑天结束了。处暑时节，“一场秋雨一场凉”的气候特征明显，这种昼热夜凉的气候，对人体阳气的收敛形成了良好的条件。

秋季正是各类瓜果蔬菜大量成熟上市的时候，瓜类蔬菜营养丰富，还具备一定的药用价值。同时，瓜类蔬菜含糖量少，而且几乎没有脂肪，不会让人发胖，是处暑时节最好的养生品。

此外，处暑时节还可吃些温补食物。脸无痘、面不红者若有吃辣味的习惯，可适当吃些辣椒、胡椒之类的食物。这段时间尽量不吃萝卜，萝卜主下气，此时人的中气不足，吃萝卜易伤中气。

白露

白露时节秋高气爽，在饮食方面应该以润燥益气、健脾清肺为主，平时要注意多饮水，多吃蔬菜、水果，如橘子、香蕉等，但不宜食用西瓜等寒凉水果。

凡是因过敏引发支气管哮喘的病人，此时应少吃或不吃鱼虾海鲜、辣椒等刺激性食物、牛奶等高蛋白质的食物以及种子类的食物如芝麻、腰果

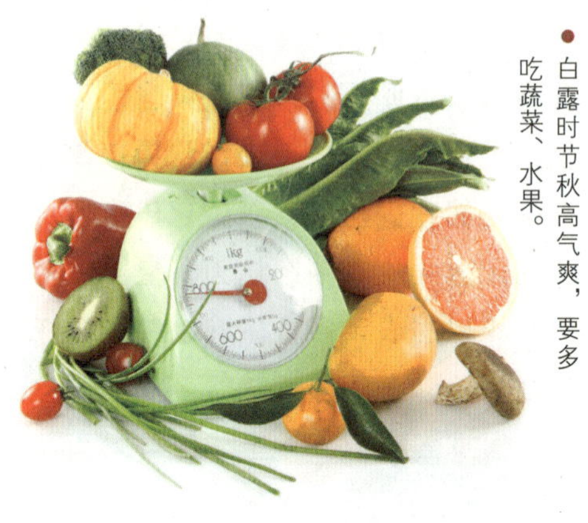

白露时节秋高气爽，要多吃蔬菜、水果。

等；宜多食清淡、易消化且富含维生素的食物。此外，哮喘病人不宜吃得过咸。

秋分

秋分的意思是太阳在这一天到达黄经180度，直射地球赤道，因此这一天24小时昼夜均分，各12小时，全球无极昼极夜现象。

秋分是昼夜时间相等的节气，因此，人们在养生中也应本着阴阳平衡的规律，使机体保持“阴平阳秘”的原则。要尽量少食葱、姜等辛味之品，适当多食酸味甘润的果蔬。同时宜多选用百合、银耳、梨、莲藕、芝麻、鸭肉等，以润肺生津、养阴清燥。

寒露

寒露节气气候最大的特点是“燥”邪当令，而燥邪最容易伤肺伤胃。所以，此节气养生的重点是养阴防燥、润肺益胃，同时要避免过度耗散精气津液。

寒露时节的饮食养生应在平衡饮食五味的基础上，适当多食甘、淡滋润的食品，既可补脾胃、养肺润肠，又可缓解咽干口燥等症。常食的水果有梨、柿、香蕉等；蔬菜有胡萝卜、冬瓜、莲藕、银耳及豆类、菌类、海带、紫菜等。

霜降

霜降是脾胃病高发季节，特别是溃疡患者更易复发，因此，这个时节应格外注意调理脾胃。饮食调理上应强调平补，也就是“不凉不热”，具体来说就是要多吃些“性较和平、补而不燥、健脾养血”的食物。霜降节气宜食全麦面、小麦仁、豆芽、豆浆、花生、萝卜、百合、黑木耳、梨、苹果、葡萄、枸杞子、红枣等。

立冬

立冬是一个十分重要的节气，又是人们进补的最佳时期。每逢这天，无论南北方，人们都以不同的方式进补山珍野味，说是只有这样，到了寒冷的冬天，才能抵御严寒的侵袭。立冬养生要注意一个“藏”字，达到敛阴护阳、养精蓄锐的目的。冬季需要“先天之本”——肾脏来保证生命活动的正常运转，此节气必须防寒养肾。

小雪

小雪节气的前后，天气时常是阴冷晦暗、光照较少，人体也易受天气影响，出现心情低沉、情绪低落，此时容易引发或加重抑郁症。这个季节宜吃的温补食品有羊肉、牛肉、鸡肉等。小雪时节还应该多吃一些新鲜蔬菜和水果、豆类、乳类、花生和动物内脏等，增强大脑功能，稳定情绪。

大雪

每年的12月7日或8日是大雪，大雪节气后，我国北方开始出现大幅度降温、降雪天气。我国有“冬天进补，开春打虎”的说法。大雪时节进补能提高人体免疫力，改善畏寒的症状，还能调节物质代谢，贮存能量，有助于体内阳气的升发。此时宜温补助阳、补肾壮骨、养阴益精。大雪时节的食补应供给富含蛋白质、维生素和易于消化的食物。冬季的西北地区天气寒冷，宜进补大温大热之品，如牛肉、羊肉等；而长江以南地区气温较西北地区要温和得多，进补应以清补甘温之味，如鸡、鸭、鱼类。

冬至

冬至过后，各地都进入一年中最寒冷的阶段，也就是人们常说的“进九”。在冬至这个进补的最佳时期进行食补，可为抵御冬天的严寒补充元气。在冬至应少食生冷食物，饮食要以温补为主，但不宜过量进补。还要多吃新鲜蔬菜、水果以补充维生素，保证滋阴潜阳、热量高的膳食结构，切忌过于燥热。

小寒

自古就有“三九补一冬，来年无病痛”的说法。小寒时节，应在日常饮食中多食用一些温热食物以补充能量，防御寒冷气候对人体的侵袭。日常食物中属于热性的食物主要有鳟鱼、辣椒、肉桂、花椒等；属于温性的食物有糯米、韭菜、茴香、荠菜、南瓜、生姜、葱、蒜、红枣、桂圆、荔枝、木瓜、樱桃、羊肉、虾等。

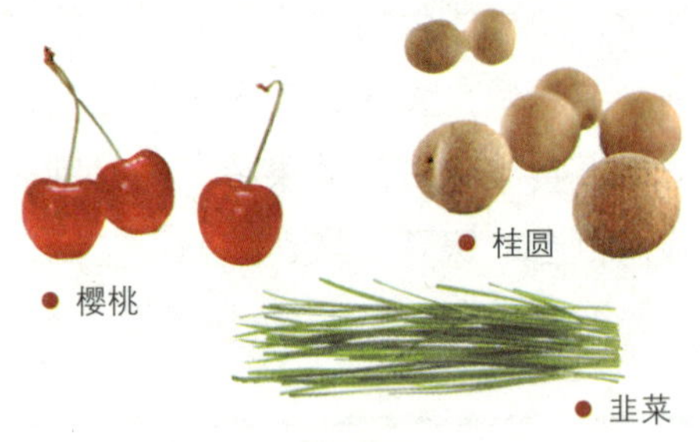

大寒

大寒时节一般都比较干燥，所以要多喝白开水，补充体内水分。此时人们往往会在不同程度上感到鼻干咽燥、皮肤干涩或有口渴欲饮、干咳少痰、大便秘结等症状。因而，大寒进补，重在“防燥”。蜂蜜中含有与人体血清浓度相近的多种无机盐，还含有丰富的果糖、葡萄糖、维生素C等多种有机酸，以及铁、钙等有益人体健康的微量元素，因此，蜂蜜是大寒时节理想的滋补佳品。

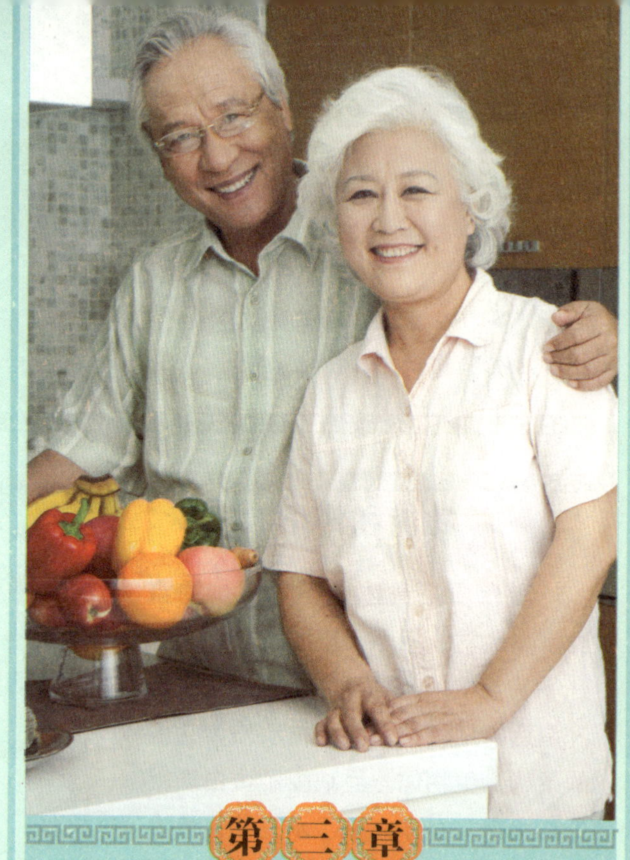

第三章

人体必需营养素，全面进补才健康

营养素是维持人体生命活动的必需成分，它能够保障人体健康。人体所需要的营养素可达上百种之多，其中有一些可由人体自身合成、制造，而另一部分是不能由人体自身合成、制造的，这部分营养素主要从日常的饮食中来摄取。

蛋白质

蛋白质是人体的重要成分，是维持人体新陈代谢的重要物质，是人类生命活动中最重要的物质基础。

功能和作用

蛋白质是身体内不可缺少的营养素，头发、指甲、皮肤及肌肉组织几乎完全是由蛋白质构成的。而且凡是活的细胞都需要蛋白质作为它们的架构，生物体一旦缺少了蛋白质就无法生存。身体内除了水之外，最大的组成成分就是蛋白质，约占身体的17%。蛋白质是结合氨基酸形成的物质，若20种以上的氨基酸结合可制造出无数种性质不同的蛋白质。

蛋白质有动物性蛋白质及植物性蛋白质两种。动物性蛋白质受瞩目的为乳清蛋白，是牛奶要制成面包时产生的蛋白质，其主要成分是乳球蛋白、乳白蛋白及乳铁蛋白，都属于必需氨基酸，为低脂肪营养素，吸收率也很好。乳清蛋白能强化免疫机能、抵抗沙门氏杆菌等病菌的感染，还能增加细胞内的抗氧化物质。此外，乳清蛋白内含有的乳铁蛋白能清除肠内坏菌，可预防大肠癌。

植物性蛋白质的代表是黄豆，其含蛋氨酸较少，但所含的氨基酸几乎全属人体必需氨基酸。而植物性蛋白质除富含维持免疫功能的精氨酸外，还含有能减少血中胆固醇、预防动脉硬化的大豆卵磷脂等。

来源

在自然界中，蛋白质都是以脂蛋白或糖蛋白的形式出现的，含量最丰富的食物来源有蛋清、奶酪、牛排、猪肉、肝脏、坚果、豆类、谷类、家禽及鱼类等食物。一般来说，来源于鱼、禽肉、蛋、畜肉、奶及奶制品等动物性食物中的动物蛋白质量好，但同时也富含饱和脂肪酸和胆固醇。

人体每日的需求量

蛋白质的需要量，依个人体质不同而有所区别。具体需要量可依照下面的公式进行计算：

每日蛋白质需要量（克）=年龄段指数×体重（千克）

不同年龄段人群的蛋白质摄取指数			
年龄段（岁）	指数	年龄段（岁）	指数
1~3	1.80	11~14	0.99
4~6	1.49	15~18	0.88
7~10	1.21	19以上	0.79
由计算可知，一般成年人每天摄入60~80克的蛋白质，就能基本上满足身体所需。			

摄入过多过少时的危害

过少摄入对健康的影响

如果身体缺乏蛋白质，就会造成贫血、肌肉没有弹性及身体抵抗力减弱等症状。同时，血浆蛋白的量也会减少，以致组织内不需要的液体无法排出而储积在体内，最后就会导致下肢水肿。

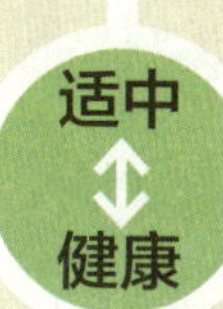

过多摄入对健康的危害

蛋白质摄入过量不仅达不到增强抵抗力的目的，反而会对身体有害。过量摄取的蛋白质被转换为脂肪储存在体内，会加重肾脏的代谢负担，还容易引起骨质疏松。

健康食谱

彩色香笋鸡丁

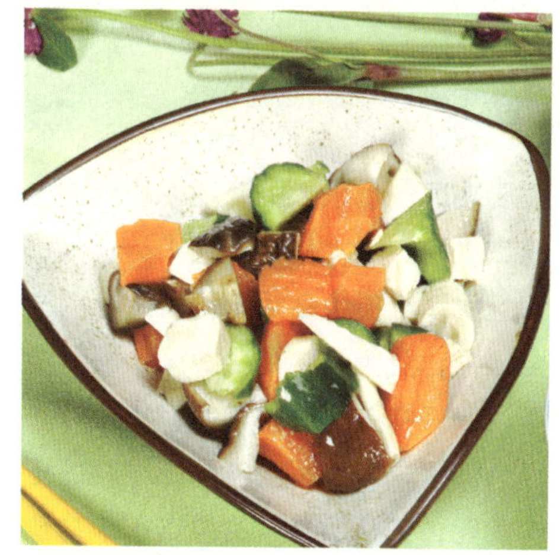

材料 鸡丁60克，香菇丁少许，胡萝卜丁、小黄瓜丁、竹笋丁各50克。

调料 盐少许。

做法

①将所有材料均放入沸水中汆烫，捞出，沥干水分，备用。

②锅中倒入少许油烧热，放入所有材料快炒。最后加入盐拌炒均匀，盛出即可。

小贴士 竹笋越新鲜越嫩，口感越好，因此，保鲜很重要。如果买回竹笋后在其切面上涂抹一些盐，然后将它放入冰箱中冷藏就可以保鲜了。如果不喜欢用小黄瓜丁配菜，还可以用黄豆予以代替！

碳水化合物

碳水化合物就是我们平时所说的糖和淀粉，是自然界存在最多、分布最广的一类重要的有机化合物。

功能和作用

碳水化合物是构成机体的重要物质，它可以为人体提供热能，是最廉价、最好用的营养素。除为人体提供能量外，还可调节脂肪代谢，并能调节食品风味，为人体提供膳食纤维。葡萄糖、蔗糖、淀粉和膳食纤维等都属于碳水化合物。这些碳水化合物可分成两类：人可以吸收利用的有效碳水化合物，如单糖、双糖、多糖；人不能消化的无效碳水化合物，如膳食纤维等。

碳水化合物不仅是生命活动的重要来源，也是大脑智能活动的最佳能量来源。碳水化合物是人类及其一切生物体维持生命活动所需能量的主要来源，更为大脑提供源源不断的能量，以保持脑部的正常发育和运作。因为碳水化合物可以维持脑细胞的正常功能，葡萄糖是维持大脑正常功能的必需营养素。

当血糖浓度下降时，脑组织可因缺乏能源而使脑细胞功能受损，造成功能障碍，并出现头晕、心悸、出冷汗、昏迷等症状。而适当补充碳水化合物就可以提升血糖的浓度，为大脑提供充足的动力和能量。

来源

碳水化合物只有经过消化分解成葡萄糖、果糖和半乳糖才能被吸收，而果糖和半乳糖又经肝脏转换变成葡萄糖，葡萄糖是碳水化合物为身体各器官活动提供的最终燃料，并成为大脑神经细胞活动热能的最佳来源。

一般来说，对碳水化合物没有特定的饮食要求。主要是从富含碳水化合物的食物中获得合理比例的热量摄入。 富含碳水化合物的主要食物来源有：蔗糖等糖类食品；水稻、小麦、玉米、大麦、燕麦、高粱等谷物；甘

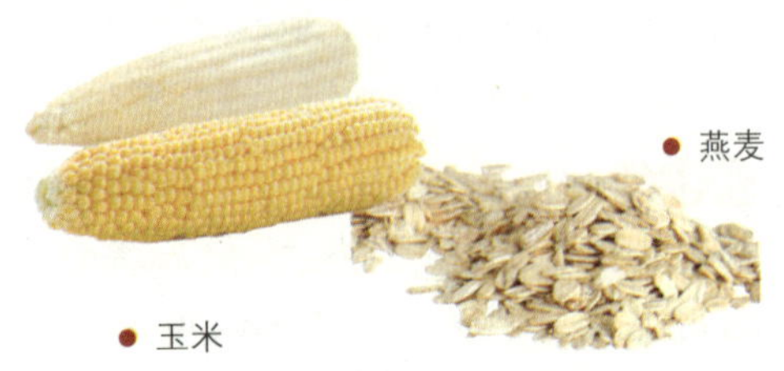
● 燕麦
● 玉米

蔗、甜瓜、西瓜、香蕉、葡萄等水果类食品；核桃、榛子、开心果等坚果类食品；胡萝卜、甘薯、土豆等蔬菜类食品。

人体每日的需求量

根据联合国粮农组织的建议，我国于2000年重新修订了健康人群的碳水化合物供给量，即为总能量摄入的55%~65%。

摄入过多过少时的危害

过少摄入对健康的影响

人体中缺乏碳水化合物可使血糖水平降低，会引起全身无力、疲乏，出现头晕、心悸、脑功能障碍等。严重者会导致低血糖昏迷。

过多摄入对健康的危害

当体内的碳水化合物过多时，就会转化成脂肪储存于体内，使人过于肥胖而引起各种疾病如高血脂、糖尿病等。

健康食谱

自制比萨饼

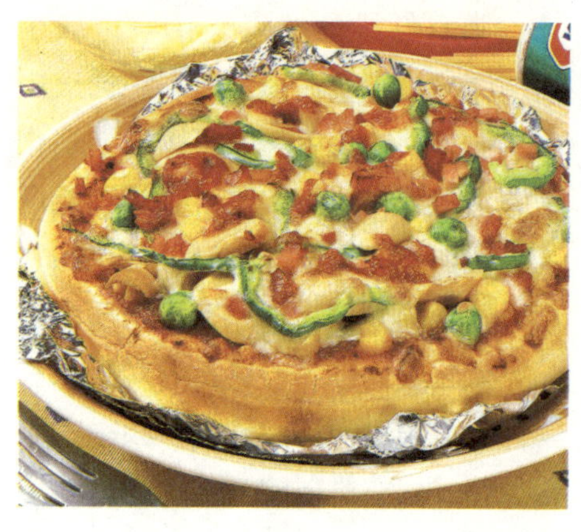

材料 发面饼2块，牛肉末240克，青椒半个，火腿4片，洋菇半罐，荷兰豆仁、玉米粒各1/3杯，奶酪丝1包。

调料 意大利酱适量。

做法

①青椒洗净切丝；洋菇洗净切片；火腿切末。

②取一张锡箔纸，先涂上一层油，将发面饼盖上，涂抹意大利酱后铺上除奶酪丝外的所有材料，再撒上奶酪丝，放进烤箱以200℃烤约15分钟取出即可。

小贴士 意大利酱可在超市中购得，配料也可自行搭配，不仅口味可以随便变，也不必花费昂贵的价钱，可称得上是一举两得的美食哦！

膳食纤维

膳食纤维是人体的消化酶在消化食品时，较难消化的那部分，是仅次于六大营养素(糖类、蛋白质、脂肪、维生素、矿物质、水)的第七大营养素。

功能和作用

膳食纤维以植物细胞的构成成分为主，也有部分动物性成分，根据其能否溶解于水中，可分为水溶性与非水溶性纤维素两个基本类型。纤维素、半纤维素和木质素是3种常见的非水溶性膳食纤维，存在于植物细胞壁中；而果胶和树胶等属于水溶性膳食纤维，存在于自然界的非纤维性物质中。

膳食纤维是健康饮食不可缺少的一部分，它在保持消化系统健康中扮演着重要的角色。其可以清洁消化壁和增强消化功能，改善大肠功能增加粪便体积和重量，同时可稀释和加速食物中的致癌物质和有毒物质的移除，软化粪便硬结程度，缩短粪便在体内的滞留时间，增加排便频率，改善便秘，保护脆弱的消化道和预防结肠癌。

另外，膳食纤维可减缓消化速度和加速排泄胆固醇，降低餐后血糖的黏度，使小肠内单糖运转速度放慢，可降低血糖升高的幅度，同时提高胰岛素的敏感性。所以，其可以使血液中的血糖和胆固醇控制在最理想的水平，还可以帮助糖尿病患者降低血糖和甘油三酯。因此，摄取足够的膳食纤维也可以预防和缓解心血管疾病、癌症、糖尿病以及其他疾病。

来源

膳食纤维是植物性成分，植物性食物是膳食纤维的天然食物来源。糙米和胚芽精米，以及玉米、小米、大麦、小麦皮（米糠）和麦粉（黑面包的材料）等粗粮、杂粮中膳食纤维含量较为丰富。此外，豆类、根菜类和海藻类中膳食纤维含量较多，如牛蒡、胡萝卜、四季豆、红豆、豌豆、薯类和裙带菜等。另外，蔬菜、水果也是膳食纤维的重要来源。

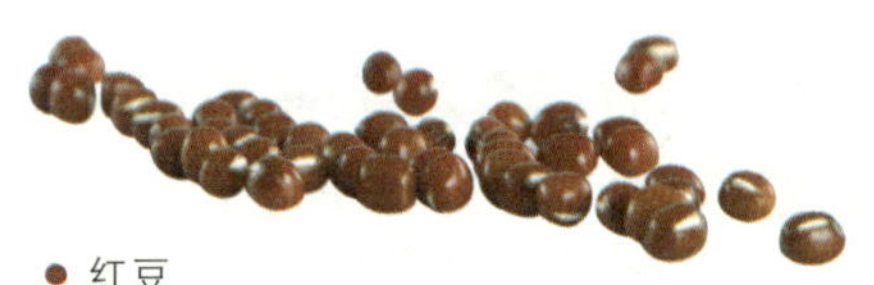

● 红豆

人体每日的需求量

中国营养学会建议，膳食纤维的摄入量成人为30克/日。但每日能量摄入少于2400千卡时可适当减少。

我们从每日排便的情况可估计出是否需要补充膳食纤维。一般健康人每日应排便一次，如果大便干燥量又少，说明缺乏膳食纤维，可适当增加膳食纤维的摄入量。

摄入过多过少时的危害

过少摄入对健康的影响

摄入的膳食纤维不足，就会使肠胃的消化动力不足，从而使粪便在大肠内停留时间过长，最终引发习惯性便秘，甚至诱发肠癌。

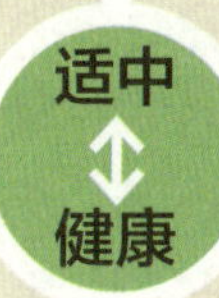

过多摄入对健康的危害

过多地摄食膳食纤维会导致腹部不适，如增加肠蠕动和增加产气量，影响其他营养素如蛋白质的消化和钙、铁的吸收。

健康食谱

百合绿豆甘薯汤

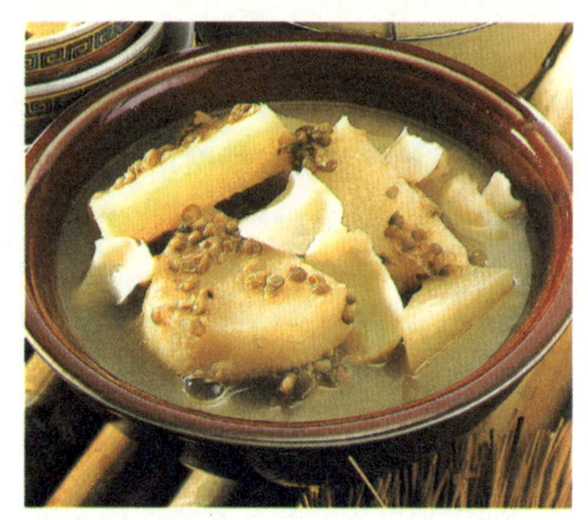

材料 百合150克，绿豆300克，甘薯1个，猪瘦肉1块。

调料 盐少许。

做法

①将百合、绿豆、猪瘦肉分别洗净；猪瘦肉切块；甘薯去皮，洗净后切块，备用。

②将所有材料放入炖锅内，加水1500毫升，先用大火煮沸后，改中小火煲2小时，加盐调味，即可盛出。

小贴士 甘薯含有维生素C、维生素E以及丰富的膳食纤维，有整肠及调整腹部器官平衡的作用，而且可以防止便秘。故常吃甘薯对身体非常有益。

维生素A

维生素A的化学名为视黄醇，是人体不能合成的一种有机物。截至目前已知的13种维生素中，以它发现得最早，所以用英文字母之首命名。

功能和作用

维生素A对人体有多种重要功能，主要是对眼睛的保健作用。在很久以前，我国古代的医学家就用牛肝来治疗夜盲症。直到1913年，人们才认识到，牛肝之所以能明目，是因为其中含有一种有效成分，后来这种成分被命名为维生素A。后经科学研究发现，维生素A是视觉启智的增强剂。

这是因为维生素A在脱氢酶作用下可氧化生成视黄醛，视黄醛与光感受器(视杆细胞和视锥细胞)中不同的视蛋白结合产生各种不同吸收光谱的视色素，如视紫红质、视紫质等。视色素为感光物质，它们吸收光子会引起一连串的物理、化学变化，产生感受器电位。这种感受器电位通过视网膜上各种神经细胞转变为脉冲形式的神经冲动，传递到大脑，从而产生视觉。因此，适量摄取维生素A，可保护眼睛，预防夜盲症及视力减退，预防和辅助治疗干眼症、视网膜色素变性，对患有假性近视的青少年、长时间盯着电脑屏幕的“上班族”及视力减弱的中老年人都十分有益。

此外，维生素A还能保护上皮组织，维持皮肤、上皮黏膜及头发的健康，防止皮肤干燥剥落，维持鼻、喉及肺等黏膜的健康，保持组织和器官表层正常活动，预防呼吸道感染；还能降低感染性疾病的致病率及死亡率，并能预防癌变。

来源

维生素A的来源主要有两类：一类是来自于动物性食物，能够直接被人体利用的维生素A_1和维生素A_2（视黄醛），维生素A_1存在于哺乳动物及咸水鱼的肝脏中，而维生素A_2存在于淡水鱼的肝脏中；另一类是维生素A原，即β－胡萝卜素，存在于植物性食物中，β－胡萝卜素具有维生素A的所有功能，含量较丰富的有菠菜、苜蓿、豌豆苗、甘薯、胡萝卜、青椒、南瓜、葡萄等。

人体每日的需求量

◎一般成年男性每日摄入800微克即可，女性每日摄入700微克即可。

◎孕妇要特别注意用量，怀孕初期，不建议增加摄取量；怀孕中、后期推荐摄入量为850微克。

摄入过多过少时的危害

过少摄入对健康的影响

缺乏维生素A，会引起干眼症。严重缺乏时，还会降低眼睛对黑暗的适应能力，导致夜盲症。维生素A的缺乏，还会使呼吸道、消化道、泌尿道等的抗病能力降低。

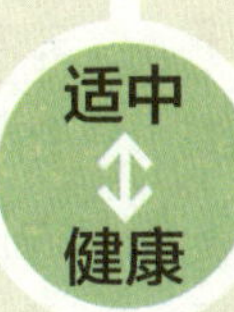

过多摄入对健康的危害

通过动物性食物摄取的维生素A，如果过量，会使人体出现疲劳、恶心呕吐、胃痛、腹泻等中毒现象。成人每天过量摄取维生素A，可出现慢性中毒。

健康食谱

苦瓜猪肚汤

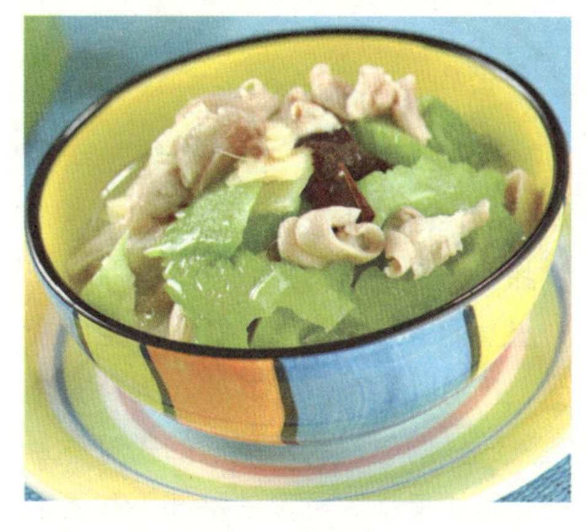

材料 猪肚300克，苦瓜2根，葱段、姜片各适量。

调料 料酒、桂皮、花椒、大料、盐、鸡精、淀粉、白醋、清汤各适量。

做法

①猪肚用白醋和淀粉揉搓，去掉油筋杂物洗净，汆烫至熟捞出，晾凉切片；苦瓜洗净剖开，入沸水中汆烫，捞出沥干，切成菱形块，备用。

②油锅烧至六成热，放入葱段、姜片，煸出香味后放入猪肚片、苦瓜块翻炒，烹入料酒，倒入适量清汤，放入桂皮、花椒、大料，大火烧开后改小火焖煮30分钟，加入适量的盐和鸡精调味即可。

维生素B_1

维生素B_1又称硫胺素，属水溶性B族维生素的一种，是我国中老年人普遍缺乏的营养素之一。

功能和作用

维生素B_1是体内糖类代谢所必需的营养素，当人体的能量主要来源于糖类时，维生素B_1的需要量最大。维生素B_1还是维持心脏及消化系统正常功能所必需的营养素。因此，维生素B_1能帮助消化，特别是碳水化合物的消化；同时降低晕机、晕船的概率。

维生素B_1具有维持神经系统健康、稳定精神状态的作用，因此又有"神经系统的健康卫士"之称。工作、学习压力大的人适当补充维生素B_1可减轻疲劳、改善情绪、增加幸福感，同时还能增强肠胃的功能，消除便秘，并保持神经系统、肌肉和心脏功能的正常运转。故平时生活紧张、压力大的人，尤其要加强补充维生素B_1。同时，经常酗酒的人可适当补充维生素B_1，可保护脑部不被酒精损伤。

此外，维生素B_1还可以缓解有关牙科手术后的痛苦；对带状疱疹也有一定的缓解作用。

来源

维生素B_1存在于粮谷类、豆类、干果、酵母、硬壳果类食物中，尤其在粮谷类的表皮部分含量更高。动物内脏、蛋类及芹菜叶、莴笋叶等绿叶菜中维生素B_1的含量也较高。此外，紫菜、瘦肉、牛奶中维生素B_1的含量也极丰富。

维生素B_1最怕光、热与过度碾磨。过度碾磨的精白米、精白面会造成大量维维生素B_1丢失，所以，精制米面没有粗加工的米面中维生素B_1丰富。

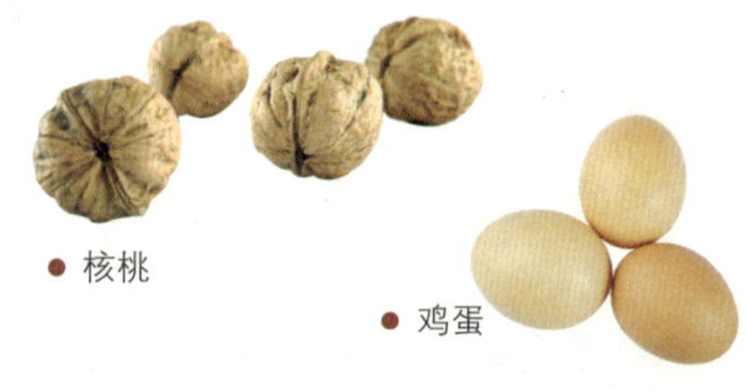

● 核桃

● 鸡蛋

人体每日的需求量

年龄不同，身体每日所需的维生素B_1也不同。中国营养学会根据中国人的体质状况，制定了一些参考数值：

不同年龄段人群维生素B_1摄取量的参考值			
年龄段（岁）	摄取量（毫克/天）	年龄段（岁）	摄取量（毫克/天）
1~3	0.6	14~17	1.5（男）；1.2（女）
4~6	0.7	18~50	1.4（男）；1.3（女）
7~10	0.9	50及以上	1.3
11~13	1.2		

摄入过多过少时的危害

过少摄入对健康的影响

维生素B_1摄取不足时，会影响肌肉功能，并使人产生四肢无力、麻痹、疲倦、体弱、健忘、焦虑不安等症状。长期缺乏维生素B_1，还会影响心脏功能。

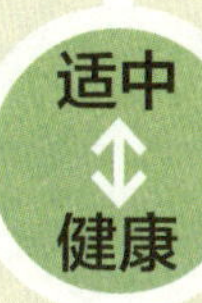

过多摄入对健康的危害

研究显示，维生素B_1这种水溶性维生素没有任何毒性作用。如果摄取过量，维生素B_1会自行通过尿液排出体外，而不会存储在组织或器官里。

健康食谱

青椒炒鸡蛋

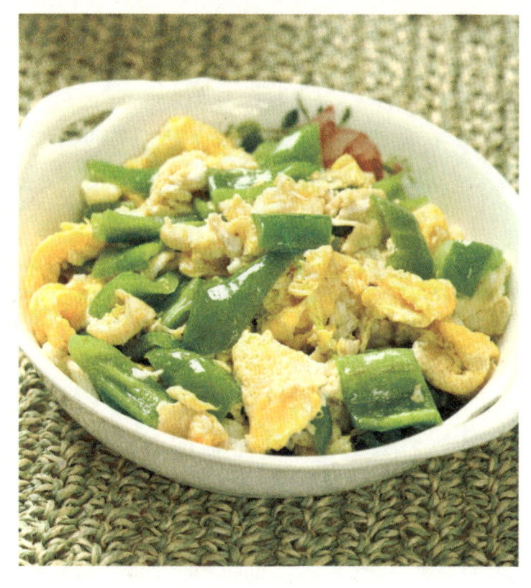

材料 鸡蛋4个，青椒250克，葱花、姜末各少许。

调料 盐、花椒各适量。

做法

①将全部鸡蛋打入碗中，搅拌均匀，备用。

②青椒洗净，去蒂及子，切小块。

③油锅烧至三成热，将鸡蛋液倒入锅中，小火炒成金黄色的蛋花，盛出，沥油。

④锅留底油烧热，放入葱花、姜末和花椒煸炒至出香味，下入青椒块翻炒2分钟左右，再加入蛋花翻炒片刻，加入盐略炒至入味即可。

维生素B_2

维生素B_2又叫核黄素，是一种非常容易吸收的水溶性维生素，无法存储在身体里，也是我国居民最容易缺乏的维生素，因此必须经常补充。

功能和作用

维生素B_2参与碳水化合物、蛋白质、核酸和脂肪的代谢，可提高机体对蛋白质的利用率，促进生长发育，同时参与细胞的生长代谢，是机体组织代谢和修复的必需营养素。

维生素B_2对于维持皮肤、指甲和头发健康具有重要作用。它不仅能消除口腔炎症，还能强化脂肪代谢，更具解毒功能，是生活在科技环境中的现代人特别需要的维生素。

患有眼疾的人必须积极摄取维生素B_2，这样才能维持良好的视力，减轻眼睛疲劳。另外，维生素B_2还能去除过氧化脂质，避免其囤积于血液及肝脏中。

来源

维生素B_2广泛存在于植物和动物性食物中，动物性食物中维生素B_2的含量比植物性食物高。动物肝脏、心、肾、乳类及蛋类食物中维生素B_2的含量尤为丰富，豆类食物、绿叶蔬菜，水果类如橘子、橙子所含的维生素B_2也很多。

橘子

人体每日的需求量

年龄不同，身体每日所需的维生素B_2也不同。中国营养学会根据中国人的体质状况，制定了一些参考数值：

不同年龄段人群维生素B_2摄取量的参考值

年龄段（岁）	摄取量（毫克/天）	年龄段（岁）	摄取量（毫克/天）
1~3	0.6	14~17	1.5（男）；1.2（女）
4~10	0.7~1.0	18~50	1.4（男）；1.3（女）
11~13	1.2	50及以上	1.4

摄入过多过少时的危害

过少摄入对健康的影响

维生素B_2摄入不足可引发脂溢性皮炎，还可引起嘴唇发红及口腔、口唇、口角、舌等处发炎。此外，维生素B_2摄取不足，还可能会导致眼睛充血、容易流泪、弱视、眼睛有异物感，甚至引发白内障。

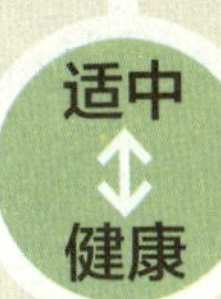

过多摄入对健康的危害

就目前所知，维生素B_2并无毒性，但极少人维生素B_2摄入过量仍可能会出现瘙痒、麻木、灼热以及刺痛感等不适症状。另外，正在服用抗肿瘤药物（抗癌药剂）的人不能摄取过多维生素B_2，以免会减轻药物功效。

健康食谱

红烧鹌鹑蛋

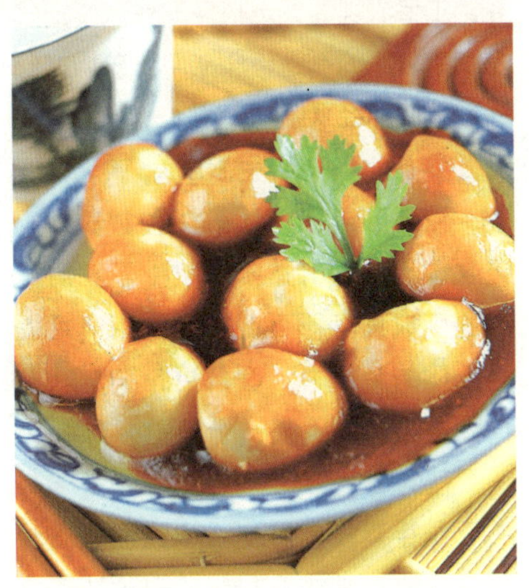

材料 鹌鹑蛋300克，肉汤100克，葱末、姜末各适量，香菜叶少许。

调料 盐2小匙，香油1大匙，辣椒油或胡椒粉少许（可选用）。

做法

①将鹌鹑蛋洗净后入锅汆烫，捞出沥干，去壳、去皮。

②起油锅，油烧至五成热，将煮过的鹌鹑蛋入油中炸5分钟捞出。

③锅中留底油，加葱末、姜末、盐、香油、肉汤烧出香味，放入炸好的鹌鹑蛋小火焖烧即可。

④出锅前再浇少许辣椒油或胡椒粉调味，装盘撒香菜叶点缀即可。

小贴士 鹌鹑蛋的营养价值比鸡蛋的还要高一些，而且营养分子比较小，容易被人体吸收。鹌鹑蛋有“动物中的人参”之美誉。因为鹌鹑蛋的营养价值很高，经常食用有护肤、润肤的作用，是很好的养生佳品。鹌鹑蛋也常被用于火锅中涮吃。

维生素B_6

维生素B_6是水溶性维生素，可在肠内合成，但因不易存留在人体内，所以必须每日摄取。

功能和作用

维生素B_6是人体内某些辅酶的组成成分，参与多种代谢反应，尤其是与氨基酸代谢有密切关系。维生素B_6主要作用于人体的血液、肌肉、神经、皮肤等，主要表现为促进抗体的合成、消化系统中胃酸的制造、脂肪与蛋白质的利用、维持神经系统的平衡。

维生素B_6对维生素B_{12}、镁、亚麻酸、亚油酸、蛋白质等多种营养素的吸收、利用都有益。对抗生素和血红素的生成具有不可或缺的作用，可提高人体的免疫力。缓解更年期症状，预防贫血，对女性十分有益，被视为“女性的维生素”。

维生素B_6能够促进神经和肌肉骨骼系统的正常功能，帮助预防神经障碍，减少夜间肌肉痉挛、脚抽筋、手麻痹等手足神经炎的病痛。还可以帮助维持钠、钾的平衡，调节体液酸碱平衡，是天然的利尿剂。可防止组织积水，预防身体水肿。此外，维生素B_6能够帮助制造肾上腺素及胰岛素，因此，对糖尿病患者很有帮助。

来源

维生素B_6在酵母粉中含量最多，肉类和全谷类食物。比如动物肝脏、禽类、鱼类、贝类、鸡蛋、麦麸、麦芽、糙米、坚果、黄豆、豌豆、全谷食品、香蕉、葡萄、胡萝卜、芥蓝、番茄、菠菜、西蓝花、哈密瓜、甘蓝、牛奶等。

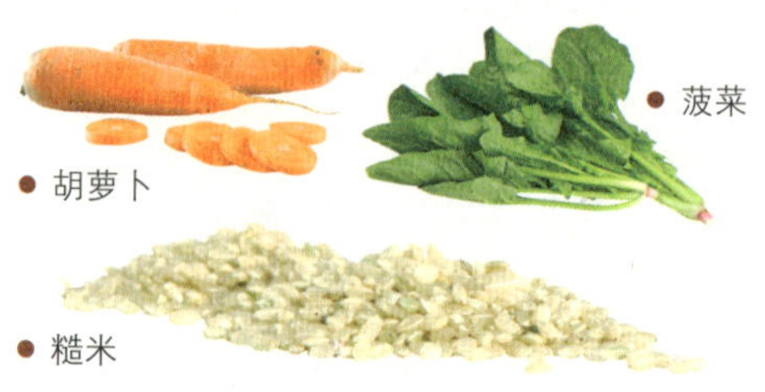

人体每日的需求量

◎男性摄入量是每天1.6~2.0毫克。

◎妊娠期间的女性需每天补充2.2毫克，哺乳期间则需2.1毫克。

◎摄入高蛋白食物时，要增加用量 。

◎服用避孕药的女性要增加摄入量。

摄入过多过少时的危害

过少摄入对健康的影响

维生素B_6缺乏，会使白细胞数量偏低，导致贫血。并且会引发各种炎症，如脂溢性皮炎、口腔炎、舌炎。

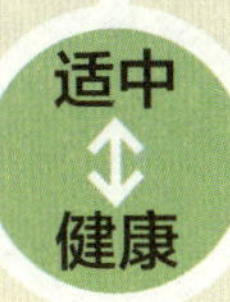

过多摄入对健康的危害

少量服用维生素B_6不会产生毒性，但摄取过量会引起神经系统障碍，其典型症状为无法安眠、肌肉无力、感觉过敏等。

健康食谱

番茄牛肉汤

材料 A：牛肉（切片）100克、番茄（每个切4份）300克，黑木耳（浸软）20克，胡萝卜块100克，玉米（切段）1根；B：姜3片，水2000毫升。

调料 盐适量。

做法

①材料B入锅内煮滚，加入处理干净的材料A（除了牛肉片）煮沸。

②改用小火煮1小时，加入牛肉片。

③煮熟后加入盐调味，趁热食用即可。

小贴士 番茄与牛肉搭配煮汤，具有较高的营养价值。

姜丝牡蛎汤

材料 牡蛎250克，姜丝120克，葱花少许。

调料 盐、胡椒粉各1小匙，酒1大匙，高汤6杯。

做法

①牡蛎肉用盐抓洗去除黏膜后，再用水彻底冲洗干净，捞出沥干。

②锅中倒入高汤煮开，同时加入剩余调料调味。

③放入牡蛎肉略煮一下后熄火，装入碗中撒上姜丝、葱花即可。

小贴士 牡蛎肉含有人体必需的10多种氨基酸、矿物质等营养元素。适宜糖尿病、高血压等患者食用。

维生素C

维生素C又称抗坏血酸，属水溶性营养素，不易贮存在体内，因此要注意补充。

功能和作用

维生素C能预防坏血病以及病毒、细菌感染，增强人体系统功能，加速手术后伤口愈合，同时能降低血液中的胆固醇与甘油三酯，预防静脉血栓、心脏病及脑卒中等心脑血管疾病，并降低白内障等眼睛疾患的发生率。

另外，维生素C还是强抗氧化剂，可使致癌物失去作用，避免细胞产生癌变，还能美白肌肤，预防黑斑及雀斑，增加皮肤对紫外线的抵抗力，延缓衰老。

此外，维生素C和其他营养素之间的关系密切，能帮助氨基酸、丙氨酸和酪氨酸的代谢；能将叶酸转变成活性酸，同时促进钙的代谢，并使肠内铁的吸收大量增加。

来源

人与动物不同，我们无法在体内利用葡萄糖制造维生素C，故必须从食物中摄取。水果是补充维生素C的理想的食物来源。比如橙子、柠檬、葡萄柚、柑橘、猕猴桃、草莓、菠萝、木瓜、桃子、蓝莓、山楂、番茄、哈密瓜等。其中，含有维生素C含量最为丰富的就是橙子、柠檬、葡萄柚、柑橘、猕猴桃。

此外，圆白菜、甘蓝、玉米、红柿子椒、青柿子椒、芥蓝等新鲜蔬菜也是维生素C的主要来源。

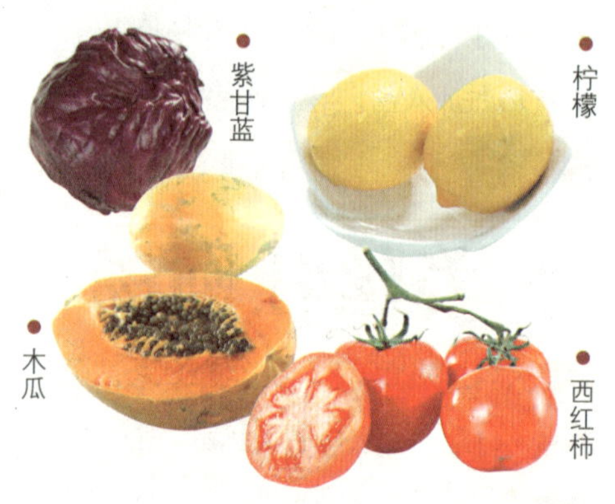

人体每日的需求量

年龄不同，身体每日所需的维生素C也不同。中国营养学会根据中国人的体质状况，制定了一些参考数值：

不同年龄段人群维生素C摄取量的参考值	
年龄段（岁）	摄取量（毫克/天）
1~3	60
4~13	70~80
14岁及以上（含14岁）	100

此外，维生素C的最大耐受量为：14岁以下儿童及婴幼儿400~900毫克/天，14岁及14岁以上1000毫克/天。

摄入过多过少时的危害

过少摄入对健康的影响

人体缺乏维生素C会导致坏血病，表现为创伤难以愈合、毛细血管破损、牙龈萎缩、出血、贫血、便秘、尿道炎等症状。

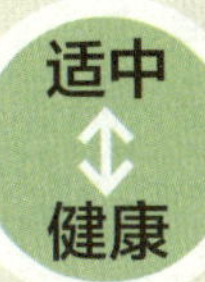

过多摄入对健康的危害

维生素C没有任何毒性，但摄取过量也会有腹泻、呕吐及尿频症状，这时马上减少摄取量即可。

健康食谱

芋头烧番茄

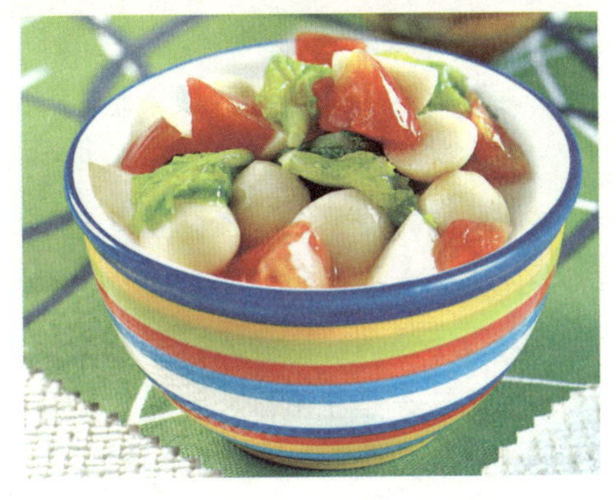

材料 芋头300克，番茄1个，小白菜5棵，蒜苗花适量。

调料 味精1小匙，香油、盐各适量，高汤1大碗。

做法

①芋头洗净，切滚刀块，放沸水笼内，用大火蒸熟，取出备用。

②番茄洗净，切成块；小白菜取心洗净。

③油锅烧热，爆香蒜苗花，放入芋头、番茄块、小白菜心翻炒，再倒入高汤，加入盐，用小火烧入味，用大火收汁。起锅撒上味精，淋上香油即可。

小贴士 觉得酸酸的番茄味不够浓郁的朋友，可添加一些番茄酱烧制，不喜欢酸味的朋友可以将番茄换成茄子、四季豆等其他蔬菜。

维生素D

维生素D又叫钙化醇，属脂溶性维生素。它包括存在于动物肝油中的维生素D_2和维生素D_3。

功能和作用

研究表明，维生素D能够保护大脑中的细胞和关键信息，可以说是脑组织活动的得力“助手”。遍布大脑的维生素D受体就是维生素D在大脑中发挥作用的证据，维生素D可影响大脑中有关学习和记忆的蛋白质、运动控制和社会行为等，对大脑有积极的影响。高水平的维生素D有助于延缓或避免老年人的智力衰退。维生素D可以激发大脑中保护性的激素活动增加，研究还发现，维生素D可以抑制过度活跃的免疫系统，提高抗氧化的水平，实际上是在为大脑解毒。科学研究人员还强调，很多人，特别是老年人往往缺乏维生素D。因此，如果补充适量的维生素D，可以预防或者避免大脑老化，对人体健康具有重大的意义。

此外，维生素D可以帮助身体充分利用钙和磷来强健牙齿和骨骼，从而帮助预防骨质疏松症，降低骨折的危险等。

来源

获取维生素D有两种途径。

一是通过饮食摄取，含维生素D的食物进入人体肠管内时，必须借助胆汁及脂肪才能被吸收。维生素D的食物来源并不多，鱼肝油、鲔鱼、鲱鱼、沙丁鱼、小鱼干、动物肝脏、蛋类、添加了维生素D的奶制品等都含有较丰富的维生素D。其中，鱼肝油是最丰富的来源，所以，缺乏维生素D的朋友在日常生活中可以多食用鱼肝油。

二是通过日光浴获得，太阳的紫外线可使皮肤中的胆固醇转变成维生素D，因此，维生素D也被称为“阳光维生素”。通过这种途径获得的维生素D的量的多少与季节、纬度、紫外线强度、年龄、暴露皮肤的面积和时间长短有关。儿童和年轻人每周进行2~3次的短时户外活动，这样的接触阳光就能满足维生素D需要。老年人则需要更长的时间，才能使维生素D满足身体需要。

人体每日的需求量

成年人一般每日需摄入100毫克的维生素D。食用母乳的新生儿，每日也要适量补充维生素D，喝奶粉的婴儿则不必添加。

正在服用抗生素者，必须增加对维生素D的摄取；皮肤颜色较黑且住在北方的人也需要更多的维生素D。

摄入过多过少时的危害

过少摄入对健康的影响

维生素D缺乏可导致佝偻病、手足抽搐症、骨软化病、骨质疏松症等疾病。中国儿童中佝偻病的发病率较高，主要原因是日照不足，体内合成的维生素D严重缺乏。

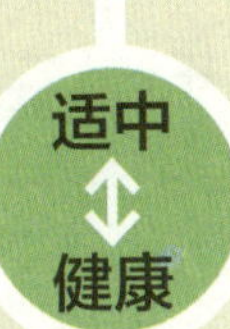

过多摄入对健康的危害

维生素D摄取过量，会使钙囤积在肾脏内，有引起肾脏病的危险。长期摄取大量的维生素D对人体有毒副作用，表现为多尿、食欲不振、恶心、呕吐、腹泻等。

健康食谱

爆炒猪肝

材料 猪肝250克，水发黑木耳4朵，荸荠5个，胡萝卜、黄瓜各1根，蒜片、姜片、葱段各适量。

调料 A：酱油、料酒各半大匙，水淀粉1大匙，盐、胡椒粉各少许；B：酱油1大匙，料酒半大匙，白糖、盐、香油各少许，水淀粉2小匙。

做法

①猪肝切薄片，用调料A拌匀腌2~3分钟，入沸水汆烫；黑木耳洗净掰小朵；荸荠、黄瓜、胡萝卜分别去皮洗净，切片。

②锅内放油烧热，先爆炒蒜片与姜片，再下黄瓜片、荸荠片、胡萝卜片与黑木耳朵，淋下2大匙水，用大火拌炒，加入猪肝片同炒。

③倒入调料B，大火拌炒均匀，撒上葱段即可。

维生素E

维生素E是一种脂溶性维生素，一天摄取量的60%~70%将随着排泄物排出体外，但一般饮食中所含的维生素E，完全可以满足人体的需要。

功能和作用

维生素E在人体内作用最为广泛，比任何一种营养素都大，故有“护卫大使”之称。维生素E在身体内具有良好的抗氧化性，能够保持红细胞的完整性，促进细胞合成，抗污染，避免不孕。故维生素E可用于辅助治疗习惯性流产、先兆流产、不孕症、痛经、更年期综合征等病，对预防胎儿畸形及遗传缺陷也有一定的作用，因而曾有“生育酚”之称。

维生素E和维生素A一起作用，可抵御大气污染，保护肺脏，常在粉尘较大的地方工作的人应该注意多食用维生素E。容易疲倦、腿脚抽筋、手足僵硬者也要多食用富含维生素E的食物。因为维生素E也是延缓老化、保持青春的不可缺少的养分。

另外，维生素E还能预防因维生素D过量或其他有毒物质所引发的肾脏钙化，刺激尿液排泄，同时对身体组织内含过量组织液(水肿)的心脏病患者也有益；更年期女性适当摄取维生素E，可改善更年期的潮热与头痛；糖尿病患者适当摄取维生素E，也有改善病症的效果；和维生素C一起服用，能保持血管的弹性和健康。

来源

维生素E在水果、蔬菜、粮食、食用油中均存在，如猕猴桃、橄榄，瘦肉、乳类、蛋类，莴笋、黄花菜、圆白菜等绿叶蔬菜以及松子、核桃等坚果类食物，还有葵花子、芝麻、玉米、花生等压榨出的植物油中均含有维生素E。

黑芝麻

人体每日的需求量

成年人每日维生素E的摄入量为30毫克。经常饮用以氯消毒的自来水者，服用避孕药、阿司匹林、酒精、激素类药物者，孕妇和中老年人，儿童神经系统发育迟缓者要适当补充维生素E。

摄入过多过少时的危害

过少摄入对健康的影响

缺乏维生素E，人体中的基本脂肪酸就会起变化，会破坏血细胞，妨碍铁的吸收及血红素的形成。严重缺乏时，还会损害肝脏。

过多摄入对健康的危害

通常情况下，维生素E不具毒性。但要注意以下两种情况：高血压病人过量摄取维生素E，会使血压上升；慢性风湿性心脏病患者过量摄取维生素E，会导致疾病迅速恶化或死亡。

健康食谱

香菇玉米饼

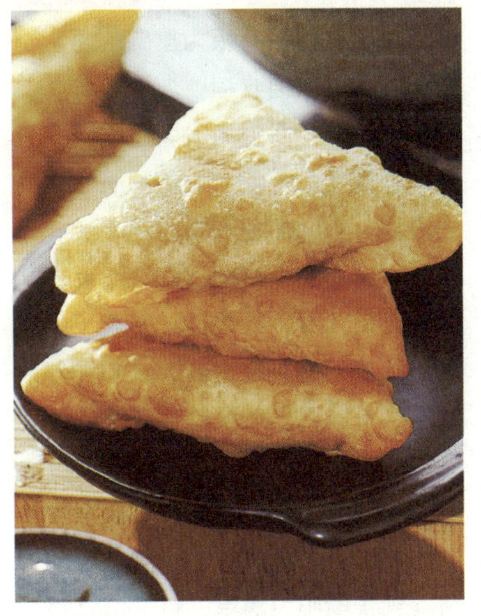

材料 烫面团1份，香菇3朵，玉米粒半杯，洋菇5朵，笋丁适量。

调料 酱油、糖、淀粉各2小匙，盐适量，香油1小匙。

做法

①洋菇洗净切末；香菇水发，洗净切末，再用热油炒香，加入酱油、糖及半杯水，煮沸后改小火焖5分钟，加入笋丁及洋菇末再煮5分钟，然后加盐调味，再用水淀粉勾芡，盛入碗内，加入玉米粒，最后再淋上香油拌匀成馅料。

②面团搓成长条，分15等份，擀成圆薄片，放入馅料，再包成三角形的馅饼。

③油锅烧热，放入馅饼，以中火煎至金黄色即可。

小贴士 喜欢吃辣的朋友可加些辣椒油或胡椒粉、醋、香油等调味，口味会非常好！

钙

钙是人体内含量最丰富的矿物质，约占人体体重的2%。人体中的钙有99%用在骨骼及牙齿上，而其余的1%则存在于体液和软组织里面。

功能和作用

大部分人都知道钙能帮助建造骨骼及牙齿，并维持骨骼的强健，预防骨质流失，改善骨质疏松症；但是，较少有人知道，它对身体每个细胞的正常功能也扮演着极为重要的角色，它还能帮助肌肉收缩、血液凝结，并维护细胞膜，降低患大肠腺瘤、结直肠癌的概率。此外，心脏和肌肉之间的正常功能也离不开它。

钙还是大脑生长发育和新陈代谢的无机元素，大脑通过钙离子的激活，能够兴奋或者抑制大脑和神经的活动，可以说钙质是脑部活泼的主要动力源。

同时钙质作为细胞外液的一种信息传递系统，起着调节细胞功能的作用。钙是细胞内的第一级、第二级、甚至是第三级信息传递者，可以调节神经递质的释放和神经元细胞膜的兴奋性，是大脑组织的“稳定剂”，可以有效抑制脑神经细胞的异常兴奋，使之保持正常状态。

来源

日常的食物中，含钙比较多的有牛奶、排骨、沙丁鱼、鲑鱼、小虾、乳制品、奶酪、甘蓝、西蓝花、绿色叶菜、豆类、花生、芝麻、核桃、葵花子。

特别是牛奶，如果每人每日喝牛奶250毫升，便能提供钙300毫克，再加上从饮食等其他食物供给的钙，便能完全地满足人体对钙的需要。

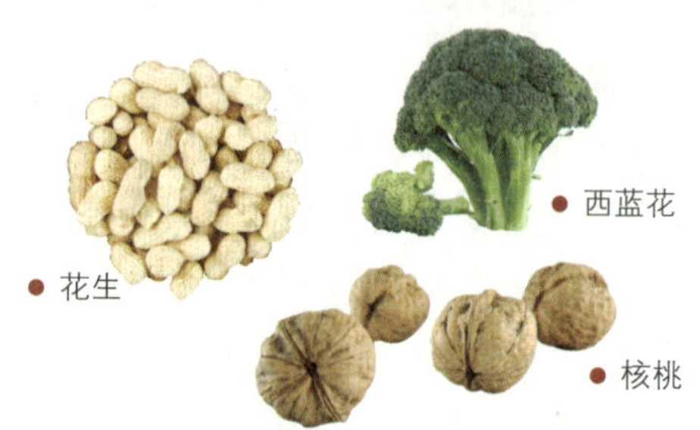

人体每日的需求量

人体对钙的需要量，依个人体质不同而有所区别。中国营养学会规定了我国居民不同时期膳食钙的适宜摄入量。

不同年龄段人群钙摄取量的参考值			
年龄段（岁）	摄取量（毫克/天）	年龄段（岁）	摄取量（毫克/天）
1～3	600	18~50	800
4～10	800	50以上	1000
11～17	1000		

摄入过多过少时的危害

过少摄入对健康的影响

钙缺乏可导致佝偻病、软骨病、骨质疏松症、牙齿不健康、脊椎侧弯、容易骨折、失眠、偏头痛等症状。

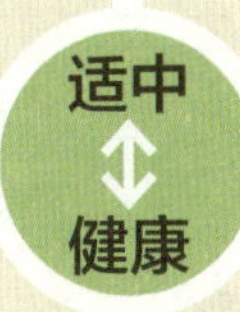

过多摄入对健康的危害

钙摄取过多会导致血钙过多症，而造成骨骼和某些组织（例如肾）的过度钙化。过量的钙也会影响神经和肌肉系统的正常功能。

健康食谱

油菜咸肉百叶汤

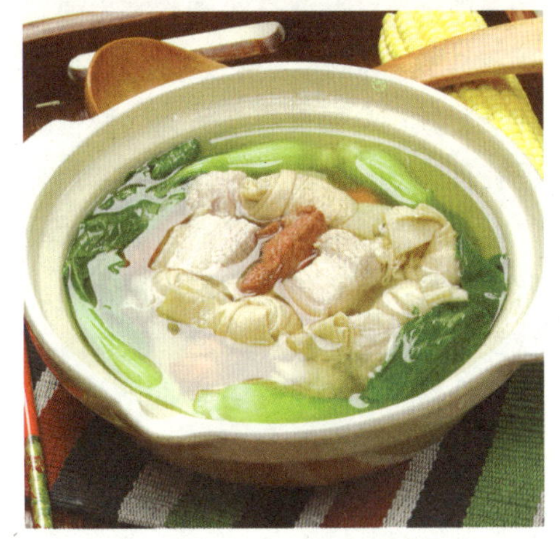

材料 五花肉250克，咸肉150克，百叶结200克，小油菜6棵，姜2片。

调料 料酒1大匙，盐半小匙。

做法

①小油菜洗净，汆烫后捞出晾凉。

②五花肉切块，先汆烫除血水，再放入砂锅内，加6杯水及料酒用小火煮。

③咸肉入沸水汆烫去掉少许咸味，再切片放入汤内同煮。

④10分钟后加入百叶结及姜片，续煮半小时，再放入小油菜继续烹煮。最后加盐调味，盛出即可。

小贴士 油菜中含有丰富的钙、铁和维生素C，胡萝卜素也很丰富，是人体黏膜及上皮组织维持生长的重要营养源。

铁

铁在人体中是以2价离子的形式存在的，是人体造血不可缺少的重要成分。但是人体本身不能自行合成铁，因此，只能从外界获取铁。

功能和作用

铁是血液的主要成分，是维持生命的重要矿物质，血红蛋白、肌红蛋白以及部分酶的产生是不可或缺的。

人体内所消耗的铁，有将近50%被拿来当做血液中血红蛋白的原料。血红蛋白是红细胞的组成成分，而红细胞的作用是将维持生命所需的氧从肺运往全身，并将全身细胞产生的二氧化碳送往肺部、交换氧气。剩下50%的铁则会被储存于肌肉、脊椎、肝脏及脾脏内。

铁还与某些金属酶的合成与活动密切相关，酶是生命运动的催化剂。铁参与细胞色素、细胞色素氧化酶、过氧化物酶和过氧化氢酶的合成，担负电子传递和氧化还原过程，清除组织代谢产生的毒物。现已知铁与乙酰辅酶A、琥珀酸脱氢酶、黄嘌呤氧化酶、细胞色素C还原酶等的活性密切相关。这些酶都具有重要的生理和生化功能。

铁还与体内的能量释放密切相关。心、肝、肾这些具有高度生理活动能力和生化功能的细胞线粒体内，储存的铁特别多，线粒体是细胞的“能量工厂”，而铁则直接参与能量的释放。

来源

铁主要存在于动物内脏、菠菜、海带、紫菜、黄豆、油菜、杏、红枣、橘子、紫葡萄、柿饼等食物中。但这些铁大多属于有机铁，胃肠道对它的吸收率只有10%，而铁锅中的铁属于无机铁，很容易被胃肠吸收并被身体利用。用铁锅做饭，可使饭里铁含量增多1倍；用铁锅烧菜，菜肴能增铁2~3倍。

葡萄

人体每日的需求量

人体对铁的需要量，依个人体质而不同。中国营养学会规定了我国居民不同时期膳食铁的适宜摄入量。

不同年龄段人群铁摄取量的参考值			
年龄段（岁）	摄取量（毫克/天）	年龄段（岁）	摄取量（毫克/天）
0~0.5	0.3	14~17	20（男），25（女）
0.5~1	10	18~50	15（男），20（女）
1~10	12	50以上	15
11~13	16（男），18（女）		

摄入过多过少时的危害

过少摄入对健康的影响

缺乏铁会导致缺铁性贫血，表现为脸色苍白、口唇黏膜及眼结膜苍白，疲倦、头晕、心悸、指甲易断、怕冷等。此外，缺铁可损害儿童的认知能力且难以恢复。

过多摄入对健康的危害

若长时间每日摄取铁过量，则会出现上腹部不适、腹痛、恶心呕吐、腹泻黑便，甚至面部发紫、昏睡或烦躁，急性肠坏死或穿孔，严重者可出现休克进而导致死亡。

健康食谱

菜心汤

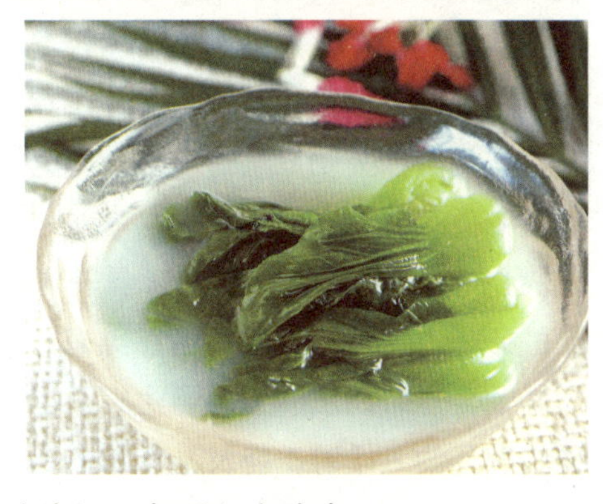

材料 油菜心300克，米汤1大碗。

调料 泡菜水1小碗，味精1小匙，辣椒粉1大匙。

做法

①油菜心洗净，对剖成两半；把泡菜水、味精、辣椒粉放入碗内调成味汁。

②锅内放入米汤煮沸，放入油菜心煮熟，连米汤一起舀入大碗中。

③食用时，用菜心蘸味汁即可。

小贴士 油菜是一种家庭常见蔬菜，其中的营养成分含量及其食疗价值可称得上是诸蔬菜中的佼佼者。食用油菜时要现做现切，并用大火爆炒，这样既可保持鲜脆，又可使其营养成分不被破坏。

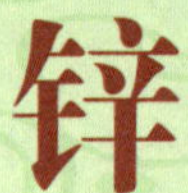

锌

锌是人体必需的微量元素之一，就对人体生理功能的贡献而言，没有其他任何一种微量元素可与之媲美。

功能和作用

锌对人体生理功能的贡献没有其他任何一种微量元素可与之媲美，也没有一种维生素能与之匹敌。从生殖细胞到生长激素，从大脑发育到记忆思维，从人体的第一防线——皮肤到免疫功能，很多方面都不可缺少锌。

锌是合成DNA和蛋白质以及参与细胞及组织代谢有关的200种以上酶的重要成分，是构成核酸和蛋白质所必需的营养素，也是人脑中含量最高的一种金属离子，在与记忆力、情绪及语言相关的大脑皮层边缘部海马区中的浓度较高，能保护脑内酶系统，对大脑的中枢神经系统发育具有重要的影响。锌对于对抗病菌感染有一定功效，能帮助皮肤细胞再生；而当体内有异物入侵时，锌及含有锌的酶也会协力制造出新的免疫细胞来对抗异物。

此外，锌也是血糖调节激素即胰岛素的重要成分，锌还能保持味觉及嗅觉正常，因此若发现在未患有感冒等疾病而无法品尝出味道的情况时，则可能是缺乏锌的前兆。另外，锌也被称为“壮阳矿物质”，其与男性的前列腺合成性激素有关，不过并不是多摄取锌就能增加性能力，而是一旦缺乏锌就会减少男性精子的产生量。

来源

锌的最佳食物来源有瘦牛肉、猪肉、羊肉、鸡心、口蘑、鱼、牡蛎、蛋黄、西瓜子、干贝、牛奶、豆类、虾、花生、脱脂奶粉、小麦胚芽、鱿鱼、豌豆黄、香菇、银耳、黑米、绿茶、牛舌、猪肝、芝麻、南瓜子、啤酒酵母、芥末粉等。

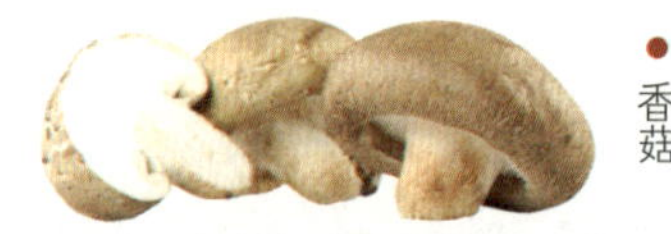
香菇

人体每日的需求量

人体对锌的需要量，依个人体质不同而有所区别。中国营养学会规定了我国居民不同时期锌的适宜摄入量。

不同年龄段人群锌摄取量的参考值			
年龄段（岁）	摄取量（毫克/天）	年龄段（岁）	摄取量（毫克/天）
0~0.5	1.5	11~13	18（男），15（女）
0.5~1	8.0	14~17	19（男），15.5（女）
1~3	9.0	18~50	15（男），11.5（女）
4~6	12.0	50以上	11.5
7~10	13.5		

摄入过多过少时的危害

过少摄入对健康的影响

缺锌会使脑发育出现不可逆的损伤，婴幼儿缺锌不仅会导致生长发育迟缓，严重者甚至出现高度的智力障碍。

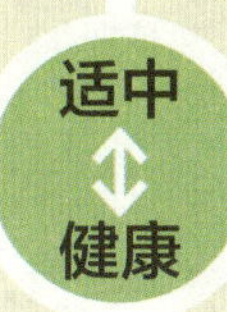

过多摄入对健康的危害

体内含锌量超过正常值时也会引起锌中毒。口服具有腐蚀性的氧化锌后，轻者发生剧烈腹痛、便血，重者会胃穿孔。

健康食谱

水煮牛肉

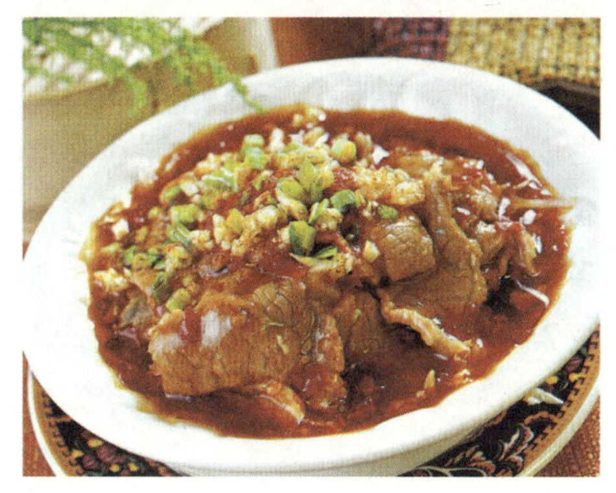

材料 牛肉500克，莴笋尖100克，蒜苗3棵。

调料 A：醪糟汁10克，盐2克，水淀粉2大匙，油1小匙；B：干辣椒15克，酱油、料酒各10克，郫县豆瓣20克，花椒面3克，鲜汤50克。

做法

①牛肉洗净切片，加调料A拌匀；莴笋尖洗净切片；蒜苗洗净切段；郫县豆瓣剁细。

②炒锅下油烧热，放干辣椒煸至深红色取出剁细，先下郫县豆瓣煸炒出色，再下剁细的干辣椒和莴笋尖片炒几下，倒鲜汤，加料酒、酱油和蒜苗烧开，拣出莴笋尖片和蒜苗盛盘内。

③牛肉片抖散入锅，煮熟后起锅盖，撒辣椒末、花椒面，再浇上汤汁即可。

碘

碘是人类不可缺少的营养素之一，是甲状腺制造甲状腺激素的原料。人体缺碘会导致甲状腺功能低下。

功能和作用

人体对碘的日均需求量不过几微克，但这几微克碘在人的生命中却起着十分重要的作用。这是因为碘是人体合成甲状腺激素所必需的。碘的生理作用都是通过甲状腺激素表现出来的。甲状腺激素不仅具有控制食物转化为能量的速度和效能的作用，而且还具有调节人体生理和心理变化的功能。

此外，甲状腺激素可以促进蛋白质生物合成。它还可以促进生物氧化，协调氧化磷酸化过程，调节能量转化，促进糖和脂肪代谢，促进维生素的吸收和利用，促进神经系统和脑组织的发育等。因此，如果孕妇缺碘，胎儿出生后可能患上智力和发育迟缓的呆小病。即使后天补碘，其智力也终生难以得到改善。

来源

众所周知，海产品是碘的主要来源。一般来说，海产品的碘含量大于其他食物，如海带、紫菜、淡菜、带鱼、干贝、海参、海蜇及虾类等都是含碘量很高的食物。

另外，食草动物的肉和奶中也含有碘。而且动物性食物的碘含量大于植物性食物，其中蛋类、奶类的碘含量高于其他动物性食物，其次为肉类、淡水鱼。

其实，平时我们常食用的水果、蔬菜和谷类中也含有丰富的碘，但含量主要取决于它们生长的土壤中的含碘量。

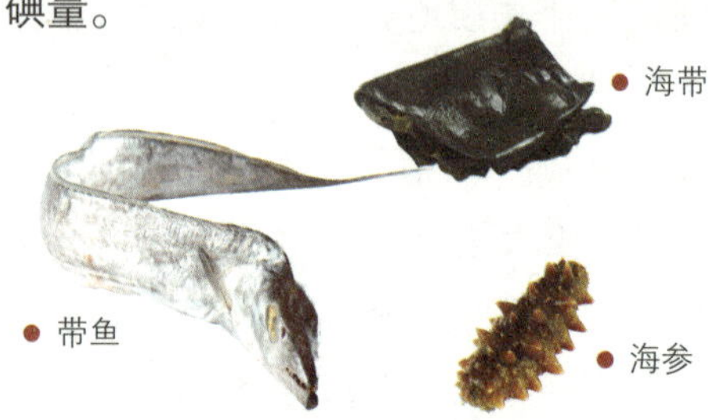

人体每日的需求量

人体对碘的需要量，依个人体质不同而有所区别。中国营养学会规定了我国居民不同时期碘的适宜摄入量。

不同年龄段人群碘摄取量的参考值			
年龄段（岁）	摄取量（毫克/天）	年龄段（岁）	摄取量（毫克/天）
0～4	1	11～13	120
5～10	90	14及以上	150

此外，7～14岁儿童对碘的最大耐受量为800微克/天；18岁以上者为1000微克/天。

摄入过多过少时的危害

过少摄入对健康的影响

碘缺乏主要是给人带来不同程度的脑发育落后，使人易患上“地方性甲状腺肿”（俗称“大脖子病”）和“地方性克汀病”（俗称“呆小症”）。

过多摄入对健康的危害

虽然碘对智力的发展有很大的影响，但也不是食用碘越多越聪明。过量摄入碘也会给人体带来麻烦，长期饮用深层高碘水或食用高碘食物可能会造成高碘甲状腺肿。

健康食谱

红烧豆瓣鱼

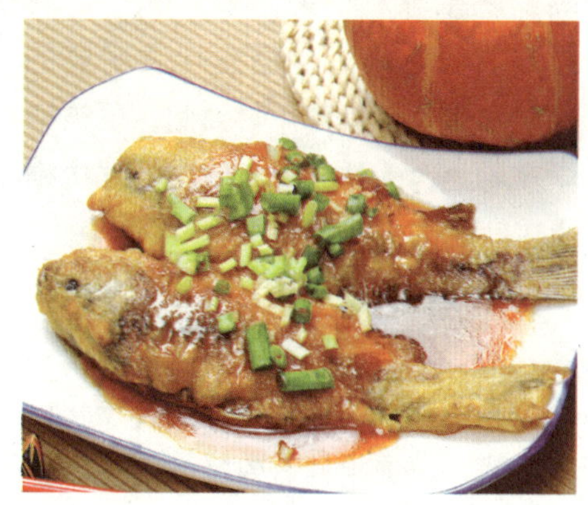

材料 鲜鱼2条，姜末、蒜末各2小匙，葱花1大匙。

调料 A：豆瓣酱、蚝油、番茄酱各1小匙，醪糟1大匙，盐适量，鸡精半小匙；B：干淀粉、水淀粉各2大匙，酱油1大匙。

做法

①鲜鱼治净沥干后在表面划几刀，抹上酱油后蘸上一层薄薄的干淀粉，再用2大匙油煎熟后捞出沥干。

②用2大匙油爆香姜末、蒜末后加入调料A，再加入1小碗水烧开，用水淀粉勾芡后淋在鱼上，撒上葱花即可。

硒

硒是动物和人体必需的营养素之一，人体的各个组织中都含有硒，但其在自然界中的含量很少。

功能和作用

硒的主要生理功能是抗氧化，从而保护细胞及组织免受过氧化物的损害，特别是保护细胞膜。硒的抗氧化功能使它能选择性抑制和杀伤癌细胞，增强机体免疫力，并能降低化疗和放疗引起的机体损伤，提高机体的耐受性。

研究发现，血液中含硒的高低与癌的发生息息相关，硒对肺癌、肝癌、食管癌等多种癌症均有明显的预防和辅助治疗作用。因此，硒被科学家称之为人体微量元素中的“抗癌之王”。

硒是维持心脏正常功能的重要元素，对心脏有保护和修复的作用。补硒是预防和辅助治疗动脉粥样硬化、冠心病、脑血栓的有效措施，同时补硒对心肌炎、心肌病等有较强的康复效果。补硒还可以使肝炎的发病率明显降低，保护肝细胞，改善肝功能，对难治愈的慢性肝炎、肝腹水有显著的改善作用。

此外，补硒对慢性胃炎、哮喘、慢性支气管炎、妊娠高血压、不孕症、糖尿病、关节炎、白内障、溶血性贫血、乳腺增生以及克山病、大骨节病等均有预防和辅助治疗效果。

来源

谷类、海产类、禽肉类、动物内脏和奶类等食物含硒较多，而蔬菜及水果中硒的含量较少。此外，食物中硒的含量因地域不同而异，尤其是植物性食物，受种植土壤含硒量的影响较大。

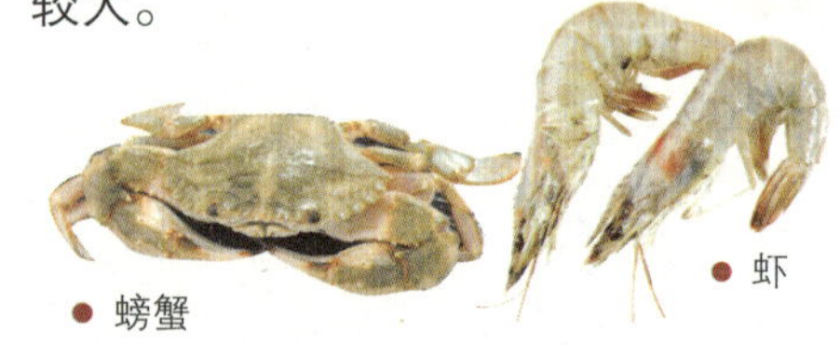

螃蟹　虾

人体每日的需求量

人体对硒的需求量，依照个人体质的不同而有所区别。中国营养学会规定了我国居民不同时期硒的适宜摄入量。

不同年龄段人群硒摄取量的参考值			
年龄段（岁）	摄取量（毫克/天）	年龄段（岁）	摄取量（毫克/天）
0~0.5	15	7~10	35
0.5~3	20	11~13	45
4~6	25	14及以上	50
此外，成人对硒的最大耐受量为400微克/天。			

摄入过多过少时的危害

过少摄入对健康的影响

当人体缺乏硒时，容易引发克山病和大骨节病。克山病即心肌凝固性坏死，伴有明显的心脏扩大，心功能不全。大骨节病是一种变形性骨关节病，主要发生在青少年。

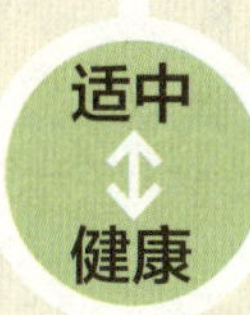

过多摄入对健康的危害

过量摄入硒会造成硒中毒，硒中毒的主要表现分为四肢麻木、头昏、食欲不振、毛发脱落、指甲变形及脱落，还伴有皮疹、皮痒等。

健康食谱

清炒虾仁

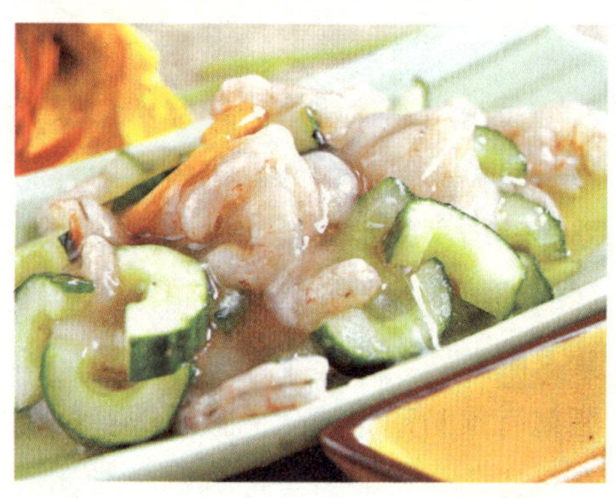

材料 虾仁300克，胡萝卜25克，黄瓜片50克。

调料 盐适量，味精、胡椒粉各少许，水淀粉1大匙，高汤25克，香油1小匙。

做法

①胡萝卜去皮，洗净，切丁，入沸水中氽烫至熟。

②将虾仁洗净，挑去虾线，加盐、水淀粉、胡椒粉拌匀腌渍片刻。

③炒锅内加油烧至五成热，放入虾仁滑油，捞出沥油。

④炒锅留油2大匙，投入胡萝卜丁、黄瓜片略炒，再放入盐、味精、高汤烧沸，用水淀粉勾芡后倒入虾仁，淋上香油颠匀，起锅装盘即可。

卵磷脂

卵磷脂一般被称为大豆卵磷脂，是磷脂质的一种，有时候也被称为胆碱磷脂质。

功能和作用

卵磷脂是形成细胞膜等生物体内黏膜的主要成分，也是脑部、神经及细胞间的信息传递介质，负责各机能的调节，并与肝脏的代谢活动密切相关。

卵磷脂是由磷酸、甘油、脂肪酸及胆碱构成；部分磷酸及胆碱易溶于水（容易与水分子结合），具亲水性；而脂肪酸及甘油具亲油性，易与脂质分子结合。从而使本来不能结合的水与脂质，因卵磷脂的介入而变得可结合了。一旦脂质乳化于水中，脂肪（脂质）的代谢就会活化，可防止因胆固醇附着于血管壁而造成动脉硬化及高血压，从这个特征来看，卵磷脂就有预防动脉硬化的效果。卵磷脂还具有乳化性能，可促使脂质代谢，能预防及解决肥胖问题。

此外，卵磷脂是一种天然营养活性剂，是构筑聪明大脑的重要物质。人的大脑细胞构成中磷脂约占20%~30%，卵磷脂中所含的乙酰进入人体内与胆碱结合，构成乙酰胆碱。乙酰胆碱不仅是一种记忆素，还是一种神经传导物质，其含量越高，人的神经反应速度就越快，人的记忆力也就随之加强。因此，卵磷脂可促进大脑发育，增强记忆力，因此，也能预防记忆力衰退及痴呆，而卵磷脂不足会导致细胞膜受损，造成智力减退，精神紧张。

来源

含有卵磷脂的食物包括：牛肉，鸡蛋，动物肝脏、肾、脑，黄豆，大麦芽，玉米，花生，全麦粉，大米，鳟鱼，核桃仁，葵花子等，平日可多吃这些食物来补充卵磷脂。

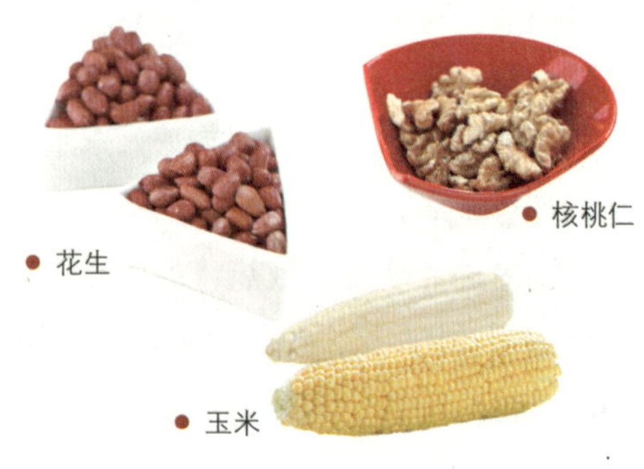

人体每日的需求量

虽然人体的肝脏可以分泌卵磷脂，但30岁后分泌功能将逐年下降，因此，为了保持生命的活力，需通过膳食适量摄入卵磷脂。研究指出，正常成年人每日需要摄取卵磷脂约4~7.5克，平均每日6克，才能满足生理需要，年龄越大，需要的量就越多。

摄入过多过少时的危害

过少摄入对健康的影响

缺乏卵磷脂会导致神经外膜的缺损与类淀粉物质的堆积，从而导致肝功能障碍而渐渐形成脂肪肝，也有可能会导致肝癌。

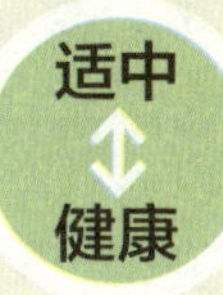

过多摄入对健康的危害

过量的服用卵磷脂会导致代谢紊乱，同时也会造成胃肠道的不适。

健康食谱

什锦豆腐

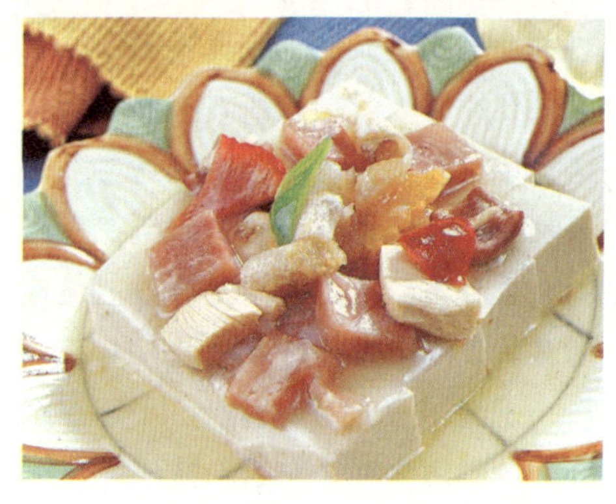

材料 嫩豆腐300克，熟鸡肉、熟火腿、虾仁浆各适量，葱段、胡萝卜片各少许。

调料 料酒、白糖各2大匙，辣椒、盐、味精各少许，水淀粉2小匙，高汤适量。

做法

①豆腐切块；鸡肉、火腿均切成方片；豆腐块入沸水中汆烫一下，备用。

②锅中热油，油温至四成热时，下葱段略煸，把鸡肉片、火腿片入锅煸炒，放料酒、盐、白糖调味后加高汤和豆腐块。

③在中火上烧约5分钟，待汤汁收浓至1/3时，放入虾仁浆、辣椒、胡萝卜片、味精，用水淀粉勾芡，盛出即可。

大豆异黄酮

大豆异黄酮是黄酮类化合物中的一种，主要存在于豆科植物中，是其大豆生长中形成的一类次级代谢产物。

功能和作用

大豆异黄酮是从天然豆科植物中提取的植物生物活性素，因与雌激素的分子结构非常相似，能够与女性体内的雌激素受体相结合，对雌激素起到双向调节的作用，所以又被称为“植物雌激素”。

研究发现，亚洲人（尤其是日本人）乳腺癌、心血管疾病、更年期潮热的发病率明显低于欧美等国，一个很重要的原因就是东西方不同的膳食结构使得亚洲人有机会摄取到更多的豆制品。也就是说东西方人群在摄入的大豆异黄酮上的差异是导致上述疾病发病率不同的主要原因。

另外，大豆异黄酮还可与骨细胞上的雌激素受体结合，减少骨质流失，同时促进机体对钙的吸收，以增加骨密度，从而预防和改善骨质疏松症；人类的大脑内具有记忆功能的海马突触小体含雌激素受体，而雌激素水平与阿尔茨海默病（早老性痴呆）密切相关，故多摄取富含大豆异黄酮的食物有益于预防和辅助治疗阿尔茨海默病（早老性痴呆）。

来源

大豆异黄酮仅存在于豆类及各种豆制品中，如黄豆、蚕豆、豆面酱、全麦面包、豌豆、豇豆、腐竹、豆浆、豆腐干、毛豆、速溶豆粉饮料、绿豆、花生、豆腐、红小豆、腐乳、黄豆芽等。

豆腐

人体每日的需求量

一般情况下，我们通过正常的饮食完全可以摄取到足量的大豆异黄酮，所以，并不需要加大大豆异黄酮的摄取，否则会引起紊乱，尤其是孕妇和哺乳期女性更不要摄入过多的大豆异黄酮。

但对于更年期女性来讲，可以适当补充一点儿大豆异黄酮胶囊等补剂。具体情况可参照下表。

不同年龄段女性大豆异黄酮摄取量的参考值			
年龄段（岁）	症状	日推荐量（毫克）	服用周期
35~40	无更年期症状	30	2~3个月/年
35~40	有更年期症状	60	服用至症状消失，再服用2~3个月
40~50	无更年期症状	45	2~3个月/年
40~50	有更年期症状	60	服用至症状消失，再服用2~3个月
50以上	无更年期症状	60	2~3个月/年
50以上	有更年期症状	60	服用至症状消失，再服用2~3个月

摄入过多过少时的危害

过少摄入对健康的影响

体内缺乏大豆异黄酮会导致皮肤干燥，更年期提前，更年期症状明显，如潮热出汗、心悸气短、烦躁、易激动或抑郁、多虑、失眠、记忆力减退等。

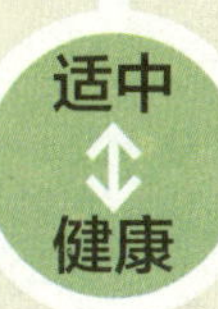

过多摄入对健康的危害

如果过量摄取大豆异黄酮，会比较容易导致体内雌激素含量过高，这种情况也会导致乳腺癌、前列腺癌等疾病的发生。

健康食谱

黄金豆腐煲

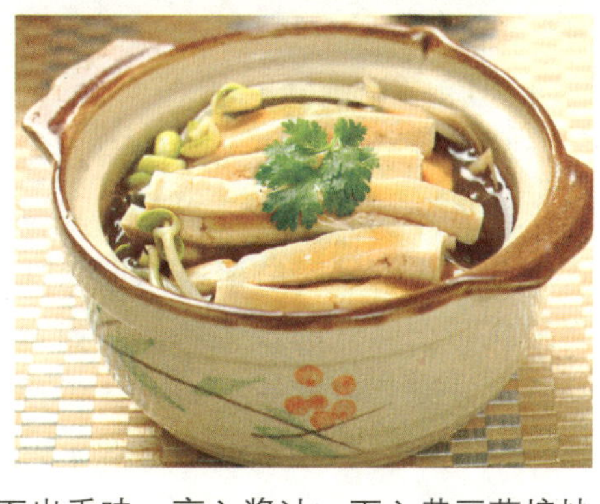

材料 黄豆芽200克，豆腐300克，葱花、姜丝、香菜叶各少许。

调料 盐、酱油、味精、大料各适量。

做法

①黄豆芽洗净，捞出沥干；豆腐冲洗干净，切细长条，备用。

②油锅烧热，下入大料、葱花、姜丝爆炒至出香味，烹入酱油，下入黄豆芽煸炒至变软，加入适量清水，下入豆腐条，煮沸后调入盐和味精，以小火煲8分钟，撒上香菜叶即可。

叶酸

叶酸又称维生素B_9或维生素M，属水溶性B族维生素的一种。据调查显示，叶酸是日常生活饮食中最容易缺乏的营养素。

功能和作用

1945年，科学证明辅助治疗恶性贫血除了需要维生素B_{12}以外，还需要一种物质。因为首先发现它是存在于菠菜的叶子里，就将其命名为叶酸。叶酸能够促进蛋白质的代谢，并与维生素B_{12}共同促进红细胞的生成和成熟，是制造红细胞不可缺少的物质，在制造核酸（核糖核酸、脱氧核糖核酸）上扮演重要的角色，是人体在利用糖分和氨基酸时的必需物质。因此，叶酸能改善贫血状况，保护心脏血管，预防心脏病和脑卒中，还能预防阿尔茨海默病的发生。

叶酸对孕妇来说尤其重要，如果在怀孕头3个月内缺乏叶酸，可导致胎儿神经管发育缺陷，从而增加裂脑儿、无脑儿的发生率。孕妇经常补充叶酸，可防止新生儿体重过轻、早产以及婴儿腭裂（兔唇）等先天性畸形。

另外，叶酸对预防和辅助治疗食物中毒和各种肠道寄生虫以及口腔黏膜溃疡也十分有益。平时多摄取叶酸还有助于蛋白质的基础代谢，并帮助身体细胞进行分裂，有利于儿童健康成长；叶酸还能维持脑的正常运作，对肝脏的运作也有一定的帮助。

来源

叶酸是从绿叶蔬菜（如菠菜）中发现的，因此，深绿色带叶蔬菜是叶酸较好的食物来源。另外，胡萝卜、蛋黄、哈密瓜、杏、南瓜、梨、全麦、豆类、酵母、牛肉、动物肝脏、花生、葵花子、小麦胚芽和添加叶酸的早餐五谷片等也是叶酸的很好来源。

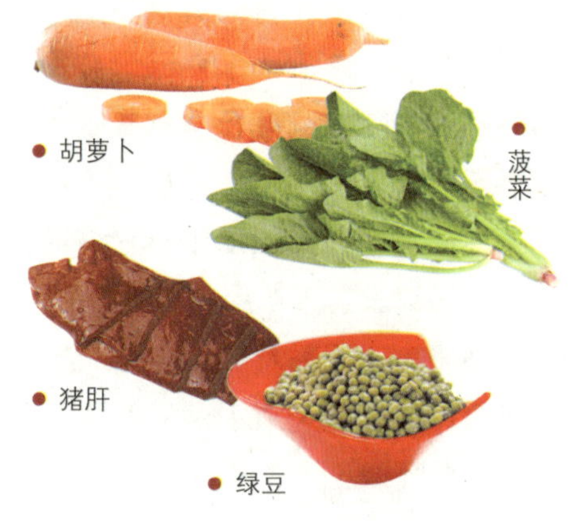

人体每日的需求量

根据世界卫生组织的推荐，成年人需要量是180~200微克/日，孕妇加倍，哺乳期的女性在前6个月需要280微克/日，之后的6个月则需260微克/日。

摄入过多过少时的危害

过少摄入对健康的影响

叶酸摄取不足会引起贫血、容易疲倦、气喘、水肿等症状，长期缺乏叶酸，还会造成神经病变和精神衰颓，如易怒、健忘、精神呆滞等。

过多摄入对健康的危害

叶酸目前没有任何已知的毒性反应，但有些人会出现皮肤过敏反应。所以，大部分人都可以放心摄入叶酸。

健康食谱

油菜珍珠翡翠汤

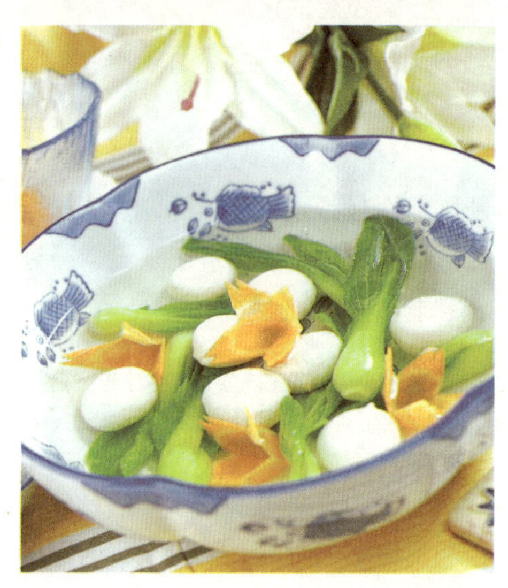

材料 鱼丸200克，葱汁、蒜汁各1小匙，油菜2棵。

调料 盐、香油各少许。

做法

①嫩油菜洗净沥干；鱼丸入沸水中汆烫，沥干，备用。

②锅中油烧热，将油菜煸炒至翠绿通透后盛出。

③锅内水沸后放入鱼丸，等快熟时依次放入油菜和调料，淋入葱汁、蒜汁即可。

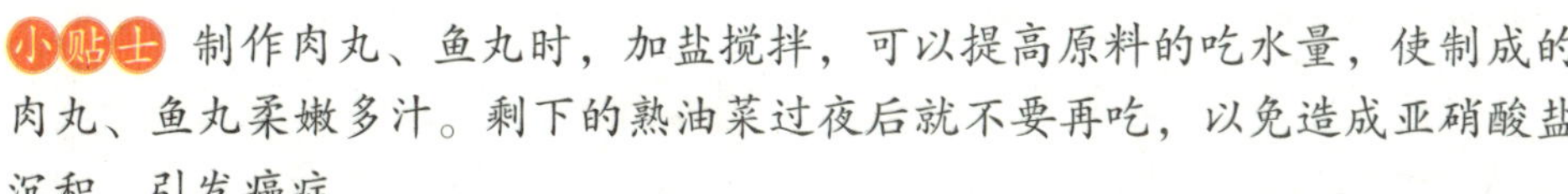

小贴士 制作肉丸、鱼丸时，加盐搅拌，可以提高原料的吃水量，使制成的肉丸、鱼丸柔嫩多汁。剩下的熟油菜过夜后就不要再吃，以免造成亚硝酸盐沉积，引发癌症。

核酸

核酸是一种生物大分子，分为核糖核酸(简称RNA)和脱氧核糖核酸(简称DNA)两种，是携带遗传信息的遗传物质。

功能和作用

核酸的一种成分，能使血液循环顺畅、改善肩膀酸痛及虚寒症，还能修复受伤的细胞、预防遗传基因讯息情报传递障碍，提高免疫功能；适当摄取核酸还会减少癌细胞所需的营养素，从而降低癌细胞扩散的速度。此外，核酸还能活化细胞，强化脑和内脏的功能，可预防阿尔茨海默病和动脉粥样硬化。

人体中皮肤、毛发及生殖器官的新陈代谢最频繁，会消耗许多核酸，因此，补充核酸能促进新陈代谢、延缓衰老、预防各种疾病。

来源

核酸可在肝脏制造（体内合成）或利用食物中的核酸合成（辅助合成）来补充，但随着年龄的增加，体内合成的功能会减弱，因此，必须通过食物来补充。鲑鱼、小鲤鱼干、洋葱、蘑菇、酵母等都含有丰富的核酸。

人体每日的需求量

人体每日所需的核酸量约为2～2.5克，从日常饮食中约可摄取到1克，剩余的1～1.5克可通过保健食品来补充。

健康食谱

平菇炒腐竹

材料 腐竹350克，鲜蘑菇200克，葱末、姜末各适量。

调料 盐、味精、酱油、香油各适量。

做法

①将腐竹用温水泡发3小时，用清水洗净，切成段；鲜蘑菇洗净，撕成条。

②锅置火上，加水烧沸，放入蘑菇汆烫，捞出后用清水冲凉，沥干水分，备用。

③油锅烧热，下入葱末、姜末爆香，放入蘑菇条、腐竹段，调入盐、酱油、味精炒熟，淋香油，装盘即可。

小贴士 优质的腐竹外观为枝条或片叶状，质脆易折，条状折断有空心。

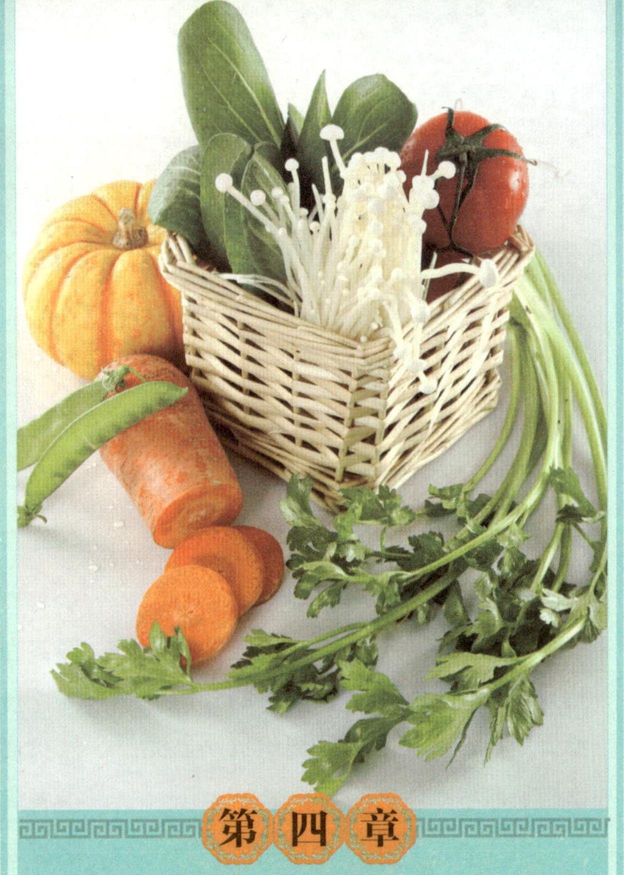

第四章

专家为您精心选，养生食物放心吃

我们每天都要吃各种各样的食物，每一种食物都因为内含不同的营养素，而具有了其独特的养生价值。本章汇集有养生专家精心为大家挑选出的几十种极具营养价值的养生食物，希望可以让大家的餐桌变得更加的丰富多彩。

糙米

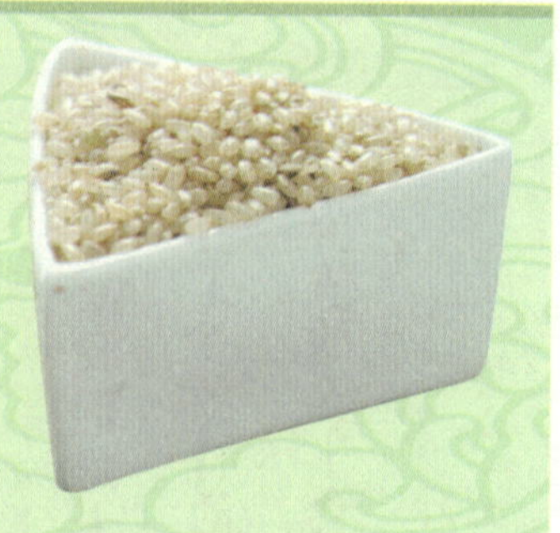

别名 玄米

性味 性平，味甘

归经 归脾、胃经

营养成分 膳食纤维、B族维生素、不饱和脂肪酸

食物简介

糙米是相对于精白米而言的，是指只脱去谷壳，但保留稻谷的其他各部分的半成品，它的营养价值明显优于精制大米。

随着营养科学知识的普及，糙米已越来越受到人们的重视和喜爱，并被视为“文明病”的克星。近年来，亚洲一些以食用大米为主的国家掀起了食用糙米食品的热潮。

精白米虽然好吃，但不宜常吃，因为精白米存在较大的营养缺陷。长期食用精米、白面，就难以保持人体各种营养素的平衡。因此，食用大米一定要注意粗细粮搭配，不可一味求口感，应食用一定量的糙米。婴幼儿因肠胃吸收功能尚差，不宜食用糙米。

当然，糙米是比较难吃一些，它的口感不如精米，但如果使用高压锅蒸饭就能改善糙米口感。

宜、忌食人群

- ✔高血脂、糖尿病未见并发肾病者。
- ✔肥胖者、便秘、贫血者。
- ✔体质虚寒、容易痛经的女性。
- ✖肾病患者或正在做肾透析者不宜食用。
- ✖糖尿病并发肾病者忌食。

食物功效

◎**降低血糖**。糙米中所含的锌、铬、钒等微量元素有利于提高胰岛素的敏感性，对糖尿病患者有益。

◎**改善肠胃机能**。糙米的最大特点是含有胚芽。胚芽含有大量的膳食纤维。由于膳食纤维具有减肥、促进消化、通便等功能，因此糙米胚芽可以改善肠胃机能。

◎**保护心脏，健脑益智**。糙米胚芽中含有的不饱和脂肪酸具有降低胆固醇、保护心脏的作用，且它还有健脑的功能。

饮食宜忌

宜	◎**土豆**。土豆与糙米同食，可以提高氨基酸的利用率。	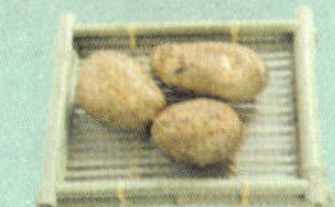
	◎**枸杞子**。糙米与枸杞子同食，可以补肾养阴，也可以益血明目。	
	◎**茯苓**。糙米与茯苓同食，可以除湿健脾、消痰利尿。	
	◎**荠菜**。糙米与荠菜同食，可以健脾补虚、明目、止血、利尿。	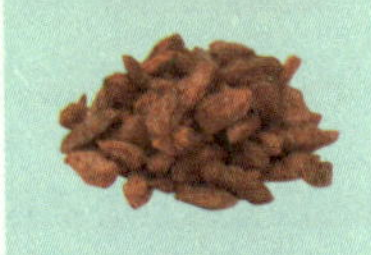
	◎**党参**。糙米与党参同时，可以补中气、和脾胃、除烦渴、止泄泻。	
忌	◎**蜂蜜**。糙米与蜂蜜同食，容易引起胃痛。	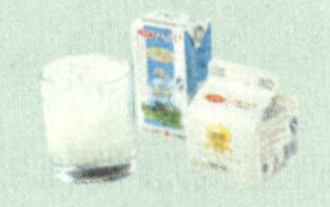
	◎**牛奶**。牛奶与糙米汤同食，会导致维生素A大量损失。若长期食用此食物搭配，容易导致“夜盲症”。	

健康食谱

冬瓜枸杞粥

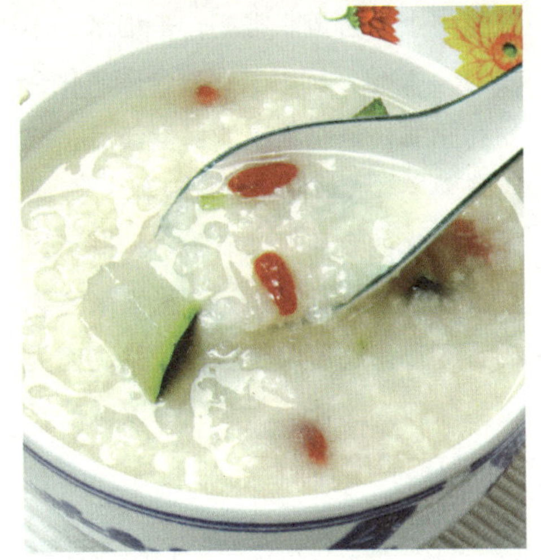

材料 冬瓜1块，枸杞子1大匙，糙米半杯。

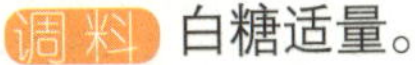

调料 白糖适量。

做法

①冬瓜连皮洗净后切小块；糙米淘洗干净，用清水浸泡1小时，备用。

②锅内加入冬瓜块、糙米及水，用大火煮开后，改小火慢煮至粥黏稠、冬瓜皮酥软，最后加入枸杞子再煮5分钟即成。食时依个人口味加入白糖即可。

小贴士 枸杞子可补肾生精，养肝，明目，坚筋骨，去疲劳，易颜色，美白，明目安神，令人长寿。由此可见，枸杞子是养肝的保健良品。冬瓜性微寒，具有利水、消痰、清热、解毒的功效，对水肿性肥胖有很好的疗效。故这道冬瓜枸杞粥不仅可以滋补肝肾、益精明目，还能美容瘦身。

玉米

别名 苞米、棒子、苞芦、玉蜀黍

性味 性平，味甘

归经 归胃、大肠经

营养成分 膳食纤维、维生素E、亚油酸、卵磷脂

食物简介

玉米原产于中美洲，是印第安人的主要粮食作物，17世纪时传入我国。玉米不仅清香甘甜，而且在所有主食中，玉米的营养价值和保健作用是最高的，是全世界公认的“黄金作物”。它的维生素含量非常高，是稻米、小麦的5~10倍，同时其还富含碳水化合物和脂肪，是粗粮中的保健佳品，故常吃玉米对人体健康非常有利。

玉米的食用方法有很多，既可以直接煮食，又可以作为玉米面来煮粥或者蒸食，还可以与各种蔬菜、肉类一起烹炒。此外，玉米还可以做成美味可口的爆米花。

宜、忌食人群

✔ 脾胃气虚、体质虚弱者。

✔ 维生素A缺乏者。

✔ 高血压、高血脂、糖尿病患者。

✘ 糖尿病患者可以吃蒸食或煮食的玉米，但是最好不要吃爆米花。

✘ 皮肤病患者忌食玉米。

✘ 更年期综合征患者忌食玉米。

食物功效

◎**降血压，软化血管**。玉米中含有的亚油酸、卵磷脂和维生素E等营养素，具有降低胆固醇、降低血压、软化血管的作用，还能降低冠心病的发生概率，并有抗血管硬化的作用。

◎**预防和改善胃肠道疾病**。玉米中的膳食纤维含量很高，具有刺激胃肠蠕动、加速粪便排泄的功能，可有效预防和改善便秘、肠炎、肠癌等疾病。

◎**缓解脑功能衰退**。玉米中含有的维生素E有促进细胞分裂，调整神经系统功能，延缓脑功能衰退的作用。

◎**延缓衰老，抗皱美容**。平时多吃玉米不仅能够调节人体新陈代谢、延缓衰老，还能起到嫩滑肌肤、抑制皱纹产生的作用。

饮食宜忌

宜	◎**甜椒**。玉米与甜椒同食，可以改善脾胃虚弱或血脂异常症状。	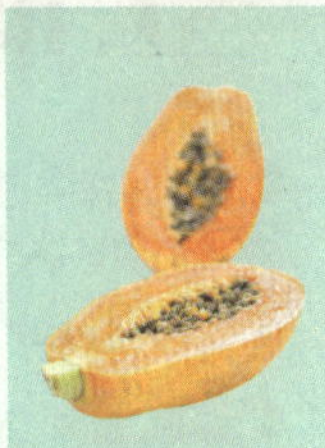
	◎**木瓜**。玉米与木瓜同食，可以有效防止慢性肾炎和冠心病。	
	◎**牛奶**。玉米与牛奶同食，可以减少钙质流失，强健骨骼和牙齿，而且还能护肤。	
	◎**黄豆、大米**。玉米与黄豆、大米同食，可以提高其营养价值。	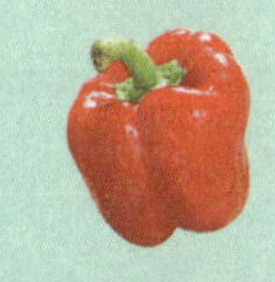
	◎**奶油**。玉米与奶油同食，对人体有强身健脑、润肠通便的作用 。	
忌	◎**牡蛎**。玉米与牡蛎同食，会影响人体对锌的吸收。	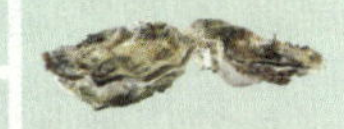
	◎**田螺**。玉米与田螺同食，易引起中毒现象。	

健康食谱

玉米笋鸡肉汤

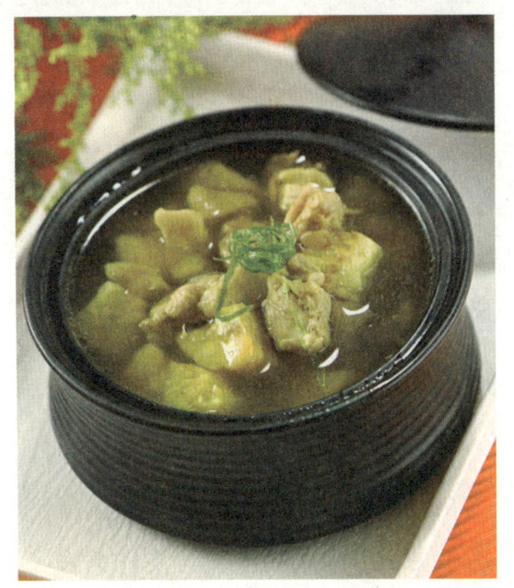

材料 鸡肉200克，玉米笋1罐，白、绿葱丝、姜末各少许。

调料 咖喱酱、酱油、鸡汤、盐各适量。

做法

①鸡肉洗净后切厚片，再切条。

②玉米笋开罐倒出控水，从中间切开，备用。

③汤锅中加适量鸡汤烧沸，下鸡肉条、玉米笋，放入咖喱酱、姜末、酱油、盐煮至鸡肉熟透时，撒葱丝即可。

小贴士 中医认为，鸡肉有温中益气、补虚填精等功效，对营养不良、畏寒怕冷、乏力疲劳、月经不调、虚弱者有很好的食疗作用。

豆制品

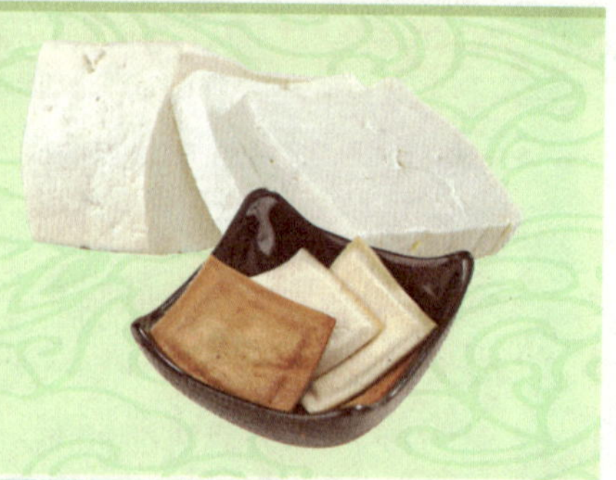

别名 黄豆制品

性味 性平，味甘

归经 归脾、胃、大肠经

营养成分 大豆皂苷、植物蛋白、磷脂、钙

食物简介

豆制品的主要原料是黄豆，黄豆是我国最古老的农作物之一。黄豆的营养价值很高，仅蛋白质一项就比瘦肉多1倍，比鸡蛋多2倍，比牛乳多1倍，故被称为“植物肉”、“绿色的牛乳”等。黄豆所含的蛋白质是全价蛋白，其氨基酸组成比较好，人体所需的必需氨基酸它几乎都有，所以，黄豆是所有植物食品中最受营养学家推崇的食物。

豆制品不仅营养丰富，而且价格低廉，尤其以豆浆和豆腐为代表。

宜、忌食人群

✔处于生长发育期的儿童和青少年。

✔脑力工作者、处于更年期的女性。

✔癌症、肥胖症、糖尿病、心血管疾病患者。

✖肝病、肾病、痛风、动脉粥样硬化者慎食。

✖消化性溃疡、脘腹胀痛者忌食。

✖对黄豆过敏者及孕妇慎食。

食物功效

◎**预防和缓解心脑血管疾病。**豆浆是预防和改善高血脂、高血压、脑卒中、动脉粥样硬化、缺铁性贫血等疾病的理想食品。

◎**预防动脉粥样硬化，抗衰老。**豆浆煮时浮起的泡沫是一种被称为大豆皂苷的物质，可吸收胆酸，抑制体内脂肪发生过氧化现象，并能促进胆固醇代谢，减少胆固醇的积存进而预防动脉粥样硬化，延缓衰老。

◎**预防骨质疏松、癌症和更年期综合征。**黄豆中所含的晶状物质，可调整乳腺对雌激素的反应，使雌激素不易引起乳腺组织发生异常，从而起到预防乳腺癌的作用。此外，黄豆中的植物雌激素可成为预防骨质疏松、辅助治疗女性更年期综合征的最佳食物。

饮食宜忌

宜	◎**茄子**。豆制品与茄子一起食用，可以起到健脾养胃的作用。	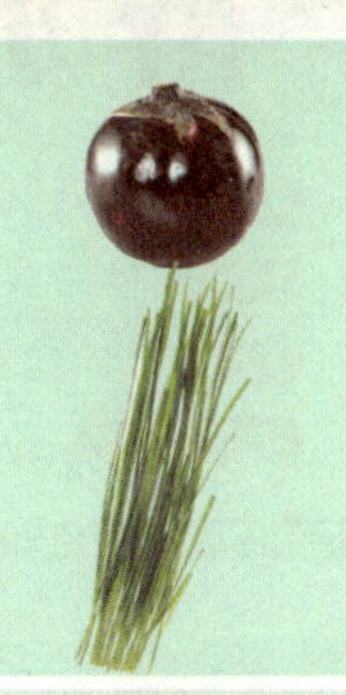
	◎**韭菜**。豆制品与韭菜同食，可以预防和改善便秘。	
	◎**白萝卜**。豆制品与白萝卜同食，可以增强体质及抵抗力，有利于感冒、咳嗽症状的好转。	
	◎**西蓝花**。豆制品与西蓝花同食，可以为身体提供丰富的营养素。	
忌	◎**鸡蛋**。豆制品与鸡蛋同食，会影响人体对蛋白质的吸收利用。	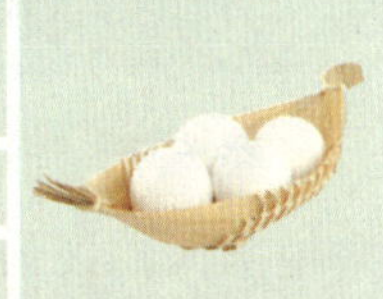
	◎**牛奶**。豆制品与牛奶同食，会降低两者的营养价值。	
	◎**蜂蜜**。豆制品与蜂蜜同食，不利于人体吸收营养。	

健康食谱

豆芽炒豆腐皮

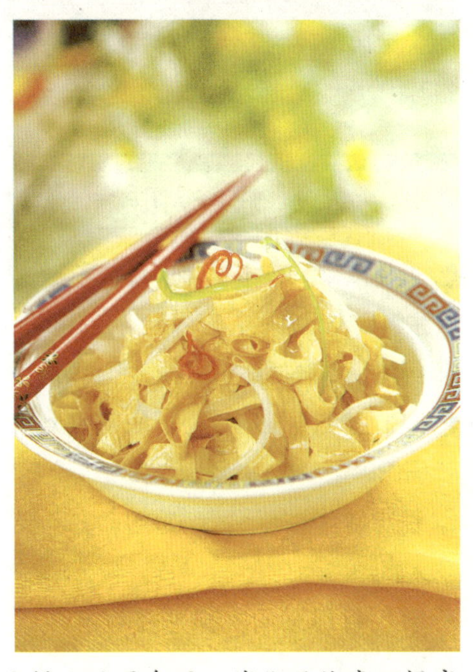

材料 绿豆芽150克，豆腐皮200克，青椒丝、红椒丝各适量，葱丝、姜丝各少许。

调料 盐适量，味精1匙，香油2匙。

做法

①绿豆芽洗净，沥干。

②豆腐皮洗净，切丝。

③油锅烧热，先放入葱丝、姜丝炒香，加入豆腐皮丝、绿豆芽，炒至绿豆芽熟时，再放入盐、味精、香油炒匀，撒上青椒丝、红椒丝点缀即可。

小贴士 直接食用黄豆，人体对其蛋白质的消化吸收率只有65%。而制成豆制品后再食用，消化吸收率可提高到92%。

番茄

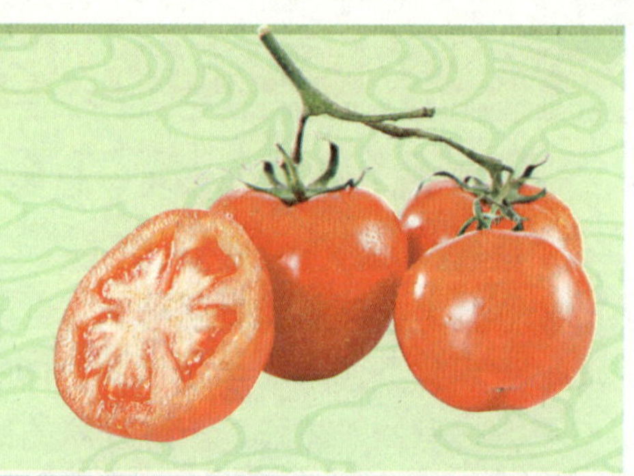

别名 西红柿、番李子、洋柿子

性味 性微寒，味甘、酸

归经 归心、肺、胃经

营养成分 维生素C、番茄红素、芦丁

食物简介

番茄原产南美洲，曾因其色彩娇艳被人们视为“狐狸的果实”，只供观赏，没人敢品尝。现在它是人们餐桌上的美味，其含有丰富的胡萝卜素、B族维生素和维生素C，特别是芦丁含量居蔬菜之冠，是养生专家特别推荐的10大健康食品之一。

宜、忌食人群

✓暑热烦渴、口干发热、食欲不振、维生素C缺乏者。

✓经常受电脑辐射的人群。

✓高血压、肾脏病、心脏病、肝炎等疾病的患者。

✗番茄属性偏凉，故肠胃虚寒者不要吃太多。

✗女性月经期间尤其是痛经者不宜食用。

✗急性肠炎、菌痢病人不宜食用。

食物功效

◎**增强人体免疫力。**番茄中的番茄红素具有独特的抗氧化能力，能消除自由基，对人体各器官和系统具有保护作用。其可使脱氧核糖核酸及基因免遭破坏，增强人体免疫功能。

◎**保持肌肤弹性，抗衰老。**番茄富含维生素C等抗氧化的营养成分。因此，多吃番茄具有抗衰老作用，还可滋润、美白皮肤并保持皮肤弹性。

◎**预防动脉粥样硬化、高血压和冠心病。**番茄中含有烟酸，能促进红细胞的形成，有利于保持血管壁的弹性，所以，番茄对预防动脉粥样硬化、高血压和冠心病有一定的辅助作用。

◎**防癌抗癌。**番茄中的番茄红素能够阻止癌变进程，大幅降低患口腔癌、肺癌、乳腺癌等癌症的概率。

◎**促进消化，保护肠胃。**番茄含有的果胶，可以帮助消化和吸收肉类食物，有预防便秘的作用。

饮食宜忌

宜	◎**菜花。**番茄与菜花同食，可以净化血液、增强抗病毒能力、预防心血管疾病。	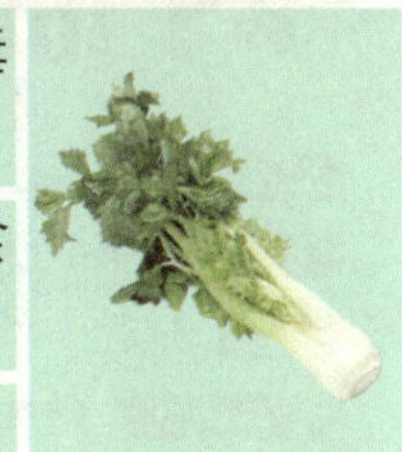
	◎**芹菜。**番茄与芹菜同食，可以起到降血压和健胃消食的作用。	
	◎**鸡蛋。**番茄与鸡蛋一起炒食，营养价值非常高。	
忌	◎**甘薯。**番茄中含有大量的酸类，会与甘薯在胃中形成不易消化的物质，容易导致腹泻、腹痛等。	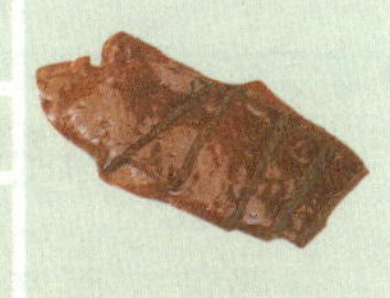
	◎**猪肝。**番茄与猪肝同食，会破坏其所含的维生素C。	
	◎**鱼、虾。**番茄和鱼虾同食，会抑制营养素发挥作用，不利于营养吸收。	

健康食谱

番茄鲈鱼汤

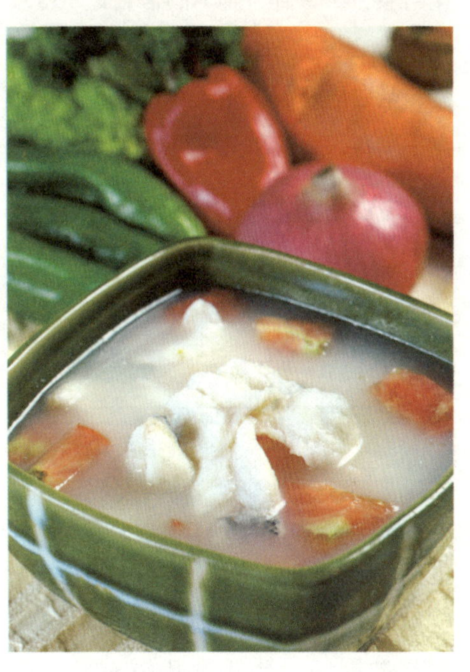

材料 鲈鱼1条，番茄100克，蛤蜊50克，姜丝、蒜末各适量。

调料 盐、白糖、料酒各适量，鸡精少许。

做法

①鲈鱼宰杀后处理干净，去鱼头、剔骨，切成片，用料酒、姜丝、盐腌渍去腥味。

②番茄洗净，切成块，备用。

③油锅烧热，放入蒜末、番茄块翻炒片刻，倒入适量清水大火煮沸。

④倒入蛤蜊、鲈鱼片，稍煮片刻，加入盐、白糖、鸡精调味即可。

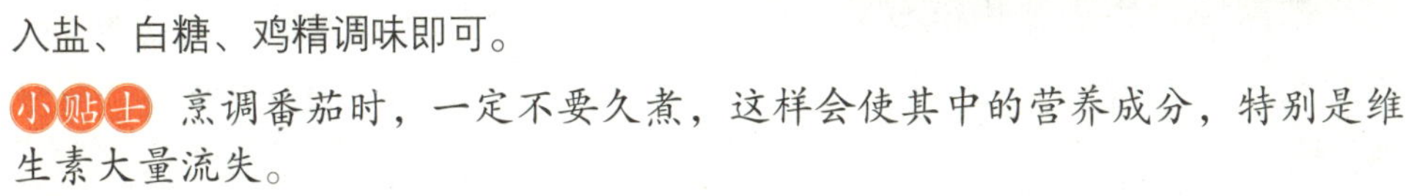

小贴士 烹调番茄时，一定不要久煮，这样会使其中的营养成分，特别是维生素大量流失。

西蓝花

别名 绿花菜、青花菜、绿花椰

性味 性平，味甘

归经 归肾、脾、胃经

营养成分 维生素A、维生素C、胡萝卜素、叶酸、硒

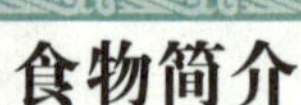

食物简介

西蓝花原产于欧洲地中海沿岸，是美国《时代》杂志推荐的10大健康食品之一。有研究显示：每100克西蓝花可食部分中维生素A的含量达380微克，比白菜高30倍，所含的B族维生素、蛋白质及碳水化合物等营养物质都高于菜花、甘蓝和大白菜。

可以说，西蓝花是一种营养成分齐全的高品质营养型蔬菜。因此，古代西方人把西蓝花叫做“天赐的良药”和“穷人的医生”。

宜、忌食人群

✅**孕妇**。西蓝花中所含的一定量的类黄酮物质可以帮助稳定孕妇的血压并缓解其焦虑情绪。研究表明，女性在怀孕期间，每周食用600克西蓝花就能对胎儿的心脏起到很好的保护作用。

✅**维生素K缺乏者**。皮肤受到小小的碰撞和伤害就会变得青一块紫一块的人通常缺乏维生素K，应多吃西蓝花。

❎红斑狼疮患者忌食西蓝花。

食物功效

◎**防癌抗癌**。西蓝花最显著的功效就是具有防癌抗癌的作用。由于其所含的维生素C较多，因此，在预防和改善胃癌、乳腺癌方面效果尤佳。同时，西蓝花也能供给丰富的胡萝卜素，起到阻止癌前病变细胞形成的作用，抑制癌细胞的产生。

◎**降血压、降血糖**。西蓝花含有大量的膳食纤维，能有效降低胃肠对葡萄糖的吸收，进而降低血糖，有效控制糖尿病的病情。

◎**延缓皮肤衰老**。西蓝花所含的维生素A能使皮肤保持弹性，并增加皮肤抗损伤能力，可延缓皮肤衰老，有较强的美容作用。

饮食宜忌

宜	◎**平菇**。西蓝花与平菇同食，可以改善食欲不振、身体易疲倦等状况，使人精力充沛。	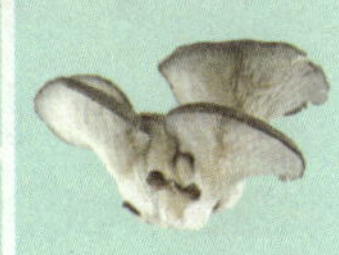
	◎**鸡肉**。西蓝花与鸡肉同食，可以增强肝脏的解毒作用，提高免疫力，预防感冒和坏血病。	
忌	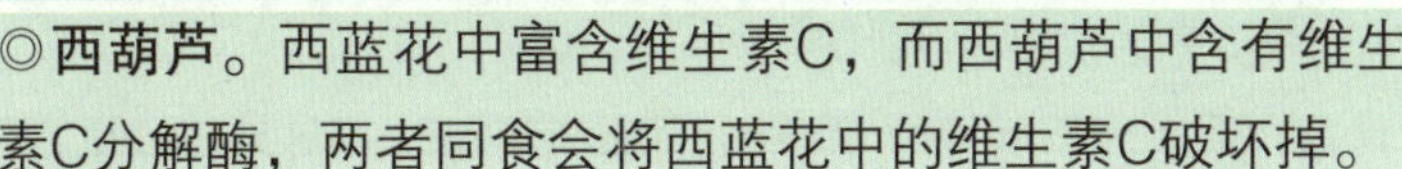◎**西葫芦**。西蓝花中富含维生素C，而西葫芦中含有维生素C分解酶，两者同食会将西蓝花中的维生素C破坏掉。	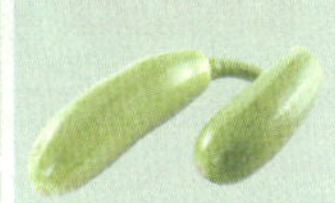
	◎**牛奶**。西蓝花与牛奶同食，会影响钙的消化及吸收。	
	◎**猪肝**。西蓝花含有丰富的膳食纤维，易与猪肝中的铜、铁、锌等元素结合形成不易消化的物质，从而影响人体对微量元素的吸收。	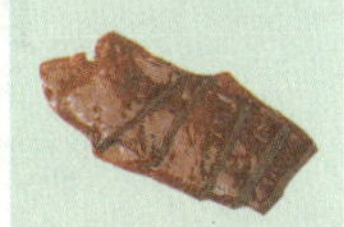

健康食谱

西蓝花拌海鲜

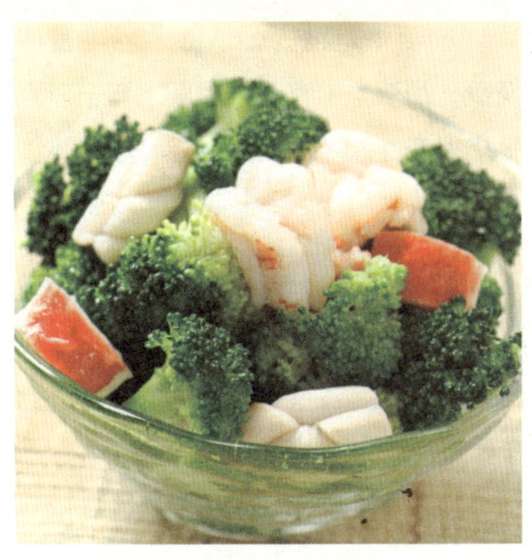

材料 蟹柳25克，虾仁35克，鱿鱼150克，西蓝花70克。

调料 盐、花椒油、味精、香油各适量。

做法

①蟹柳洗净，切小段；虾仁洗净，剔除虾线；鱿鱼宰杀洗净，切小块，备用。

②西蓝花洗净，掰成小朵，备用。

③油锅烧热，下入蟹柳段、虾仁、鱿鱼块和西蓝花朵炒至熟透后，盛出用冷水冲凉，沥干水分。

④将所有材料和调料放入大碗内，拌匀即可。

小贴士 西蓝花所含的维生素A能使皮肤保持弹性，并增强皮肤抗损伤能力，可延缓皮肤衰老，有较强的美容作用。此外，西蓝花含有大量的膳食纤维，能有效降低肠胃对葡萄糖的吸收，进而延缓餐后血糖上升，对糖尿病患者有益。

胡萝卜

别名 丁香萝卜、红萝卜、黄萝卜、金笋

性味 性平，味甘

归经 归肺、脾经

营养成分 膳食纤维、胡萝卜素、果胶酸钙

食物简介

胡萝卜原产于中亚、西亚等寒冷干燥的高原地区，西汉时从伊朗传入我国。因其颜色靓丽，脆嫩多汁，芳香甘甜，故胡萝卜一直是人们喜爱的养生食品。

胡萝卜是世界公认的营养丰富的蔬菜，胡萝卜中有一种胡萝卜素，对人体有特殊的益处。它对人体有滋补作用，与人参相似，故有“小人参”的美誉。西方国家特别重视胡萝卜，西餐中常少不了它。

宜、忌食人群

✅儿童。

✅青少年眼睛近视、夜盲症、眼睛干燥者。

✅皮肤粗糙、头发干痒及经常熬夜者。

✅长期与水银接触者。

❌低血压患者。

❌孕妇宜少吃胡萝卜。

❌肠胃功能不好者，最好不要生吃胡萝卜。

食物功效

◎**降糖、降脂、降压**。胡萝卜含有降糖物质——果酸，是糖尿病病人的良好食品。其所含的山柰酚、果胶酸钙等成分还能增加冠状动脉血流量，降低血脂，促进肾上腺素的合成，因此，其是高血压、高血脂患者的食疗佳品。

◎**降低便秘和痔疮的发病率**。胡萝卜中含有丰富的膳食纤维，可加强肠道的蠕动，促进排便，降低便秘及痔疮的患病率。

◎**抗衰老**。胡萝卜中所含的胡萝卜素可清除体内的自由基，延缓衰老。另外，其所含的B族维生素和维生素C等营养成分也有润皮肤、抗衰老的作用。

◎**益肝明目，保护视力**。胡萝卜素能够转化成对视力有益的维生素A，从而预防因维生素A缺乏而导致的夜盲症和眼干燥症。

饮食宜忌

宜	◎**菠菜**。胡萝卜与菠菜同食，可以帮助脑血管保持畅通，预防脑卒中等脑血管疾病的发生。	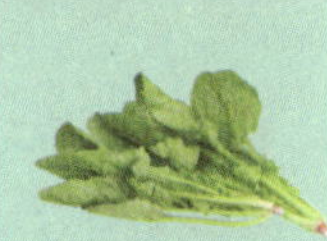
	◎**香菜**。胡萝卜与香菜同食，可以提高营养价值。	
	◎**苦瓜**。胡萝卜与苦瓜同食，可以护肤养颜。	
	◎**肉类**。胡萝卜和肉类一起烹饪，可以使两者所含的营养物质更容易被人体吸收。	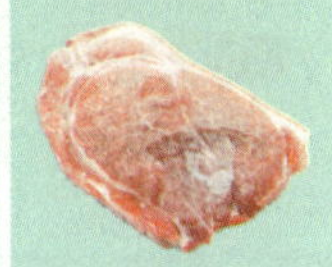
	◎**山药**。二者同食，可以美容养颜、瘦身消肿。	
忌	◎**酒**。酒与胡萝卜同食，会造成大量胡萝卜素与酒精一同进入人体，而在肝脏中产生毒素，从而损伤肝脏。	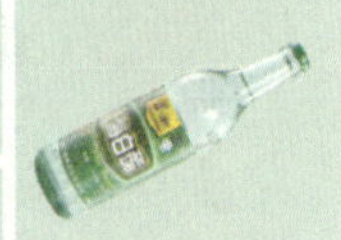
	◎**醋**。胡萝卜与醋同食，会破坏胡萝卜素，导致营养流失。	

健康食谱

素炒什锦

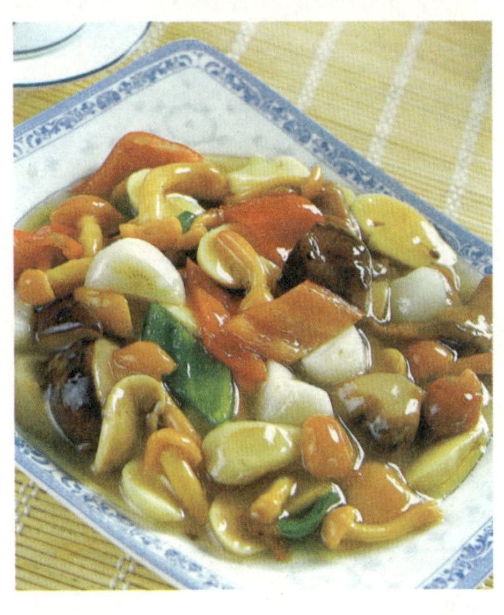

材料 A：冬菇、冬笋、胡萝卜各50克，青椒片、红椒片各少许；B：油菜、腐竹、面筋、黑木耳各50克，鸡蛋饼、葱片、姜片各少许。

调料 鸡汤1碗，盐适量，白糖、味精各少许，酱油1大匙，香油1小匙。

做法

①冬菇洗干净切成两半；冬笋、胡萝卜、油菜、面筋等分别洗干净后，切成0.3厘米厚的片，用开水汆烫至熟；鸡蛋饼切斜块；腐竹泡发透后，切成3厘米长的段。

②油锅烧热，先下入葱片、姜片煸炒，接着加入材料A煸炒，再加入材料B和鸡汤，以及盐、白糖、味精、酱油等调料，翻炒至材料熟透入味，滴入香油即可。

小贴士 菌类和笋类都富含抗病毒能力的有机元素，对人体的体质净化与增强抵抗力、预防肥胖都有不错的功效。

大白菜

别名 白菜、胶菜、黄芽菜

性味 性平、味甘

归经 归肠、胃经

营养成分 膳食纤维、维生素C、酶、钙

食物简介

大白菜原产于我国北方，俗称白菜。大白菜四时常青，营养丰富，菜质软嫩，是中国老百姓餐桌上的常客。

大白菜含有较多维生素，与肉类同食，既可增添肉的鲜美，又可减少肉中的亚硝酸盐和亚硝酸盐类物质，减少致癌物质亚硝酸胺的产生，故有“白菜是块宝，赛过灵芝草”的说法。

宜、忌食人群

- ✓ 燥热体质、喉咙痛、便秘者。
- ✓ 想增强记忆力、缓解紧张的考生。
- ✓ 孕产妇经常吃些大白菜，可以促进机体新陈代谢，排出体内的毒素和代谢废物。
- ✗ 气虚胃寒、腹痛者尽量少食。
- ✗ 腹泻及寒痢者忌食。
- ✗ 过敏或虚寒体质的人，不适合单吃生冷的大白菜。

食物功效

◎**预防乳腺癌**。大白菜中含有的酶可抑制人体对致癌物质亚硝酸胺的吸收和合成，有一定的抗癌作用，并能促进与乳腺癌相关的雌激素的分解，有效降低乳腺癌的发病概率。美国纽约激素研究所的科学家发现，中国和日本女性乳腺癌发病率之所以比西方女性低得多，是由于她们常吃大白菜的缘故。

◎**预防便秘和结肠癌**。大白菜中所含丰富的膳食纤维能促进胃肠蠕动，减少大便在体内的存留时间。故多食大白菜，既能预防和缓解便秘，又能预防结肠癌发生。

◎**护肤养颜**。秋冬季节空气特别干燥，寒风对人的皮肤伤害极大，而大白菜中含有丰富的维生素C、维生素E，故多吃大白菜，可以起到很好的护肤和养颜效果。干燥的秋冬季节，人们多吃大白菜是有益的。

饮食宜忌

宜	◎**虾仁**。白菜与虾仁同食，可以起到预防便秘、痔疮及结肠癌的作用。	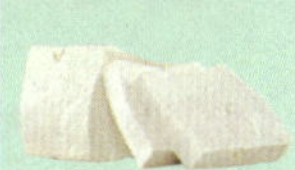
	◎**辣椒**。白菜与辣椒同食，可以促进肠蠕动，帮助消化。	
	◎**豆腐**。白菜与豆腐同食，对预防和改善大小便不利、咽喉肿痛及支气管炎等都有很好的效果。	
	◎**栗子**。白菜与栗子同食，可以更全面地补充营养，强健身体。	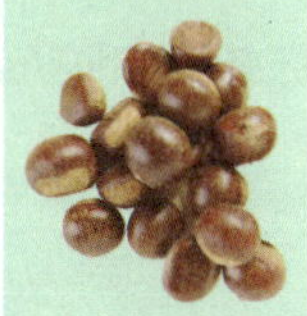
	◎**猪肉**。白菜与猪肉同食，可以有效预防和改善营养不良、头晕、便秘的情况。	
忌	◎**兔肉**。白菜与兔肉同食易引起腹泻或呕吐。	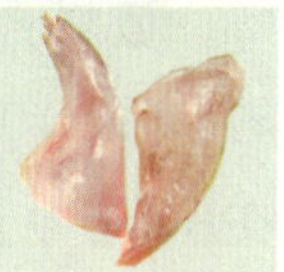
	◎**动物肝脏**。白菜与动物肝脏同食，极易破坏白菜中的维生素C。	

健康食谱

白菜素汤

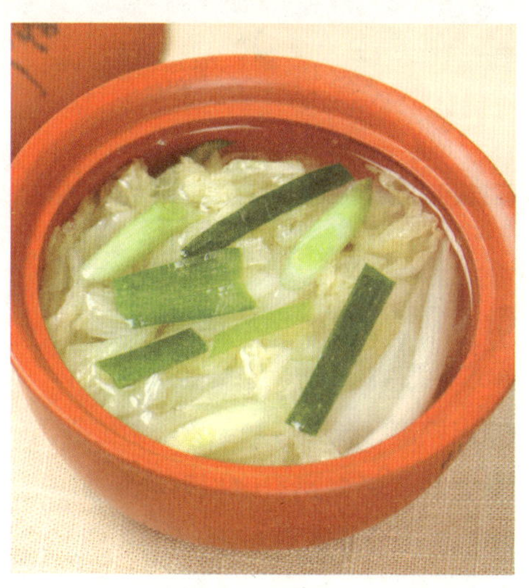

材料 大白菜250克，蒜苗50克。

调料 盐适量。

做法

①大白菜用清水干净，切成较粗一点的丝，备用。

②蒜苗择洗干净，切段，备用。

③汤煲中加入适量清水加热，至水沸后，先加入白菜丝煮至将熟，再加入蒜苗段略煮。

④至白菜与蒜苗皆熟时，加盐调味即可。

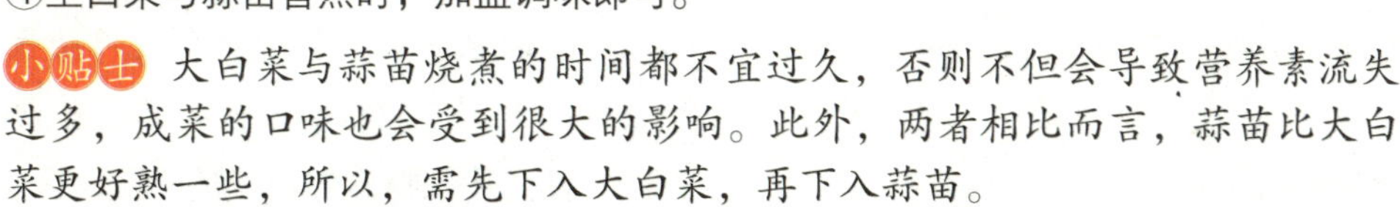
小贴士 大白菜与蒜苗烧煮的时间都不宜过久，否则不但会导致营养素流失过多，成菜的口味也会受到很大的影响。此外，两者相比而言，蒜苗比大白菜更好熟一些，所以，需先下入大白菜，再下入蒜苗。

菠菜

别名 波斯菜、赤根菜、鹦鹉菜

性味 性凉，味甘

归经 归胃、小肠经

营养成分 膳食纤维、胡萝卜素、叶酸、铁、钾

食物简介

菠菜于公元7世纪由尼泊尔传入我国，已有1000多年历史。目前，菠菜在我国各地普遍栽培，是一年四季都有的蔬菜，但以春季为佳。其根红叶绿，鲜嫩异常，古代中国人称之为“红嘴绿鹦哥”。菠菜的品质柔嫩可口，又因其含有丰富的营养素，被阿拉伯人称为“蔬菜之王”。

宜、忌食人群

✔ 习惯性便秘、痔疮便血、高血压、糖尿病患者。

✔ 电脑族、长期接触电磁辐射的人。

✔ 贫血及坏血病患者以及夜盲症、皮肤粗糙、过敏者。

✖ 胃肠虚寒、腹泻者应少食。

✖ 婴幼儿缺钙者、软骨病患者尽量不食。

✖ 泌尿系统结石、肾炎及肾功能不全者需慎食。

食物功效

◎**补铁补血，预防缺铁性贫血**。菠菜中所含的铁元素，对缺铁性贫血有较好的改善作用。

◎**抗衰老，预防阿尔茨海默病**。菠菜中含有的核酸，可以起到延缓皱纹产生和皮肤松弛的作用，可防止衰老并有助于防止大脑的老化，预防阿尔茨海默病。

◎**保护视力**。哈佛大学的科学家在研究中发现，每周食用2~4次，每次500克菠菜的老年人可以降低患视网膜退化的概率，因而，菠菜对视力有一定的保护作用。

◎**促进消化，预防痔疮**。菠菜含有大量的膳食纤维，能促进肠道蠕动、帮助消化，还能促进胰岛素分泌，对于痔疮、便秘、肛裂等症有一定的预防及改善作用。

◎**降低血糖**。菠菜叶中含有一种类胰岛素的物质，糖尿病病人常吃些菠菜，有利于保持体内血糖的稳定。

饮食宜忌

宜	◎**猪肝**。菠菜与猪肝同食，可以很好地预防和改善缺铁性贫血。	
	◎**海带**。菠菜与海带同食，可以促进草酸钙的排出，防止结石形成。	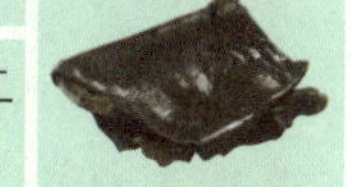
	◎**鸡血**。菠菜与鸡血同食，可以养肝护肝。	
	◎**海米**。菠菜与海米同食，可以润燥明目。	
	◎**胡萝卜**。菠菜能促进胡萝卜素转化为维生素A，帮助预防胆固醇在血管壁上沉积。	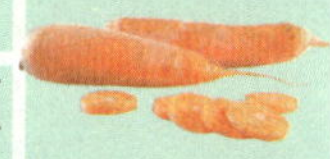
忌	◎**韭菜**。菠菜与韭菜同食，容易引起腹泻。	
	◎**乳酪**。菠菜与乳酪同食，影响钙质吸收。	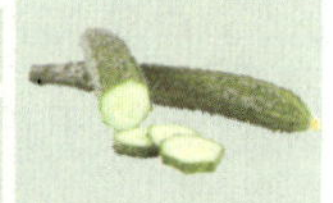
	◎**黄瓜**。菠菜中富含维生素C，与黄瓜同食，极易破坏人体对维生素C的吸收。	

健康食谱

菠菜猪肝煲

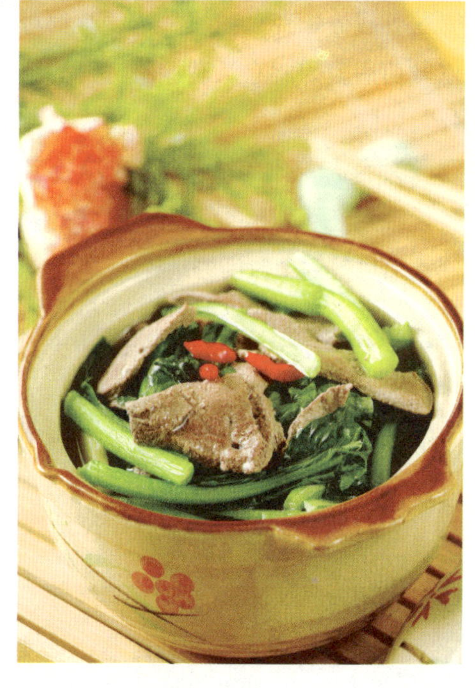

材料 新鲜连根菠菜250克，猪肝片50克，枸杞子、姜丝各适量。

调料 盐适量。

做法

①菠菜洗净，切成段。

②锅置火上，加适量水，待水烧开后，加入姜丝和盐，再放入猪肝片和菠菜段，待水沸肝熟即可装盘。盛盘后加枸杞子点缀即可。

小贴士 吃菠菜时应尽可能多吃一些碱性食物，如海带、蔬菜、水果等，以促使草酸钙的溶解和排出，预防结石的生成。

芹菜

别名 香芹、水芹、药芹

性味 性凉，味甘、苦

归经 归胃、肝经

营养成分 膳食纤维、烟酸、铁、钾、锌

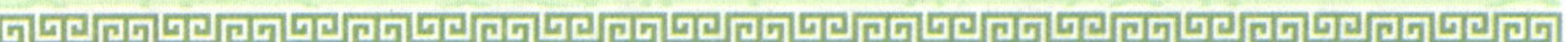

食物简介

芹菜原产于中国，早在《诗经》中就有关于这方面的记载。经常出现在你餐桌上的芹菜不仅美味，还具有一定的药理和食疗价值。芹菜中含有蛋白质、糖类、维生素A、维生素C以及烟酸、钙、铁、芹菜苷、胡萝卜素等营养成分。芹菜的根、茎、叶都可以做药用，因此它又有“厨房里的药片”之称。

芹菜加各种调料可制成凉拌芹菜，芹菜还可以热炒，将芹菜榨汁做成饮品也是健康时尚的选择。

宜、忌食人群

✔肝火偏旺、肝阳上亢、头晕头重、失眠者。

✔糖尿病患者、贫血者。

✔小便不利、尿血淋痛、小便混浊者。

✘芹菜性凉质滑，故脾胃虚寒、大便溏薄者不宜多食。

✘芹菜能降血压，血压偏低者应慎食。

✘不孕患者或正准备孕育下一代的人要慎食。

食物功效

◎**补铁补血，预防缺铁性贫血。**芹菜含铁量为番茄的20倍左右，能补充女性经血的损失，是缺铁性贫血患者的保健佳品。

◎**促进消化，改善便秘，消除浮肿。**芹菜中所含的大量膳食纤维可以促进胃肠蠕动，解除便秘带来的痛苦。

◎**安神，改善失眠。**芹菜中的一种碱性成分对中枢神经具有安定作用，能帮助入眠，改善失眠症状。

◎**辅助改善高血压及其并发症。**芹菜有降低血压的功效，是辅助改善高血压及其并发症的首选之品。

◎**消除精神压力。**芹菜所含的精油成分具有镇静作用，对消除精神压力有良好效果。

饮食宜忌

宜	◎**核桃**。芹菜与核桃同食，可以养颜、润发、明目、抗衰老。	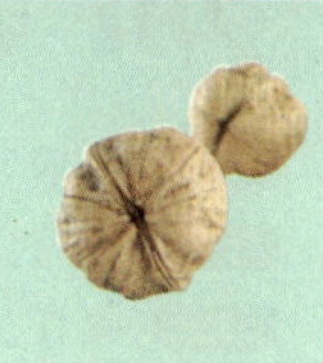
	◎**蜂蜜**。芹菜加蜂蜜炖服，可以清热解毒、养肝，适合肝炎患者。	
	◎**花生**。芹菜与花生同食，可以预防和改善心血管疾病。	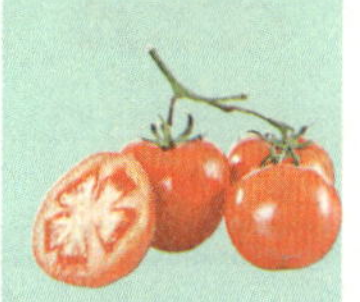
	◎**牛肉**。牛肉补脾胃，芹菜清热利湿，两者同食可以辅助改善脾胃虚弱兼便秘。	
	◎**番茄**。芹菜与番茄同食，可以帮助降血压。	
忌	◎**醋**。芹菜与醋同食，可损害牙齿。	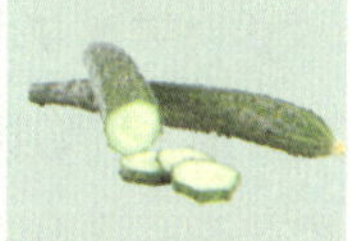
	◎**黄瓜**。芹菜与黄瓜同食，会破坏维生素C，从而降低营养价值。	
	◎**蛤蜊**。芹菜与蛤蜊同食，影响维生素的吸收。	

健康食谱

芹菜炒熏干

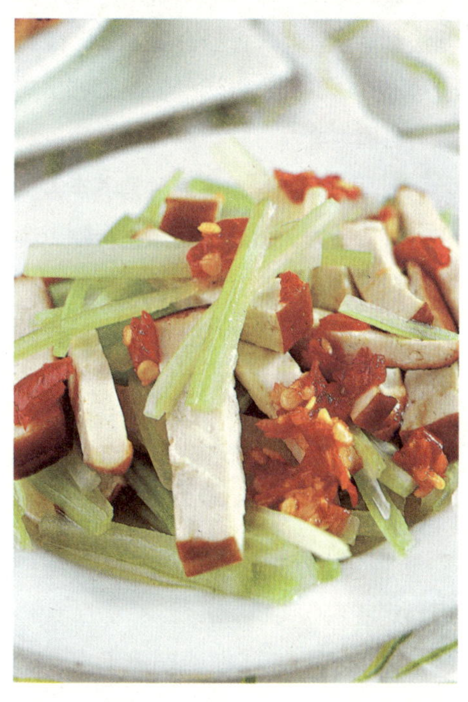

材料 芹菜300克，熏干3块，葱花适量。

调料 盐、鸡精各适量，剁椒少许。

做法

①把芹菜、熏干切丝，将芹菜丝入沸水中汆烫一下，捞出沥干，备用。

②起油锅，放2大匙油，爆香葱花，先炒熏干丝，再加入鸡精、少许水翻炒。

③最后，再加入芹菜丝同炒至熟，加入少许盐、剁椒调味后，装盘即可。

小贴士 芹菜中含有多种水溶性营养成分，所以，不要在水中汆烫得过于烂熟，一般以水滚后入菜，水再开后转小火汆3分钟即可。

茄子

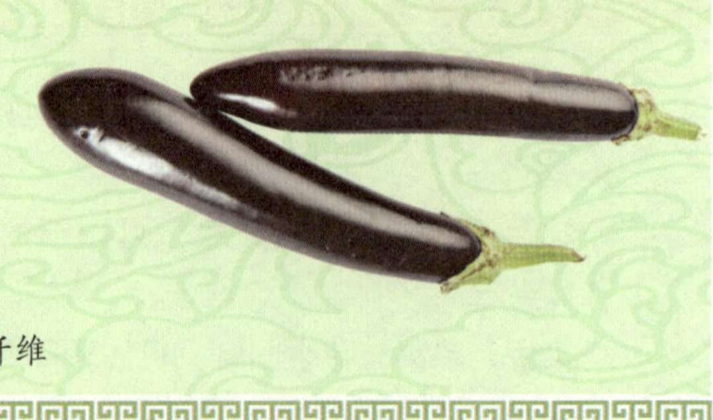

别名 矮瓜、落苏、昆仑瓜、茄瓜

性味 性凉，味甘

归经 归胃、肠经

营养成分 维生素E、烟酸、膳食纤维

食物简介

茄子最早产于印度，于5世纪时传入中国。起初栽培的茄子为圆形，与野生茄子形状相似。到了元代的时候，我国人民培养出长形茄子。

茄子是为数不多的紫色蔬菜之一，也是餐桌上十分常见的家常菜。茄子的吃法荤素皆宜，既可炒、烧、蒸、煮，也可油炸、凉拌、做汤，皆能烹调出美味可口的菜肴。

茄子不仅味美价廉而且营养丰富，它含有蛋白质、脂肪、碳水化合物、维生素以及钙、磷、铁等多种营养成分，尤其是维生素E、维生素P和烟酸的含量是许多水果和绿叶蔬菜所不及的。

宜、忌食人群

✅动脉粥样硬化、高血脂、高血压、冠心病者。

✅各种出血，如咯血、肠风下血、痔疮出血者。

✅茄子可清热解暑，适用于容易长痱子、生疮疖者。

❌脾胃虚寒、腹泻、消化不良者少吃。

❌哮喘、肺结核者、皮肤病、关节炎患者最好不要食用。

食物功效

◎**降低血液中的胆固醇**。研究发现，茄子中所含的抑制角苷，具有非常好的降低胆固醇的作用。

◎**清热凉血，预防和辅助改善各种血症**。紫茄子富含芦丁，可增强人体细胞间的黏着力，改善微细血管脆性，软化微细血管，可防止小血管出血、硬化和破裂，对高血压、动脉粥样硬化、咯血、紫癜（皮下出血、淤血）及坏血病均有一定的预防和辅助改善作用。

◎**防癌抗癌**。茄子中含有的龙葵素，能抑制肿瘤的增殖，对癌症有一定的抑制作用。

饮食宜忌

宜	◎**鸡蛋**。茄子与鸡蛋同食，不仅有利于人体吸收鸡蛋中有益于人体的营养物质，而且还能减少人体对鸡蛋中胆固醇的吸收。	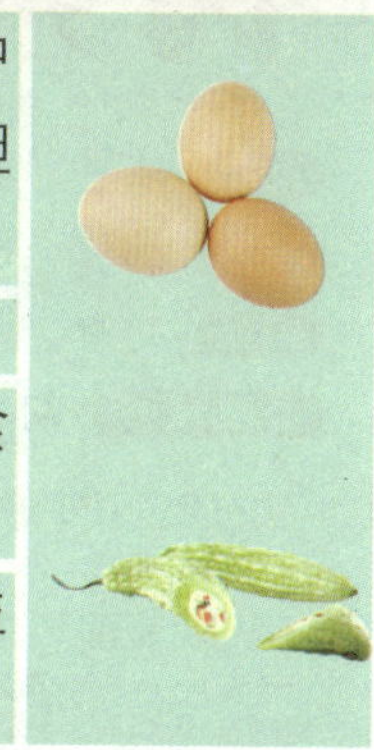
	◎**黄豆**。茄子与黄豆同食可以行气顺肠、润燥消肿。	
	◎**鳗鱼**。由于鳗鱼中胆固醇的含量较高，与茄子搭配食用，茄子中的皂苷可以降低人体对胆固醇的吸收。	
	◎**苦瓜**。茄子与苦瓜同食，可解除疲劳、清心明目、益气壮阳、延缓衰老。	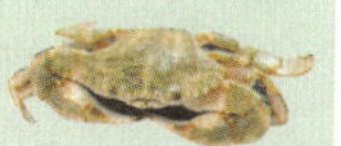
忌	◎**螃蟹**。茄子和螃蟹均属寒性食物，两者同食会影响肠胃功能，使食物难以消化，甚至导致腹痛、腹泻。	

健康食谱

鱼香茄子

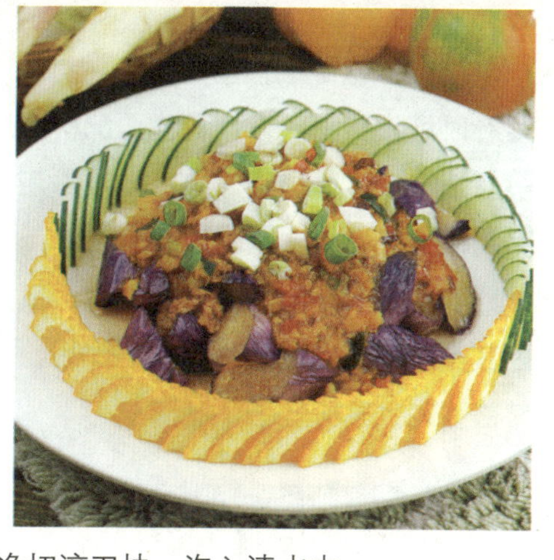

材料 茄子2个，猪肉末50克，荸荠75克，葱花、姜各适量，辣椒1个，水发黑木耳少许。

调料 料酒、酱油各1大匙，辣椒酱半大匙，味精、白糖、胡椒粉、醋、水淀粉、香油各适量。

做法

①姜、辣椒、水发黑木耳均洗净切末；荸荠去皮洗净，拍碎切末；将茄子洗净切滚刀块，泡入清水中。

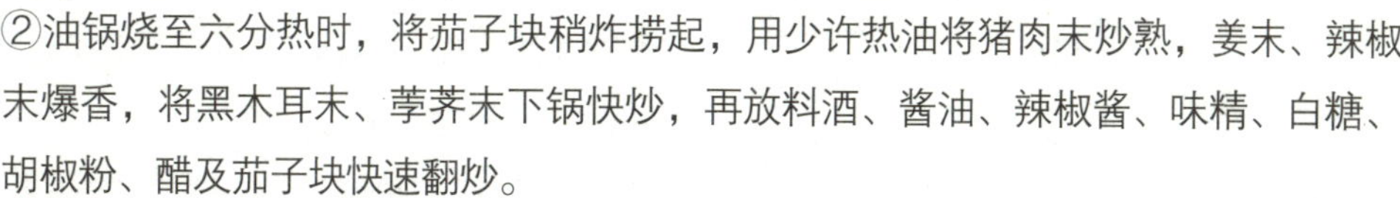

②油锅烧至六分热时，将茄子块稍炸捞起，用少许热油将猪肉末炒熟，姜末、辣椒末爆香，将黑木耳末、荸荠末下锅快炒，再放料酒、酱油、辣椒酱、味精、白糖、胡椒粉、醋及茄子块快速翻炒。

③最后用少许水淀粉勾芡，淋上少许香油，撒上葱花即成。

小贴士 食用茄子最好在夏、秋季节，秋后的老茄子有较多茄碱，对人体有害。

莴笋

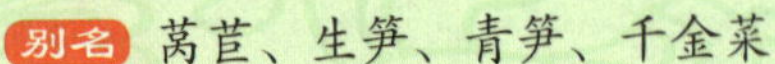

别名 莴苣、生笋、青笋、千金菜

性味 性凉，味甘、苦

归经 归胃、大肠经

营养成分 胡萝卜素、烟酸、碘、铁、氟、莴笋素

食物简介

莴笋原名莴苣，为春季家常蔬菜。品种按叶区分，有白莴笋，花叶莴笋，尖叶莴笋，紫叶莴笋；按食用部分区分，有茎用莴笋和叶用莴笋，后者又称生菜。

莴笋口感脆嫩，色泽淡绿，制作菜肴时可作为主料，也可作为配料，一般适于炒、炝、烧、拌等方法，还可制作泡菜等。

莴笋有“消炎粮食”之美称，又因其具有清理肠道沉积污物的作用，常被称为“净肠草”。

宜、忌食人群

✅老人、儿童及脑力劳动者，孕妇产后缺乳或乳汁少者。

✅小便不通、尿血及水肿者、肥胖症患者。

✅糖尿病、高血压、心脏病患者。

✅饮酒及醉酒者。

❌莴笋中含有一些对视神经有刺激作用的物质，因此，视力弱者、有眼疾者，特别是有夜盲症的人不适合过多食用莴笋。

❌脾胃虚弱、腹泻便溏者勿食，痛风患者忌食。

食物功效

◎**预防和辅助改善糖尿病。**莴笋含有较多的烟酸，烟酸被认为是胰岛素的激活剂，因此，常食莴笋对糖尿病患者有益。

◎**消除紧张，帮助睡眠。**莴笋中含有的碘元素具有镇静作用，有助于消除紧张，帮助睡眠。

◎**辅助改善贫血。**莴笋中含有的铁元素很容易被人体吸收，可以预防和辅助改善缺铁性贫血。

◎**健胃消食。**莴笋茎叶中含有的莴笋素，能促进胃液分泌，改善消化系统的功能，增进食欲。

饮食宜忌

宜	◎**黑木耳**。莴笋与黑木耳同食，对高血压、高血脂、糖尿病、心血管病有很好地预防和辅助改善作用。	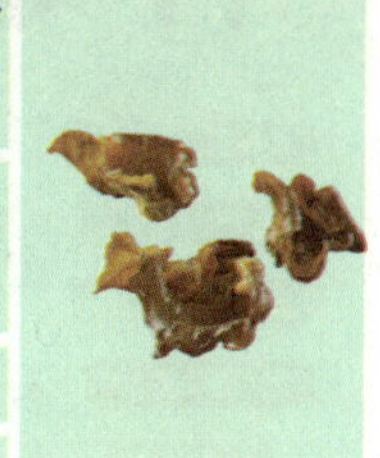
	◎**胡萝卜**。莴笋与胡萝卜同食，不仅有利于营养吸收，还可以促进消化。	
	◎**蒜苗**。莴笋与蒜苗同炒可以预防和辅助改善高血压。	
	◎**大蒜**。莴笋与大蒜同食，杀菌解毒、降血脂作用更好。	
忌	◎**乳酪**。莴笋与乳酪同食，容易导致消化不良，引起腹痛、腹泻。	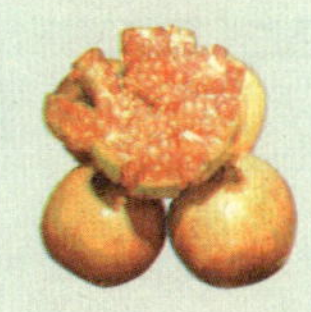
	◎**蜂蜜**。莴笋与蜂蜜同食，易导致腹泻。	
	◎**石榴**。莴笋与石榴同食，易产生毒素。	

健康食谱

碧绿莴笋丝

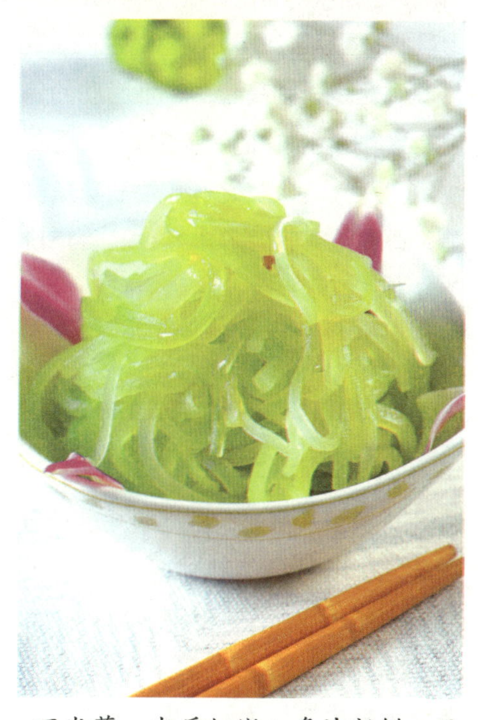

材料 莴笋500克。

调料 干辣椒、花椒、清汤、白糖、醋、香油、盐各适量。

做法

①莴笋削皮、洗净，切成丝状，用沸水汆烫一下，取出沥干，装盘备用。

②干辣椒切成短段；将盐、白糖、醋放入碗内，加少量清汤，兑成味汁。

③油锅置火上，放入花椒，炸出香味后捞出，下干辣椒段，炸至呈棕红色；将锅离火，把榨好的麻香油淋在莴笋丝上，最后淋上味汁即可。

小贴士 莴笋要选择茎粗大、中下部稍粗或呈棒状，叶片不弯曲、无黄叶、不发蔫、肉质细嫩，多汁新鲜，无枯叶和空心，不苦涩者。

香菇

别名 香菌、菊花菇

性味 性平、凉，味甘

归经 归胃、肝经

营养成分 麦角甾醇、叶酸、钾、B族维生素

食物简介

香菇是一种生长在木材上的真菌，它的栽培源于中国，至今已有800年以上的历史。香菇是世界上第二大食用菌，也是我国特产之一，我国是世界上最大的香菇出口国。

香菇是一种高蛋白、低脂肪的保健食品，是菌类中的“灵芝草”，是传统的“八大山珍”之一。香菇味道鲜美，香气沁人，营养丰富，其食疗价值在草菇、平菇之上，素有“植物皇后”、“干菜之王”的美称。

宜、忌食人群

✅气虚头晕、贫血、白细胞减少，自身抵抗力下降以及年老体弱者。

✅高血脂、高血压、动脉粥样硬化、糖尿病、肥胖者、肾炎者。

✅癌症患者及其放疗、化疗后适合多吃香菇。

✅婴幼儿麻疹透发不快及佝偻病患者。

❎香菇为动风食物，故顽固性皮肤瘙痒症患者忌食。

❎香菇为“发物”，故脾胃寒湿、气滞者慎食。

❎产后、病后应慎食。

食物功效

◎**防癌抗癌**。香菇中的多糖成分能使人体内的抗癌免疫细胞活力提高，具有抗癌作用。

◎**增强免疫力**。香菇中含有一般蔬菜所缺乏的麦角甾醇，它可以转化为维生素D，促进体内钙的吸收，并可提高人体的免疫力，增强人体的抗病能力。

◎**降血压、降血脂、降胆固醇**。香菇中所含的嘌呤、胆碱、酪氨酸、氧化酶以及某些核酸物质，能起到降血压、降胆固醇、降血脂的作用，又可预防动脉硬化、肝硬化等疾病。有科学家认为，香菇汁可以在某种程度上代替降压剂，而且没有副作用。

饮食宜忌

宜	◎**鸡肉**。鸡肉与香菇同食特别适合脾胃虚弱、食欲减退、气短乏力者。	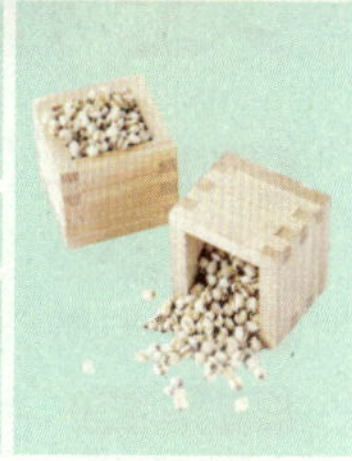
	◎**木瓜**。木瓜与香菇同食，有降压减脂的作用。	
	◎**薏米**。香菇与薏米均为抗癌佳品，两者同食不仅具有健脾利湿、理气化痰的作用，还可以辅助改善肝病以及肝癌。	
忌	◎**鹌鹑肉及鹌鹑蛋**。香菇与鹌鹑肉或鹌鹑蛋同食，容易导致面部长黑斑，甚至可能导致痔疮发作。	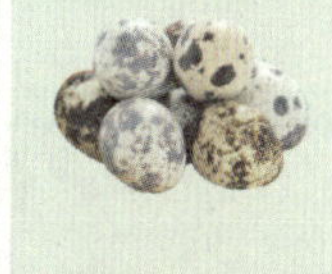
	◎**驴肉**。香菇与驴肉同食，易诱发心绞痛。	
	◎**螃蟹**。香菇与螃蟹一起食用，会使人体中的维生素D含量过高，造成钙质增加，长期食用容易引起结石病，还可能引起皮肤瘙痒、眼睛发炎。	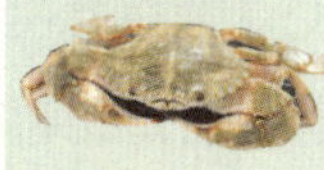

健康食谱

香菇鸡肉毛豆汤

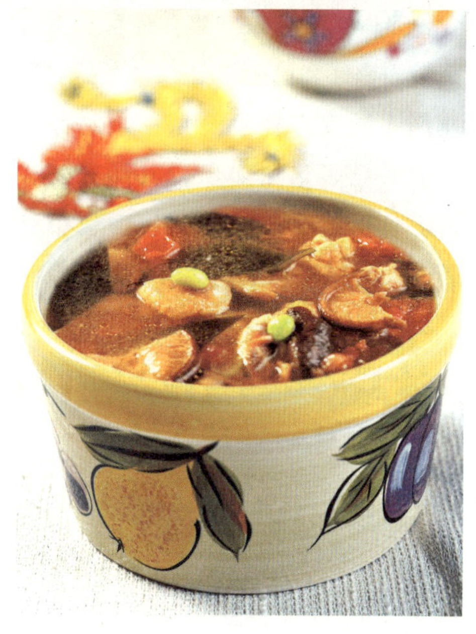

材料 鸡腿肉150克，净香菇、净毛豆粒各100克，番茄1个，鲜海带50克，碎洋葱粒1大匙。

调料 盐适量，料酒1大匙，蚝油、味精各半大匙。

做法

①鸡腿肉洗净切块，汆烫，捞出沥干。

②海带洗净表面的杂质，切片。

③香菇去蒂洗净切块。

④番茄洗净去蒂，切块。

⑤油锅烧热，先炒软洋葱粒、番茄块，再倒入适量的清水，加鸡腿肉块煮30分钟，加入其他材料，煮至鸡腿肉块熟烂后，加调料调入味即可。

莲藕

别名 莲菜、莲根、藕

性味 性凉，味甘

归经 归肺、脾、心经

营养成分 丹宁酸、维生素C、氧化酶成分

食物简介

莲藕原产于印度，很早就传入中国，在南北朝时期，莲藕的种植就相当普遍了，它还曾被清朝咸丰皇帝钦定为御膳贡品。

莲藕微甜而脆，十分爽口，可生食也可做菜，宜荤宜素，还可加工成藕粉、蜜饯和糖藕片等，是老弱妇孺及病人的良好补品。用莲藕制作的菜肴其色多洁白如玉，其形亦美，营养价值极高。其药用价值也相当高，民间向来视藕为具有药用价值的“灵根”。

宜、忌食人群

- ✔老幼妇孺、体弱多病等需要滋补者。
- ✔高热、食欲不振者。
- ✔缺铁性贫血、吐血、咯血者。
- ✔习惯性便秘、肝病、高血压患者。
- ✖由于莲藕性偏凉，故产妇不宜过早食用，一般产后1~2周后可以开始吃藕。
- ✖脾胃消化功能低下、大便溏泄者不宜生吃。
- ✖胃寒疼痛者、寒性痛经者忌食。

食物功效

◎**止血补血**。莲藕含有大量的丹宁酸，具有收缩血管和止血的作用，可以有效缓解淤血、吐血、尿血、便血症状。

◎**通便止泻、健脾开胃**。莲藕中含有黏液蛋白和膳食纤维，能与人体内胆酸盐，食物中的胆固醇及甘油三酯结合，使其从粪便中排出，从而减少脂类的吸收。

◎**清热解烦**。生吃鲜藕能清热解烦，解渴止呕。此外，莲藕还有镇静的作用，对于焦躁的人安定身心、改善情绪很有帮助。

◎**排毒**。莲藕中含有多酚类化合物、过氧化物酶，能把人体内的“垃圾”打扫得一干二净。

饮食宜忌

宜	◎**猪肉**。莲藕与猪肉同食，可以健脾养胃。	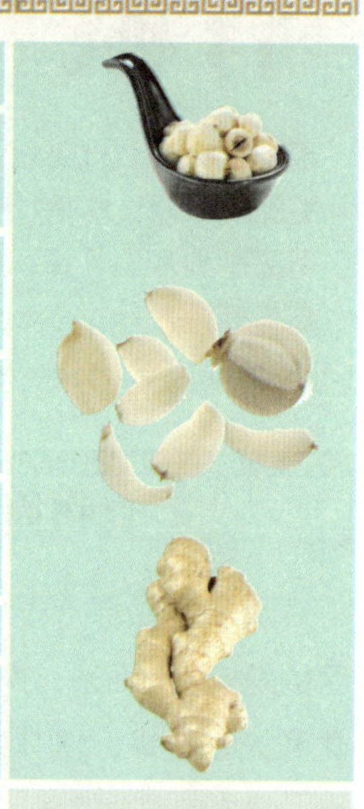
	◎**莲子**。莲藕与莲子同食，可以补肺益气、除烦止血。	
	◎**酸梅**。莲藕与酸梅同食，可以开胃消食、止泻凉血。	
	◎**百合**。莲藕与百合同食，可以润肺止咳、清心安神。	
	◎**糯米**。莲藕与糯米同食，可以补中益气、滋阴养血。	
	◎**鳝鱼**。莲藕与鳝鱼同食，可以滋阴补血。	
	◎**姜**。莲藕与姜搭配，对心烦口渴、呕吐不止有一定疗效。	
忌	◎**菊花**。莲藕与菊花同食，很可能会导致肠胃不适。	

健康食谱

水果藕粉

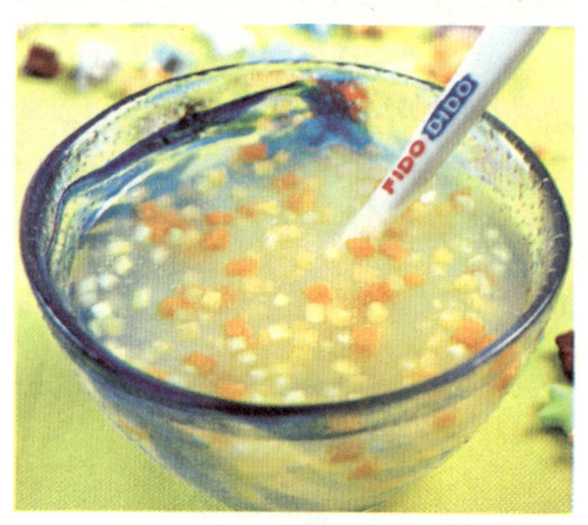

材料 藕粉、桃、梨各适量。

调料 无。

做法

①将藕粉用清水调匀成稀糊状。

②桃、梨洗净去皮、核，切成丁，备用。

③锅内加水煮沸，放入藕粉糊用微火慢慢熬煮，边熬边搅拌，直到熬至透明为止。

④最后加入切碎的桃丁、梨丁，稍煮即可。

小贴士 莲藕药用价值很高，它含有维生素K，是主要的造血成分；桃子果肉中含铁量比较高，由于铁参与人体血液的合成，所以，食桃具有促进血红蛋白再生的能力。此品将莲藕与桃合用，可辅助改善缺铁性贫血。

青椒

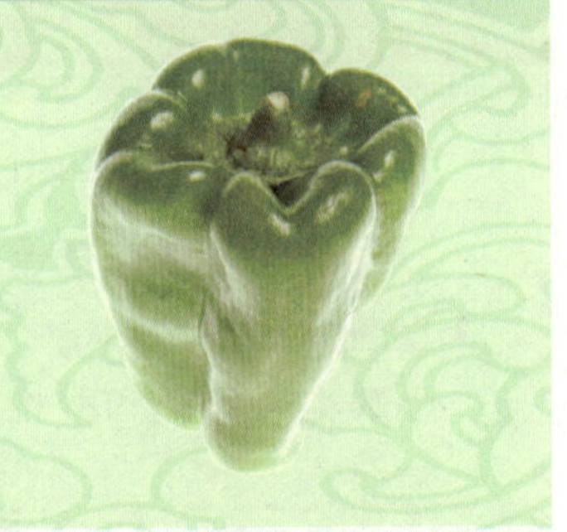

别名 大椒、灯笼椒、柿子椒、甜椒、菜椒

性味 性温、味辛

归经 归肠、胃经

营养成分 维生素C、辣椒素、磷、钙

食物简介

青椒是由原产于中南美洲热带地区的辣椒演化而来，辣椒经长期栽培驯化和人工选择，使其果实发生体积增大，果肉变厚，辣味消失和心皮及子房腔数增多等性状变化。青椒于100多年前引入我国，由于其营养丰富，逐渐成为人们一年四季喜欢吃的蔬菜之一。

青椒虽是辣椒的一种，但辣味较淡甚至根本不辣。其果实较大，可以直接作蔬菜食用。由于它翠绿鲜艳，新培育出来的品种还有红、黄等多种颜色，被广泛用于配菜。

宜、忌食人群

✔面部有黑斑或黄褐斑的人。

✔心血管状况不佳者。

✔肥胖及便秘患者。

✘有眼疾及胃肠炎、胃溃疡、痔疮者应少吃。

✘青椒是茄科植物，对茄科食物过敏者忌食。

✘关节炎、类风湿性关节炎的患者不宜多食。

食物功效

◎**增加食欲，帮助消化**。青椒特有的味道及其所含的辣椒素有刺激唾液分泌的作用，能增进食欲，促进肠蠕动，帮助消化，预防便秘。

◎**降脂减肥**。辣椒素还能够促进脂肪的新陈代谢，防止体内脂肪积存，有利于降脂减肥。

◎**解热镇痛**。辣椒辛温，能够刺激人体发汗从而降低体温，并缓解肌肉疼痛，因此，辣椒还具有较强的解热镇痛作用。

◎**预防心脑血管疾病**。有辣味的青椒会使心跳加快、皮肤血管扩张，有温中下气、散寒除湿的作用。因此，在预防脑栓塞及心肌梗死等心脑血管疾病方面有一定的作用。

饮食宜忌

宜

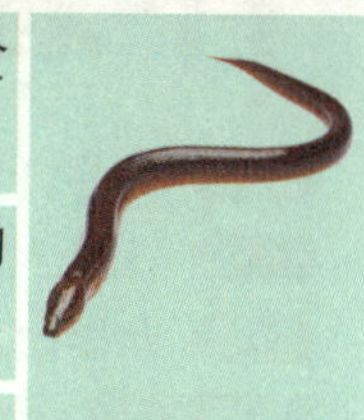

◎**苦瓜**。青椒与苦瓜同食，可以使人体吸收的营养更全面，而且还有美容养颜，瘦身健体的效果。

◎**虾**。青椒配以温肾壮阳的虾，有助于增强机体免疫功能，且有开胃消食、壮阳的功效。

◎**鳝鱼**。青椒与鳝鱼同食，不但开胃爽口，还可降血糖。

◎**肉类**。青椒与肉类同食，可以促进人体对营养的消化和吸收。

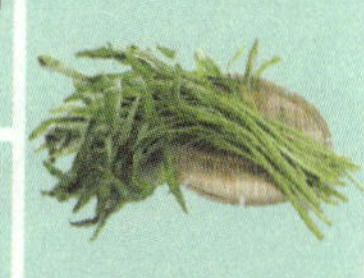

◎**空心菜**。青椒与空心菜同食，有降血压、止痛消炎的作用。

忌

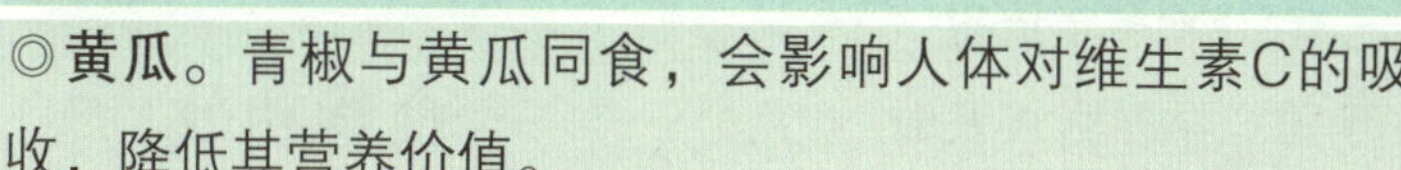

◎**黄瓜**。青椒与黄瓜同食，会影响人体对维生素C的吸收，降低其营养价值。

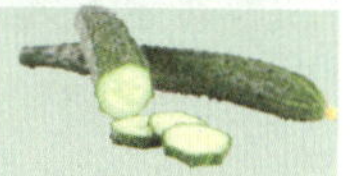

健康食谱

青红椒炒鸡条

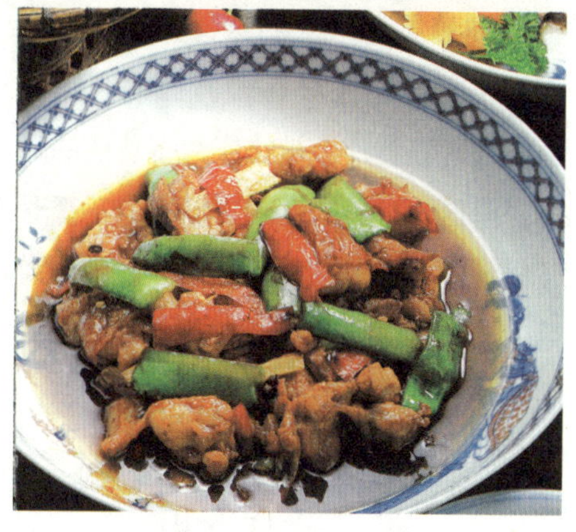

材料 鸡肉900克，青椒、红椒各3个，蒜4瓣，鸡蛋1个。

调料 A：酱油、淀粉各1小匙，味精、白糖、醋各半小匙，盐、香油各适量；B：酱油、淀粉各1小匙。

做法

①鸡蛋取蛋清；将鸡肉剁成1厘米×5厘米的长条，加入调料B及蛋清拌匀，备用。

②将青、红椒切成同鸡条大小的条状；将蒜切片。

③油锅烧至七分热，倒入鸡条过油，至鸡条熟烂捞起沥油。

④锅中留2大匙油，爆香青红椒条和蒜片，倒入鸡条及调料A，迅速炒匀即可。

小贴士 鸡翅上的细毛不好拔，可将鸡翅放入塑料袋，加入盐揉搓一下，再以清水洗净，就可轻松去掉细毛。

洋葱

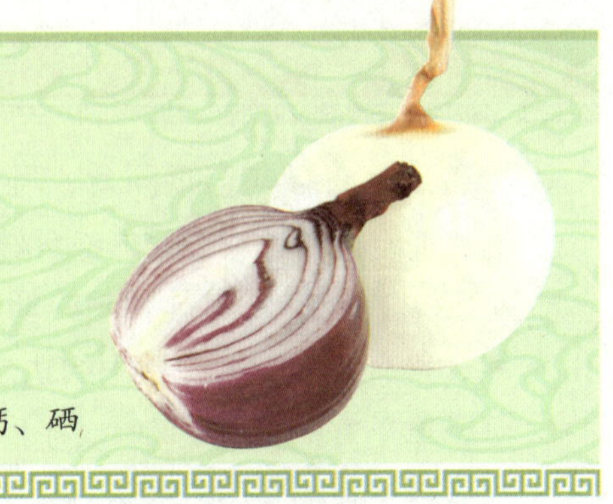

别名 圆葱、葱头、玉葱、球葱

性味 性温，味辛

归经 归肺、大肠、胃经

营养成分 芦丁、大蒜素、前列腺素A、钙、硒

食物简介

洋葱的起源已有5000多年历史，于20世纪初传入我国。早在古埃及时期，人们就把洋葱视为珍贵的蔬菜了。在公元3000年前的埃及陵墓及其他古老的建筑物上，就有许多洋葱的图案。

洋葱虽有辛辣的味道，但它含有丰富的营养，还具有多方面的药用价值，在营养食疗上被推崇为多功能的降脂、降压、抗癌的营养保健食品，享有“保健多面手”的美称。另外，由于洋葱本身的杀菌抑菌能力而极少患病虫害，是一种比较洁净的绿色安全食品。

宜、忌食人群

✓ 急慢性肠炎、痢疾患者。

✓ 消化不良、胃酸不足者。

✓ 糖尿病、高血压、高血脂、动脉粥样硬化及冠心病患者。

✗ 有眼部疾病、眼部充血者应少食。

✗ 瘙痒性皮肤病患者不宜食用。

✗ 发烧的人、热病患者忌食。

食物功效

◎**预防和改善心血管疾病**。洋葱所含的芦丁等成分可预防和改善动脉硬化、心肌梗死。此外，洋葱中的前列腺素A能预防血栓的形成、使血压下降，因此，洋葱对高血压、高血脂和心脑血管病患者都有很好的保健作用。

◎**杀菌消毒，预防感冒**。洋葱中含有的大蒜素能提高维生素B_1的吸收率，并且能延长维生素B_1在人体内发挥效用的时间。大蒜素还具有较强的杀菌作用，能助身体击退造成食物中毒的细菌及霉菌。另外，吃生洋葱还可以预防感冒。

◎**预防癌症，抗衰老**。洋葱含有矿物质硒，能清除体内自由基、增强细胞活力和代谢能力，从而延迟皮肤老化，延缓老年斑的出现，有防癌、抗衰老的功效。

饮食宜忌

宜	◎**羊肉**。洋葱与羊肉同食，可以增强机体免疫力，用于体质虚弱、阳气不足者。	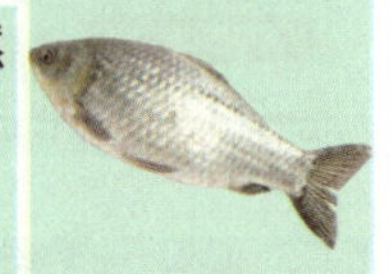
	◎**牛肉**。洋葱与牛肉同食，可以强身健体，抗衰老。	
	◎**鲫鱼**。洋葱与鲫鱼同食，可以降低胆固醇，抗衰老。	
	◎**含黄酮类天然抗氧化剂的食物**。洋葱与含黄酮类天然抗氧化剂的食物（苹果、茶叶）同食，可以保护心脏，降低血糖。	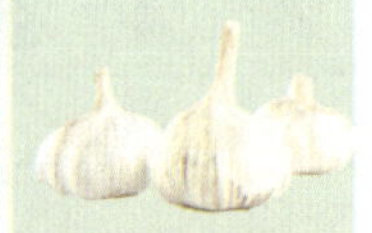
忌	◎**大蒜**。食用洋葱易排气，令人不快；而大蒜也是香窜之物。两者同食，更易排气。	
	◎**蜂蜜**。洋葱与蜂蜜同食，易导致腹胀、腹泻。	

健康食谱

鸡腿洋葱粥

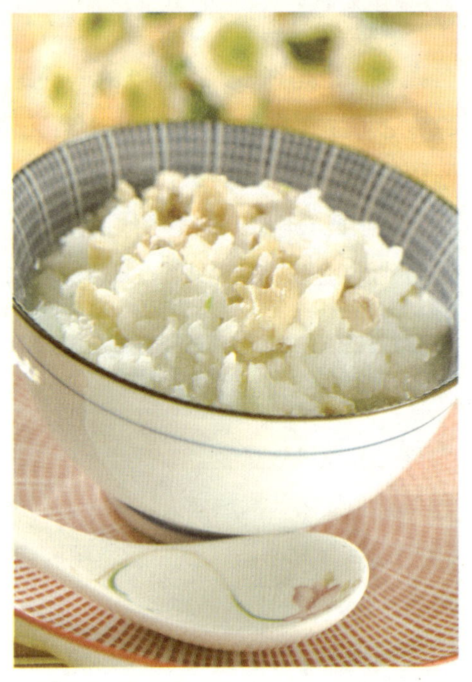

材料 鸡腿肉、粳米各100克，洋葱50克，姜适量。

调料 盐1小匙，料酒1大匙，味精少许。

做法

①洋葱洗净，切碎；姜洗净，切片；粳米淘洗干净；鸡腿肉切成小块，汆烫后捞起。

②在油锅中放入洋葱粒、姜片、鸡腿肉块及料酒煸炒5分钟。

③锅中注入适量清水，投入粳米，煲50分钟，调入盐、味精搅匀即可。

小贴士 如果购买的是冷冻过的鸡腿肉，清洗时不能用热水浸泡，否则会失去鲜味，最好用冷水或冷盐水浸泡，待冰化开后，再烹调。

黄瓜

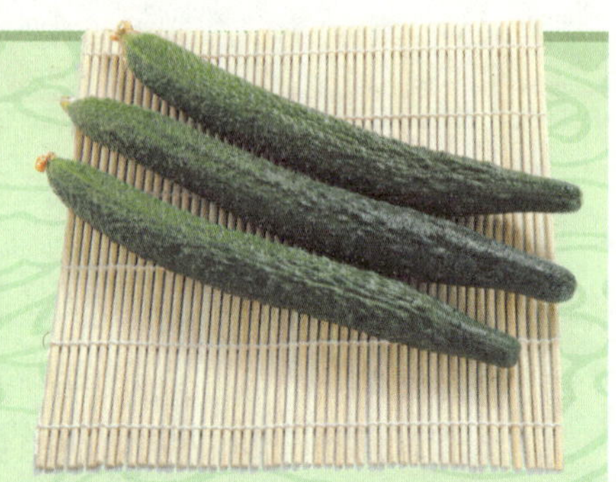

别名 胡瓜、刺瓜、青瓜

性味 性凉，味甘

归经 归肺、胃、大肠经

营养成分 维生素C、丙氨酸、精氨酸

食物简介

黄瓜原产印度北部地区，张骞出使西域时将其带回了中国。黄瓜含水量达96%~98%，不但脆嫩适口，味道鲜香，而且营养十分丰富。

黄瓜既是消暑、美容、减肥的最佳蔬菜，也是许多人喜爱吃的一种蔬菜，它可生食、凉拌，也可以炒食，还可以腌渍，人们还常把它当做水果来食用。鉴于黄瓜有很好的美容作用，故被称为“厨房里的美容师”。

宜、忌食人群

✔嗜酒和饮酒过量者。

✔烦热口渴者、高热病人。

✔糖尿病、高血压、高血脂、肥胖症患者。

✖脾胃虚弱、腹痛腹泻、肺寒咳嗽者应少吃。

✖痛经者在月经期间勿食。

✖肝病、心血管病、肠胃病以及高血压的人不要吃含盐量高的腌黄瓜。

食物功效

◎**美容护肤**。黄瓜中所含的维生素C可有效美白肌肤，促进细胞分裂，减少皱纹的产生，推迟衰老进程的功能。因此，经常食用黄瓜或将黄瓜贴在面部皮肤上可有效地对抗皮肤老化。贴敷黄瓜对改善日晒后引起的皮肤发红、发黑、粗糙也有很好的效果。

◎**减肥消脂**。鲜黄瓜中含有丙醇二酸，可以抑制糖类物质转变为脂肪，是很好的减肥食品。

◎**降低血糖**。黄瓜中所含的葡萄糖苷、果糖等不参与普通的糖代谢，所以，糖尿病病人以黄瓜代淀粉类食物充饥，血糖非但不会升高，甚至还会降低。

◎**保护肝脏，预防酒精中毒**。黄瓜中含有的丙氨酸、精氨酸等氨基酸对肝脏病人的康复很有益处。

饮食宜忌

宜	◎**黄花菜**。黄花菜与黄瓜同食，可以改善不良情绪。 ◎**蜂蜜**。黄瓜和蜂蜜同食，其润肠通便功能会大大提高。 ◎**黑木耳**。黄瓜与黑木耳同食，能平衡营养，具有补血养气、减肥的作用。 ◎**豆腐**。黄瓜与豆腐同食，可改善高血压、肥胖症、癌症、水肿、心躁烦渴等症。	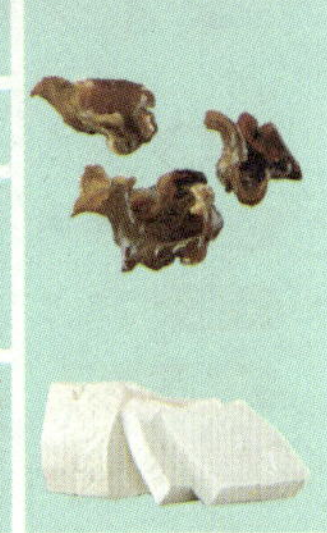 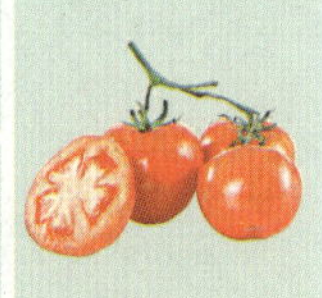
忌	◎**西红柿、菠菜等含维生素C较多的食物**。黄瓜与这些食物同食，黄瓜中的维生素C分解酶，会破坏其中的维生素C。 ◎**花生**。黄瓜性寒凉，花生含有较多油脂，两者同食容易导致腹内积寒，引起腹泻。	

健康食谱

肉片炒黄瓜

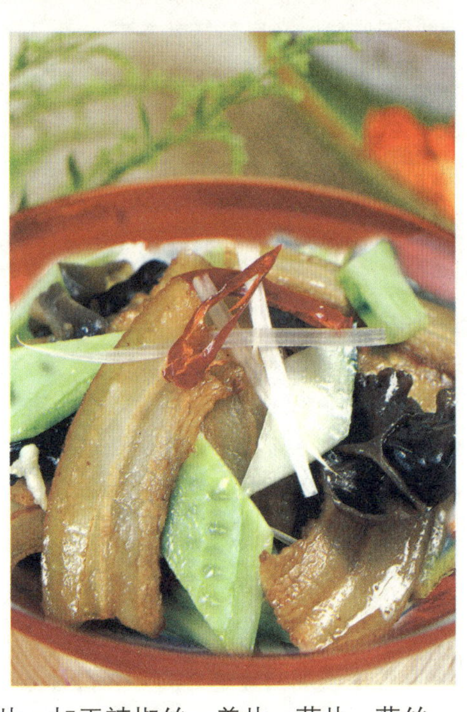

材料 猪五花肉150克，黄瓜250克，水发黑木耳、葱、姜、蒜各适量。

调料 干辣椒、鸡汤、辣椒酱、盐、酱油、水淀粉各适量。

做法

①猪五花肉洗净，切成薄片，加少许盐、酱油、水淀粉拌匀。

②黄瓜去皮、籽，切成薄片；水发黑木耳择洗干净，撕成小片；葱切丝；姜、蒜均切成片；干辣椒去蒂，切丝。

③取小碗，放入余下酱油、盐、水淀粉及少许鸡汤勾兑成芡汁。

④起锅热油，烧至七成热时下入猪五花肉片，加干辣椒丝、姜片、蒜片、葱丝、辣椒酱及黄瓜片，拌炒片刻，倒入芡汁即可出锅。

苦瓜

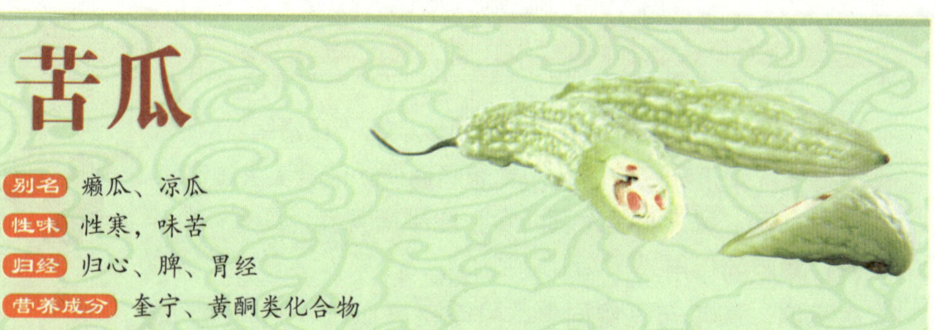

别名 癞瓜、凉瓜

性味 性寒，味苦

归经 归心、脾、胃经

营养成分 奎宁、黄酮类化合物

食物简介

苦瓜原产于印度尼西亚，大约在宋元时传入中国。苦瓜含有蛋白质、脂肪、钙、磷、铁、维生素A、维生素B_1、维生素B_2和维生素C、谷氨酸、丙氨酸以及果胶等营养素。

苦瓜虽然具有特殊的苦味，但仍受到大众的喜爱，是因为它具有一般蔬菜无法比拟的神奇作用。我国民间自古就有“苦味能清热”、“苦味能健胃”之说。

宜、忌食人群

✅目赤肿痛、身生痱子者。

✅癌症、糖尿病、疮疖、急性痢疾患者。

❌苦瓜性寒，故脾胃虚寒、腹泻便溏和体质虚弱的人不宜多吃。

❌女性生理期间虚寒乏力、下腹冷痛时也应少吃苦瓜。

❌苦瓜含有的奎宁对子宫有刺激作用，可引起子宫收缩，造成流产，故孕妇应忌食。

食物功效

◎**清热解毒，增进食欲**。苦瓜所含有的奎宁，能抑制过度兴奋的体温中枢，起到消暑解热作用，还有消炎退热、清心明目的功效；苦瓜中的苦瓜苷能增进食欲，从而起到健脾开胃的作用。

◎**降低血糖，改善糖尿病**。苦瓜中所含有的苦瓜多肽类物质具有调节血脂、血糖及增强免疫力的作用，是辅助改善糖尿病的佳品。

◎**消脂减肥**。苦瓜中的苦瓜素被誉为“脂肪杀手”，能使摄取的脂肪和多糖减少，所以，多吃苦瓜，即使不节食，也可以达到一定的减肥效果。

◎**预防动脉粥样硬化**。苦瓜所含的黄酮类化合物具有中和自由基毒素的作用，能降低细胞老化的速度，可以预防以动脉粥样硬化为首的各种慢性病。

饮食宜忌

<table>
<tr><td rowspan="6">宜</td><td>◎鸡蛋。苦瓜和鸡蛋一起食用，能起到营养互补的作用，可以为人体提供更全面的营养。</td><td rowspan="6">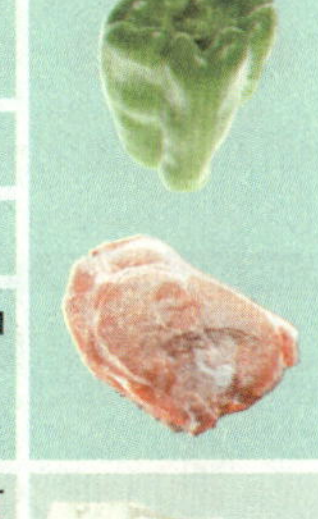</td></tr>
<tr><td>◎茄子。苦瓜与茄子同食，有利于预防和改善心血管疾病。</td></tr>
<tr><td>◎青椒。苦瓜与青椒同食，可以起到美容养颜，抗衰老的作用。</td></tr>
<tr><td>◎绿茶。苦瓜与绿茶一起煎服，可防暑。</td></tr>
<tr><td>◎猪肉。苦瓜与猪肉一起炒食，可清热祛暑、明目解毒。</td></tr>
<tr><td>◎带鱼。苦瓜与带鱼一起食用，可以降低转氨酶，保护肝脏。</td></tr>
<tr><td>忌</td><td>◎豆腐。苦瓜中含有丰富的草酸，会与豆腐中的钙形成草酸钙，影响人体对钙质的吸收。</td><td></td></tr>
</table>

健康食谱

菠萝拌苦瓜

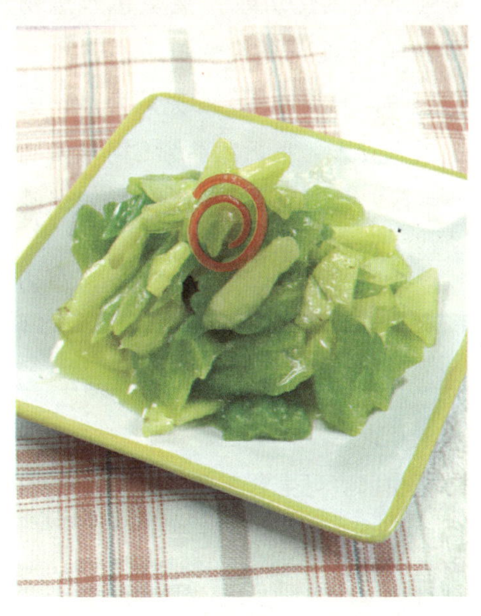

材料 苦瓜300克，新鲜菠萝150克，子姜片适量，红椒丝少许。

调料 芥末粉、鸡精、柠檬汁各1小匙，橄榄油2大匙，蜂蜜1大匙，盐适量。

做法

①苦瓜对半切开，去除中间的籽，洗净，切薄片，再入沸水中汆烫约1分钟，捞出冲凉，沥干，备用。

②新鲜菠萝去皮，用清水冲洗干净，切片，备用。

③将所有调料倒入一个小碗中，拌匀，备用。

④将苦瓜片、菠萝片、子姜片装盘，倒入碗中的调料拌匀，撒红椒丝点缀即可。

南瓜

别名 倭瓜、金瓜

性味 性温，味甘

归经 归脾、胃经

营养成分 果胶、β-胡萝卜素、维生素E、钴

食物简介

南瓜很久以前就从美洲传入中国，其含有丰富的矿物质、人体所必需的8种氨基酸及磷、钾、钙等微量元素。南瓜中所含的维生素E具有非常强的抗氧化功效，能阻止致癌物质——亚硝酸胺的突变。

每天只要食用100克的南瓜，就足以供应人体每日维生素E需求量的一半。因此，南瓜被誉为“特效保健蔬菜”。

宜、忌食人群

✓老年人。

✓蛔虫病者可生食南瓜。

✓铅、汞等重金属中毒者。

✓胃溃疡患者。

✗胃热炽盛者、气滞中满者、湿热气滞者应少吃。

✗患有脚气、黄疸及气滞湿阻者忌食。

✗青南瓜是糖尿病患者食疗的佳品，相比之下，黄南瓜含糖量高，糖尿病患者需慎食。

✗疮、疔、疖、肿者忌食南瓜。

食物功效

◎**保护胃黏膜，帮助消化。**南瓜所含的果胶可以保护胃肠道黏膜免受粗糙食品刺激，促进溃疡愈合，非常适合胃病患者食用。

◎**消除致癌物质。**南瓜中含有大量的β－胡萝卜素，可帮助预防多种癌症，并能降低吸烟者的肺癌发病率。

◎**解毒。**南瓜中含有的果胶有很好的吸附性，能消除人体内细菌毒素和其他有害物质，如重金属中的铅、汞和放射性元素。

◎**降低血糖，预防、改善糖尿病。**青南瓜所含的微量元素钴能活跃人体的新陈代谢，是人体胰岛细胞所必需的微量元素，因此，青南瓜对降低血糖，预防和改善糖尿病有特殊的疗效。

饮食宜忌

宜	◎**猪肉**。南瓜与猪肉同食，有健脾养胃、预防糖尿病的作用。 ◎**山药**。南瓜与山药同食，有提神补气，强肾健脾的作用。 ◎**莲子**。两者同食，对糖尿病、冠心病、高血压、高血脂、肥胖症及便秘者都有很好的补益作用。 ◎**绿豆**。南瓜与绿豆都具有降血糖的作用，同食效果会更好。	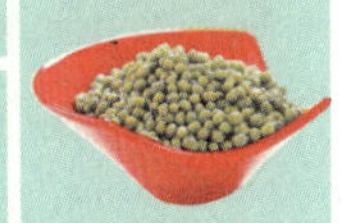 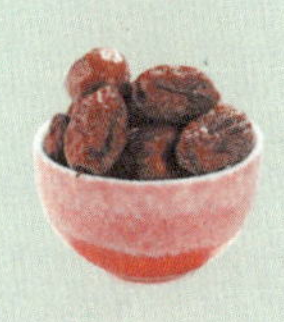
忌	◎**红枣**。南瓜与红枣同食，易导致消化不良。 ◎**羊肉**。南瓜与羊肉同食，容易引发腹胀、腹痛、便秘。 ◎**螃蟹**。南瓜和螃蟹同食难以消化，会在胃中形成结石，从而导致腹泻、腹痛。	

健康食谱

川味南瓜

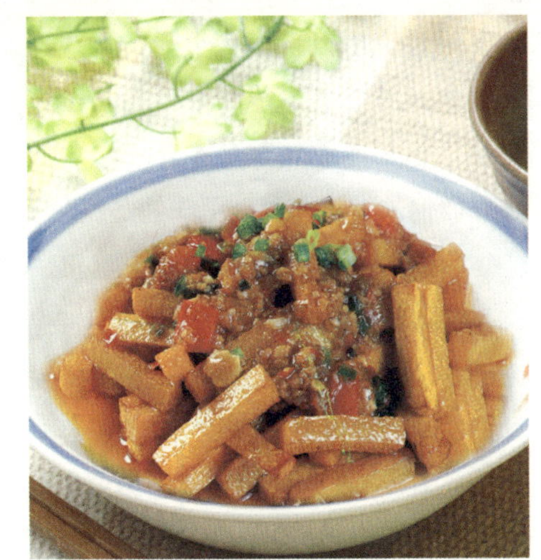

材料 南瓜500克，猪肉末100克，蒜末、姜末、葱花、红椒丁各适量。

调料 高汤、辣豆瓣酱、酱油、白糖、醋、酒、辣椒油、水淀粉各适量。

做法

①南瓜去皮、籽，切成1~1.5厘米长的条状，备用。

②净锅中加入5大匙油，将油烧热至180℃左右，将南瓜条放入过油至熟透，捞起沥油。

③油锅中留2大匙油，加蒜末、姜末、葱花、猪肉末略炒后，再按顺序加入酒、辣豆瓣酱、酱油、高汤、白糖煮开。

④将南瓜条及红椒丁加入做法③中，快速拌炒均匀，并加入醋，用水淀粉勾芡，最后淋上辣椒油，盛盘即可。

冬瓜

别名 东瓜、枕瓜、白瓜

性味 性凉，味甘、淡

归经 归肺、大肠、膀胱经

营养成分 维生素B_1、丙醇二酸、钾

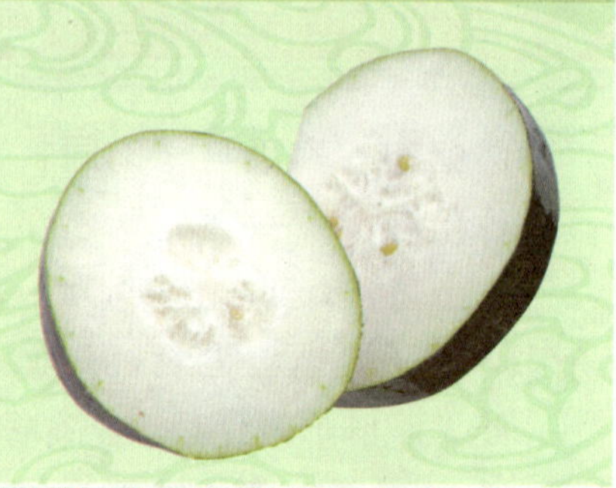

食物简介

冬瓜将要成熟之际，表面上有一层白粉状的东西，就好像是冬天所结的白霜，故取名为“冬瓜”。其实冬瓜主要产于夏季。冬瓜由于适应性好，产量高，易栽培，易贮易运，具有良好的烹调性，所以，成为很受市场欢迎的夏季蔬菜。冬瓜能耐久藏，虽出产于夏季，却能贮藏至冬季，所以，在冬季我们依然可以尝到美味的冬瓜。

冬瓜由外及里，从粉霜、瓜皮、肉质层到瓤及瓜子都可入药，故有“生来笼统君莫笑，冬瓜一身都是宝”的说法。冬瓜的食用方法很多，常用于烧、扒、熬汤等，无论清煮还是红烧，都可做成美味佳肴。

宜、忌食人群

✔糖尿病、高血压、高血脂、冠心病、动脉粥样硬化者尤为适用。

✔肝硬化腹水者，慢性肾炎水肿、营养不良性水肿、妊娠水肿者。

✔肥胖、夏季暑热烦闷者。

✘怕冷的老年人不宜多吃冬瓜。

✘脾肾阳虚或虚寒者、久病者应少食。

✘阴虚火旺、脾胃虚寒、易泄泻者最好少食。

食物功效

◎**清热解暑**。冬瓜水分含量高，可清热生津、避暑除烦，在夏日服食尤为适宜。夏季多吃冬瓜，不但能解渴消暑，还可防止上火、生疮。

◎**利尿消肿**。冬瓜含维生素较多，且钾盐含量也很高，但钠盐含量较低，故高血压、肾脏病、浮肿等病患者食用冬瓜可达到消肿而不伤正气的作用。

◎**美容减肥**。冬瓜中所含的丙醇二酸，可以促使人体内的淀粉、糖转化为热能，而不转变为脂肪，加之冬瓜本身不含脂肪，热量不高，非常适合于减肥者食用。

饮食宜忌

宜	◎**平菇**。冬瓜与平菇同食，可以清热去火，除烦止渴，滋补美容。	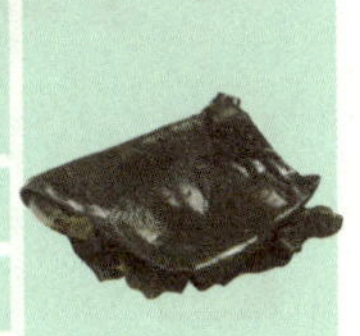
	◎**鸡肉**。冬瓜与鸡肉同食，可以清热利尿，补中益气。	
	◎**海带**。冬瓜与海带同食，可降血压，降血脂。	
	◎**火腿**。冬瓜与火腿同食，可增强人体免疫力。	
忌	◎**红小豆**。冬瓜与红小豆同食，会使正常人尿量骤然增多，容易造成脱水。	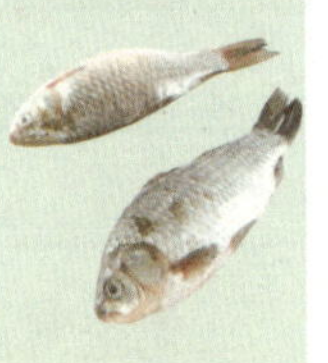
	◎**醋**。醋会破坏冬瓜中的营养物质，降低其营养价值。	
	◎**鲫鱼**。冬瓜与鲫鱼都是消肿利尿的食材，同食会造成尿量增多，如果不是水肿者，最好不要将两者同食。	

健康食谱

冬瓜老鸭汤

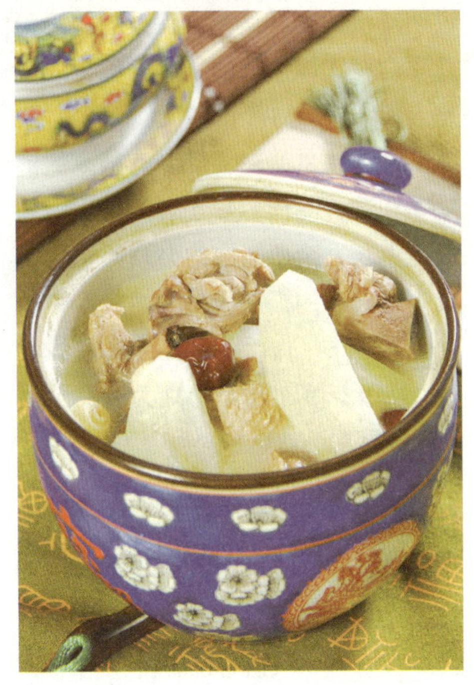

材料 老鸭1只，冬瓜200克，莲子100克，姜、红枣各少许。

调料 盐、胡椒粉、陈皮、味精各适量。

做法

①将老鸭去内脏、尾部，宰杀洗净，剁块；冬瓜洗净，带皮切大块。

②姜拍碎；莲子去芯洗净；红枣洗净。

③煲内加水、姜、陈皮、老鸭块、莲子、红枣，先用大火烧沸，再加入冬瓜块，改用小火煲90分钟，调入盐、胡椒粉、味精入味，装入碗中即可。

小贴士 鸭肉营养丰富，鲜嫩味美，可补充人体的水分，有清热解毒、滋阴降火之功效。

鸡蛋

别名 鸡子、鸡卵

性味 性平，味甘

归经 归心、脾、胃、肺经

营养成分 蛋白质、维生素B_2、卵磷脂、卵黄素

食物简介

鸡蛋富含各类营养，是人类常食用的食品之一。一个受过精的鸡蛋，在合适的条件下，不需要从外界补充任何养料，就能诞生一个小生命，这说明鸡蛋的营养是非常完美的。鸡蛋几乎含有人体所需的所有营养物质，是人们“理想的营养库”。

鸡蛋中的蛋白质部分有很高的消化率和营养品质，它含有维持生命和促进生长发育所需要的必需氨基酸。其中蛋黄中的蛋白质是天然食品中最优秀的蛋白质，而且极易被人体吸收，因此，营养学家称之为“完全蛋白质模式”。

宜、忌食人群

✓婴幼儿及处在生长发育期青少年。

✓体质虚弱、气血不足者。

✓孕妇胎动不安者及产妇。

✗高血脂、动脉粥样硬化、冠心病、脑卒中者忌食。

✗患有胆囊炎、结石病、肝炎、肾脏疾病的人应慎食。

✗皮肤生疮、化脓者不宜食用。

食物功效

◎**健脑益智，改善记忆力**。鸡蛋富含DHA、卵磷脂和卵黄素，对神经系统和身体发育十分有利，能健脑益智，避免老年人智力衰退，并可提高记忆力。

◎**防癌抗癌**。鸡蛋中含有较多的维生素B_2，它可以分解和氧化人体内的致癌物质。

◎**全面补充营养**。鸡蛋含有丰富的蛋白质、脂肪、维生素和铁、钙、钾等人体所需要的矿物质，一天吃1~2个鸡蛋，即可满足人体对这些营养素的需求。

◎**修复肝脏损伤，促进肝细胞再生**。鸡蛋中的蛋白质对肝脏组织损伤有修复作用。蛋黄中的卵磷脂可促进肝细胞再生。

饮食宜忌

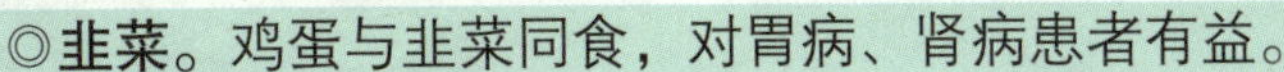
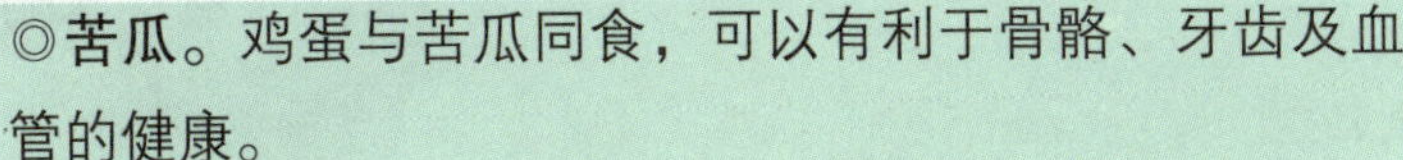

宜	◎**菠菜**。鸡蛋与菠菜同食，可以预防贫血、营养不良。	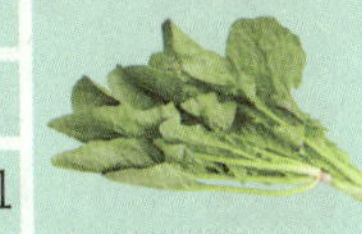
	◎**韭菜**。鸡蛋与韭菜同食，对胃病、肾病患者有益。	
	◎**苦瓜**。鸡蛋与苦瓜同食，可以有利于骨骼、牙齿及血管的健康。	
	◎**百合**。鸡蛋与百合同食，可以清心补阴，清热解毒，安神。	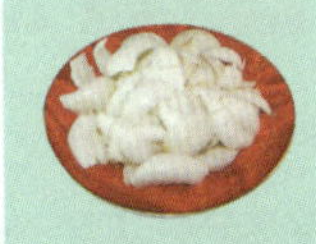
	◎**羊肉**。鸡蛋与羊肉同食，可以促进血液新陈代谢，延缓衰老。	
忌	◎**白糖**。鸡蛋与白糖同食，易产生有毒化合物。	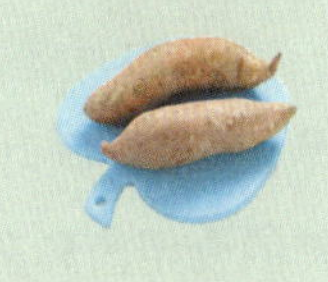
	◎**豆类及豆制品**。鸡蛋与豆类及豆制品同食，容易影响营养吸收。	
	◎**甘薯**。鸡蛋与甘薯同食，容易引发肠道疾病。	

健康食谱

特色炒蛋

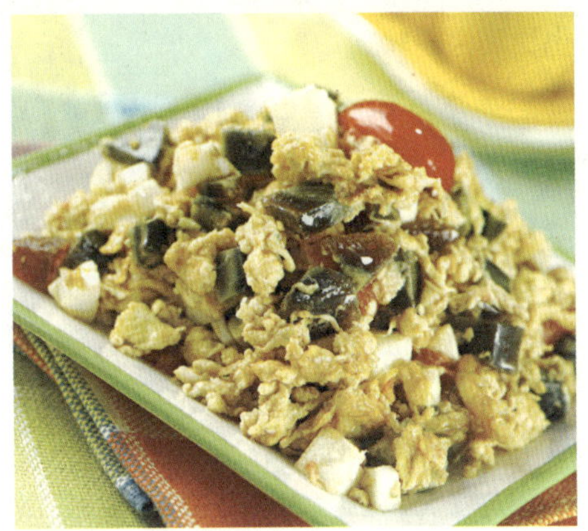

材料 鸡蛋4个（打散），熟咸蛋、松花蛋、番茄各1个，香菜末少许。

调料 生抽、盐、水淀粉各适量。

做法

①咸蛋、松花蛋分别去壳，切成大颗粒；鸡蛋液加盐、生抽、油拌匀；番茄用开水汆烫去皮，去籽后切成小块。

②番茄块入油锅中爆炒3分钟，盛出，加水淀粉拌匀。

③把鸡蛋液、咸蛋丁、松花蛋丁、番茄块一起搅匀。

④油锅烧热，放入做法③中的材料炒熟，撒香菜末，出锅装盘即可。

小贴士 每日吃一个鸡蛋是不少长寿者延年益寿的秘诀之一。但冠心病者吃鸡蛋不宜过多，每日不宜超过1个。

黑木耳

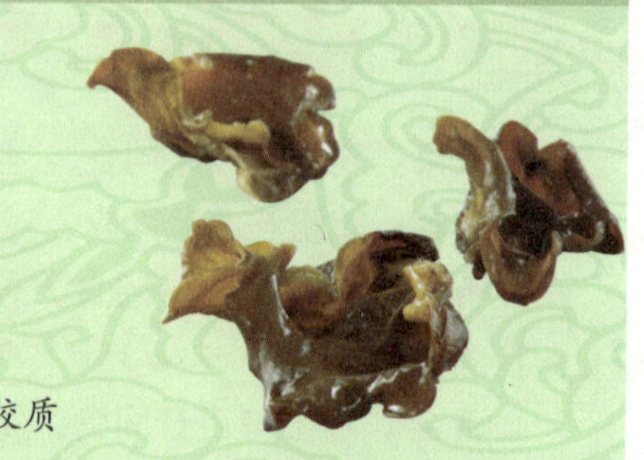

别名 木耳、云耳、树鸡、木蛾

性味 性平，味甘

归经 归胃、大肠经

营养成分 膳食纤维、维生素K、铁、钙、胶质

食物简介

黑木耳是生长在栎、杨、榕、槐等120多种阔叶树腐木上的一种质优味美的食用菌和药用菌。因其生长于腐木之上，形似人的耳朵，故得名木耳。又因其形似蛾蝶，故亦名木蛾。此外，因它的味道如鸡肉般鲜美，很多地方的人也称其为树鸡。

黑木耳在我国已有1000多年的栽培历史。黑木耳口感细嫩，味道鲜美，是一种营养丰富的食用菌。现代营养学家盛赞黑木耳为“素中之荤”、“菌中之花”，可见其营养价值不但在菌中出类拔萃，且可与动物性食物相媲美。

宜、忌食人群

✔痔疮出血、便血、月经过多，眼底出血等各种出血症患者。

✔胆结石、肾结石、膀胱结石等结石病患者。

✔中老年高血压、动脉粥样硬化患者。

✔黑木耳中的胶体有清肺的功效，特别适合冶金、纺织、美发工作者食用。

✖黑木耳有活血抗凝的作用，有出血性疾病的人及孕妇不宜多吃。

✖黑木耳的润肠功效明显，腹泻者应该少吃。

食物功效

◎**养血驻颜，预防和改善缺铁性贫血。**黑木耳中铁的含量极为丰富，是猪肝的7倍多。故经常食用黑木耳能养血驻颜，令肌肤红润，容光焕发，并可预防缺铁性贫血。

◎**预防和改善动脉粥样硬化及冠心病。**黑木耳含有丰富的维生素K，它能减少血液凝块，预防血栓症的发生，有预防和改善动脉粥样硬化及冠心病的作用。

◎**溶解和氧化体内杂质。**黑木耳有帮助消化纤维类物质的功能，对无意中吃下的难以消化的头发、谷壳、木渣、沙子、金属屑等异物有溶解和氧化作用。

饮食宜忌

宜	◎**冰糖**。黑木耳与冰糖同炖，服用后可改善阴虚肺燥，适合干咳无痰、痰黏量少者。	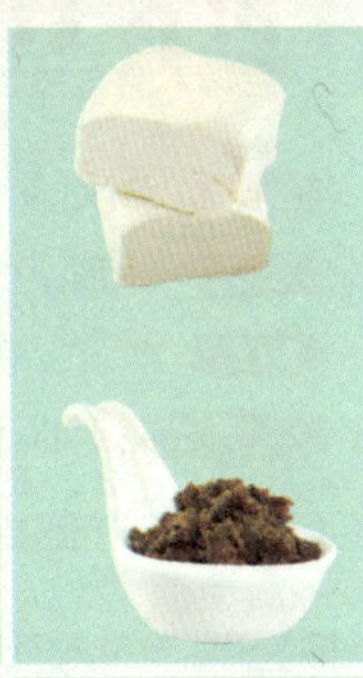
	◎**豆腐**。黑木耳与豆腐同食，可以益气补中，生津润燥。	
	◎**红糖**。黑木耳与红糖同食，可以补血并促进末梢血液循环。	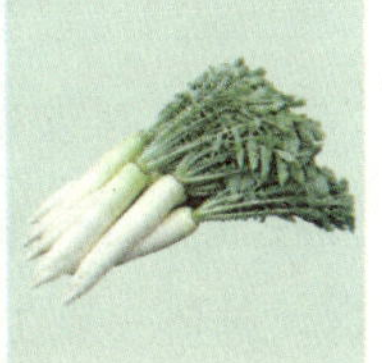
	◎**章鱼、鲫鱼**。黑木耳与章鱼、鲫鱼同食，可以美容养颜，补铁补血。	
忌	◎**白萝卜**。黑木耳与白萝卜同食，容易导致皮炎。	
	◎**茶**。黑木耳与茶同食，会降低人体对铁的吸收。	
	◎**田螺**。黑木耳与田螺同食，不利于身体健康。	
	◎**海带**。二者同食，可有效排出体内的毒素，促进营养物质的吸收。	

健康食谱

木瓜双耳汤

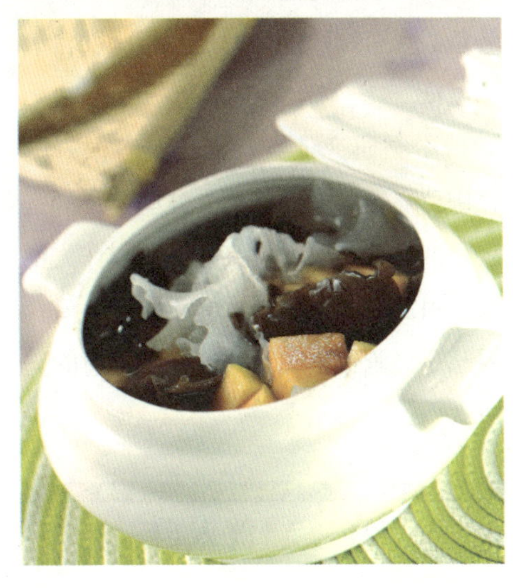

材料 水发黑木耳、水发银耳各150克，木瓜200克。

调料 冰糖3大匙。

做法

①将木瓜洗净，去皮及籽，切成1厘米见方的丁；水发银耳、水发黑木耳均择洗干净，撕成小朵。

②锅置火上，加入适量清水烧开，先下入黑木耳朵、银耳朵小火煲约50分钟，再放入木瓜丁、冰糖继续煲30分钟即可。

小贴士 银耳是一味滋补良药，特点是滋润而不腻滞，它能提高肝脏的解毒能力，有助于保护肝脏功能。

鲑鱼

别名 三文鱼、银鲑

性味 性温，味甘

归经 归肾、肺经

营养成分 鱼胶原蛋白、不饱和脂肪酸、胰岛素、镁

食物简介

鲑鱼是深海鱼类的一种，主要生活在北大西洋和北太平洋的高纬度地区。鲑鱼一般在淡水江河上游的溪河中产卵，然后再回到海洋发育，在这个长途跋涉的过程中，鲑鱼得到了与众不同的锻炼。也正是这样的生活经历，使得鲑鱼虽含有很高的蛋白质，但脂肪含量却很低。

中医研究证实，鲑鱼具有很好的补虚劳、健脾胃的作用。鲑鱼全身都是宝，其肝、精巢、鱼头等都可以作为中药使用，具有很高的保健和医疗价值，因此，鲑鱼也是时下一种非常流行的健康食品。

宜、忌食人群

✔脑力劳动者。

✔心脑血管疾病患者。

✔即将参加中考、高考的学生。

✘痛风、高血压患者不宜食用。

✘糖尿病患者忌食。

✘对海产品过敏者慎食。

食物功效

◎**增强体力，抗氧化。**鲑鱼体内含有一种能显著增强其体力的物质——虾青素，这种虾青素是迄今为止发现的一种最强的抗氧化剂，因此，长期食用鲑鱼的人糖尿病、动脉粥样硬化等病患病率极低，而且体力超强。

◎**预防老年痴呆和视力减退。**鲑鱼中含有丰富的不饱和脂肪酸，能有效降低血脂和胆固醇，有助于预防和改善心血管疾病。其所含的ω-3脂肪酸更是脑部、视网膜及神经系统生长发育所必不可少的物质，有增强脑功能、预防老年痴呆和视力减退的功效。

◎**预防慢性疾病。**鲑鱼能有效预防一些慢性疾病的发生、发展，此外，它还能促进机体对钙的吸收利用，有助于身体生长发育。

饮食宜忌

宜	◎**豆腐**。鲑鱼与豆腐同食，不但补充营养更全面，而且软嫩滑利，很适合牙齿咀嚼功能不好的幼儿和老年人。
	◎**白萝卜**。鲑鱼与白萝卜同食，可以健脑益智，预防老年痴呆。
	◎**人参**。鲑鱼与人参同食，能够起到补虚劳、健脾胃的作用。
忌	◎**河豚**。鲑鱼与河豚同食，容易中毒致死。
	◎**柿子**。鲑鱼与柿子同食，鲑鱼中的蛋白质会与柿子中的鞣酸凝结成鞣酸蛋白，聚集在人体内，从而引起呕吐、腹痛、中毒等症状。
	◎**蜂蜜**。鲑鱼与蜂蜜同食，很容易引起中毒，甚至会致人死亡。

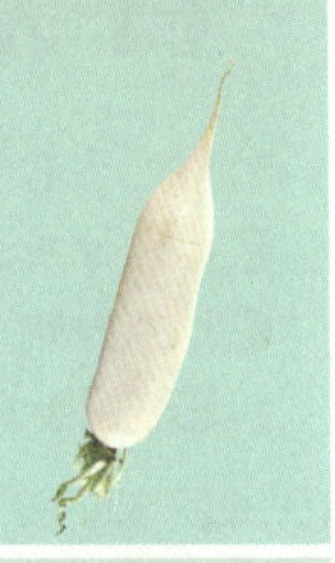

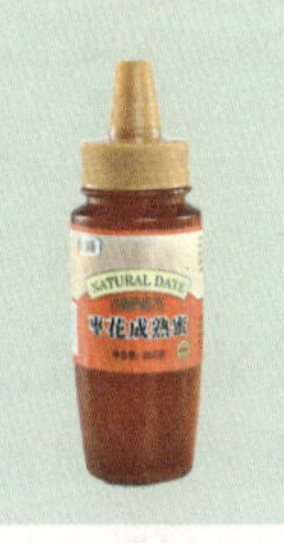

健康食谱

鲑鱼豆腐煲

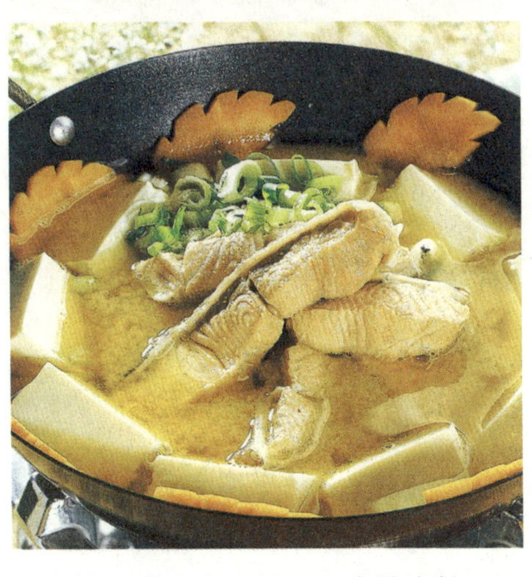

材料 鲑鱼300克，豆腐1块，大白菜100克，胡萝卜块、葱末各适量。

调料 日本味噌30克，盐1小匙，白糖、香油各2小匙。

做法

①鲑鱼洗净切块；豆腐冲净切块；白菜洗净撕小片。

②日本味噌与适量水煮沸，放入鲑鱼块、白菜片、胡萝卜块及盐、香油、白糖大火煮熟，改小火，加入豆腐块煮熟至入味，撒下葱末即可。

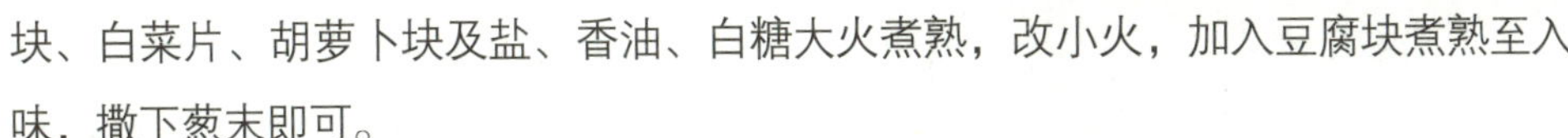

小贴士 大白菜富含蛋白质、脂肪、多种维生素及钙、磷、铁等矿物质；豆腐中所含的植物雌激素能有效地预防骨质疏松的发生。

香蕉

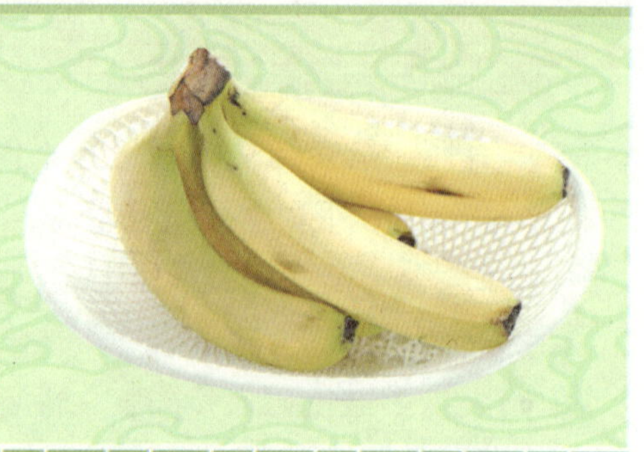

别名 蕉果、甘蕉

性味 性寒，味甘

归经 归肺、胃、大肠经

营养成分 膳食纤维、钾、镁、磷

食物简介

香蕉有2000年以上的栽培历史。其果软味香，是岭南四大名果之一。欧洲人因其能解除忧郁而称它为“快乐水果”。据古籍记载，我国汉代就栽培香蕉，当时称之为“甘蕉”。汉武帝时，皇家园林收集奇花异草，其中就有香蕉。

香蕉的食用方法有很多，将香蕉脱水干燥后称为香蕉干，还可做成香蕉脆片、香蕉粉、香蕉泥、香蕉果酱、香蕉软糖、香蕉汁等食品。

宜、忌食人群

✔虚火上炎、痰多咳嗽者。

✔癌症患者放疗、化疗后，发热口干、烦渴咽干者。

✔便秘、痔疮、欲减肥者以及饮酒过量者。

✘胃酸过多、胃痛、消化不良、腹泻者应少吃。

✘香蕉中的钾会加重肾病，因此，肾病者忌食。

✘关节炎、糖尿病患者多吃香蕉可能会加重病情。

食物功效

◎**润肠通便，护胃养胃**。香蕉中含有的大量碳水化合物、膳食纤维等，又由于香蕉可清热通便、润肺镇咳，所以虚火上炎、大便秘结、痰多咳嗽等人，都可适当吃些香蕉；便秘者适宜早晨空腹吃香蕉，可起到较好的辅助改善作用。香蕉还能缓解胃酸对胃黏膜的刺激，也是胃病患者的食疗佳果。

◎**稳定情绪，减缓压力**。香蕉富含一种能帮助大脑产生5-羟色胺的物质，可以促使人的心情变得安宁、快乐，甚至可以减轻疼痛。此外，香蕉能帮助人体制造“开心激素”，减轻心理压力，解除忧郁，睡前吃香蕉，还有镇静的作用。

饮食宜忌

宜	◎**藜芦**。香蕉与藜芦同食，可以改善痔疮出血、大便干结、肺燥咳嗽及发热的症状。	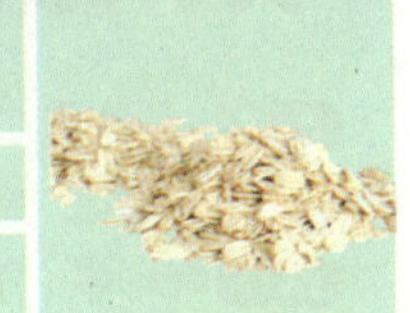
	◎**冰糖**。香蕉与冰糖同食，可以清肺止咳、润肠通便。	
	◎**燕麦**。香蕉与燕麦同食，可以提高人体血清素含量，改善睡眠。	
	◎**花生**。香蕉与花生同食，可增强烟酸作用，维持皮肤、消化及神经系统的健康。	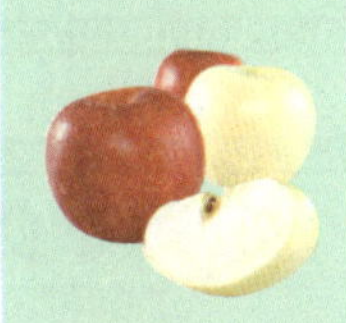
	◎**苹果**。香蕉与苹果均含果酸，两者同食，可以预防铅中毒。	
忌	◎**甘薯**。香蕉与甘薯同食，会导致身体不适。	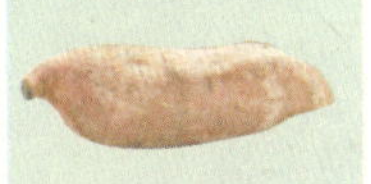
	◎**芋头**。香蕉与芋头同食，容易导致胃部不适、腹部胀满疼痛。	

健康食谱

香蕉百合银耳汤

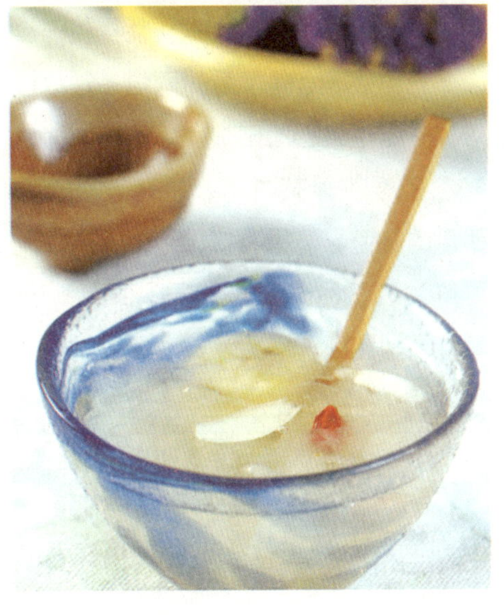

材料 银耳15克，鲜百合120克，香蕉2根，枸杞子少许。

调料 冰糖适量。

做法

①将银耳浸水泡软，去蒂，撕成小朵；百合洗净，去蒂；香蕉去皮切成薄片。

②将银耳放入碗中，倒入适量清水，放入蒸笼内蒸半个小时。

③将百合、香蕉片和蒸好的银耳放入炖盅中，加入冰糖及水，再放入蒸笼中蒸半个小时，撒枸杞子点缀即可。

小贴士 每晚睡前服用百合汤，有明显改善睡眠的作用，可提高睡眠质量。

猕猴桃

别名 奇异果、毛桃、藤梨

性味 性寒，味甘、酸

归经 归肾、胃经

营养成分 维生素C、钾、膳食纤维、氨基酸

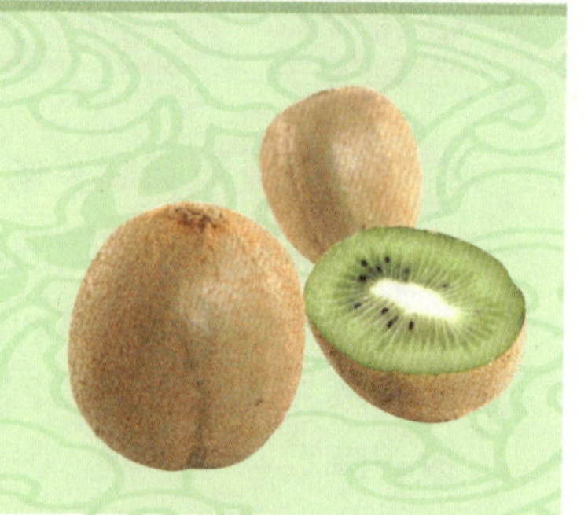

食物简介

猕猴桃原产于我国长江流域，因是猕猴最爱的一种野生水果，故被称为猕猴桃。

据美国食品研究中心测试，猕猴桃是各种水果中营养成分最丰富、最全面的水果。猕猴桃的维生素C含量在水果中名列前茅。一个猕猴桃能提供一个人一日维生素C需求量的两倍多，故被誉为“维生素C之王”。

猕猴桃兼有橘子、香蕉、草莓和西瓜的味道，清香可口，汁多味浓，既可鲜食，又可加工成果干、果汁、果酱、果脯和糖水罐头等。

宜、忌食人群

✔癌症病人，尤其是胃癌、食道癌患者及放疗、化疗后的癌症患者。

✔高血压、冠心病、便秘患者。

✔情绪低落者及常吃烧烤的人。

✘脾胃虚寒、腹泻便溏者。

✘严重贫血、先兆性流产、月经过多者。

✘肾病、糖尿病患者不宜食用。

食物功效

◎**抗氧化，延缓衰老**。猕猴桃在美容以及预防更年期综合征等方面有非常好的效果。它还有很好的抗氧化作用，能有效去除引起老化与疾病的自由基，与猪蹄同食还可促进胶原蛋白的吸收，以维持肌肤健康。

◎**降低胆固醇，预防和辅助改善“三高”**。鲜猕猴桃中还含有多种氨基酸，可预防和降低血中胆固醇及甘油三酯的水平，是“三高”患者首选水果。

◎**补血，增强免疫力**。猕猴桃中叶酸含量较多，叶酸是身体制造红细胞非常重要的营养成分，还能促进细胞分裂，增强人体抵抗力。

◎**调节情绪**。猕猴桃所含的天然肌醇，有助于脑部活动，可帮助忧郁之人走出情绪低谷。

饮食宜忌

宜	◎**酸奶**。猕猴桃和酸奶同食，可以促进肠道健康，缓解便秘症状。	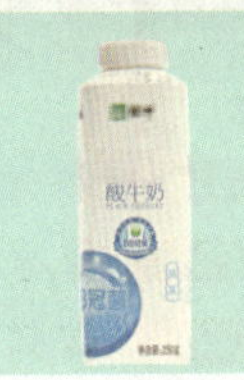
	◎**燕麦**。燕麦可以补充猕猴桃所缺乏的维生素B_6，加上猕猴桃中丰富的维生素C，能缓解女性经前综合征。	
忌	◎**黄瓜及动物肝脏**。猕猴桃富含维生素C，而黄瓜中的维生素C分解酶有破坏维生素C的作用；动物肝脏可使维生素C氧化，故猕猴桃不宜与这两者同食。	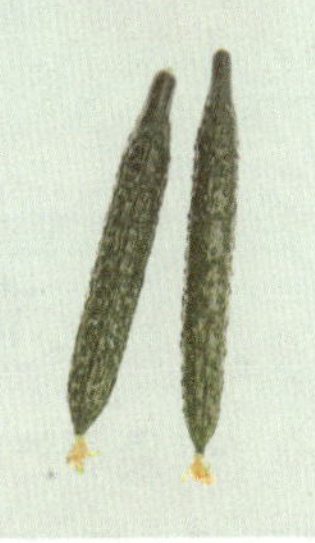
	◎**牛奶或乳制品**。猕猴桃中维生素C含量较高，易与奶制品中的蛋白质凝结成块，不但影响消化吸收，而且还会使人出现腹胀、腹痛、腹泻等症状。	

健康食谱

银耳果味芙蓉汤

材料 银耳50克，鸡蛋3个（取蛋清），橘瓣5瓣，猕猴桃片、香蕉片各15克，净枸杞子少许。

调料 水淀粉适量。

做法

①将银耳用温水泡软，上笼蒸熟。

②锅置火上，放入银耳、清水，大火烧沸后，转小火焖至银耳酥烂，用水淀粉勾芡，再徐徐倒入蛋清，迅速搅匀，放入橘瓣、香蕉片、猕猴桃片，起锅倒入碗中，撒枸杞子即可。

小贴士 这道粥有食疗的功效，补脑益智，润肺清凉，虚劳咳嗽、胃燥口渴、大便干结者食用效果尤佳。

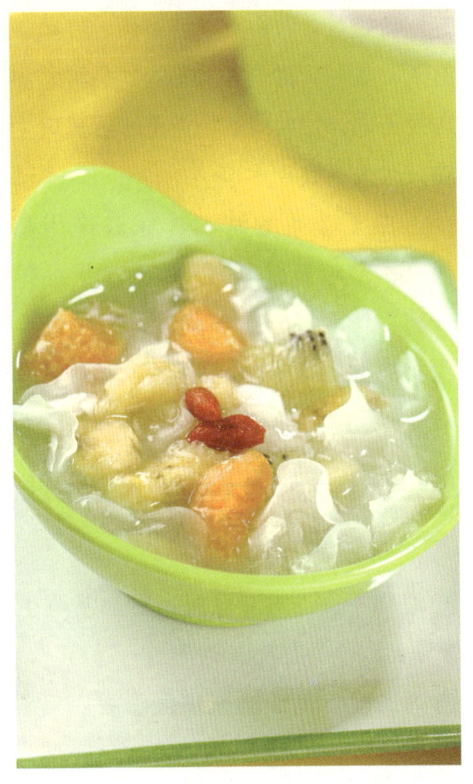

苹果

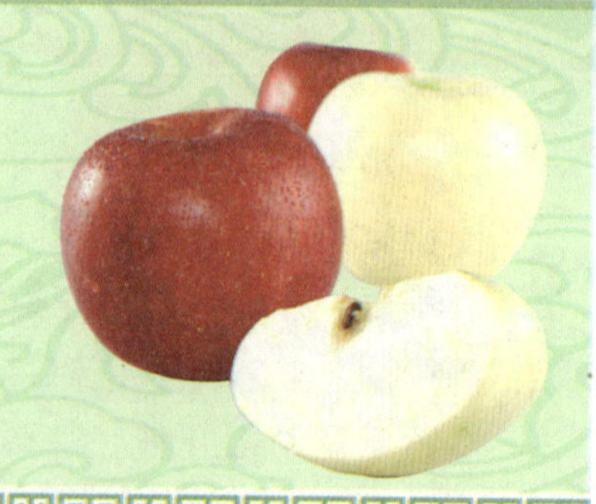

别名 柰、滔婆、频婆

性味 性凉，味甘

归经 归胃、肺经

营养成分 膳食纤维、有机酸、果胶、类黄酮

食物简介

苹果原产于欧洲、中亚和我国新疆西部一带，已有五千年栽培历史。苹果酸甜可口，营养丰富，是老幼皆宜的水果之一。目前比较有名的品种是国光、青香蕉、黄香蕉、红香蕉、红星、红玉、胜利、富士等。不同的品种酸甜程度不同，但共同的特点是吃后满口生香，久久不散。

由于苹果的营养、保健作用都很高，被越来越多的人称为“果品第一药”。而“一日一苹果，医生远离我”的健康口号也已经逐渐为人们耳熟能详了。

宜、忌食人群

✅消化不良、气滞腹胀、贫血及维生素C缺乏者。

✅高血压、高血脂或癌症患者。

✅婴幼儿、老年人、饮酒者。

❎泌尿系统结石者不宜多食苹果。

❎脾胃虚寒者、糖尿病患者不宜多食。

❎使用磺胺类药物和碳酸氢钠时不宜食用。

食物功效

◎**帮助消化，有助排泄。**苹果中的膳食纤维可使大便松软，排泄便利，同时有机酸可刺激肠壁，增加蠕动，起到通便的效果，有利于排除人体毒素。

◎**清肺排毒。**多吃苹果可改善呼吸系统和肺功能，保护肺部免受污染和烟尘的影响。此外，苹果还有抑制病毒的作用，吃较多苹果的人远比不吃或少吃苹果的人患感冒的概率要小。

◎**改善情绪，提高记忆力。**苹果有着天然的怡人香气，具有明显的消除压抑感的作用。此外，苹果含锌量较高，锌对增加记忆力有特殊作用。

◎**止孕吐、改善贫血。**苹果中的铁质含量高，可改善孕期贫血。苹果对食欲差、呕吐及恶心都有不错的缓解效果。

饮食宜忌

宜	◎**牛奶**。苹果与牛奶同食，既可以清凉解渴、生津除热，又可以防癌抗癌。	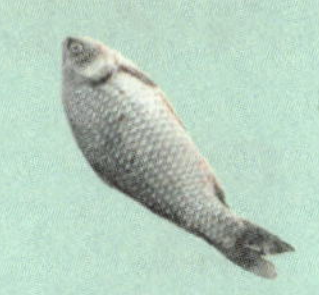
	◎**鲫鱼**。苹果与鲫鱼同食，预防心脑血管疾病的作用会加倍。	
	◎**黄鱼**。苹果与黄鱼同食，可辅助改善久病体虚、少气乏力、头晕神倦、肢体浮肿，还可以缓解不良情绪。	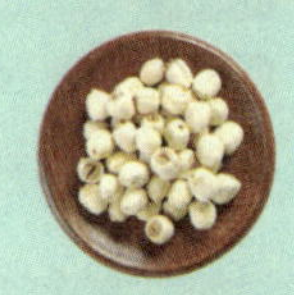
	◎**莲子、山药**。苹果与莲子、山药同食，可补脾止泻。	
忌	◎**白萝卜**。苹果与白萝卜同食，会产生抑制甲状腺素作用的物质，从而诱发甲状腺肿。	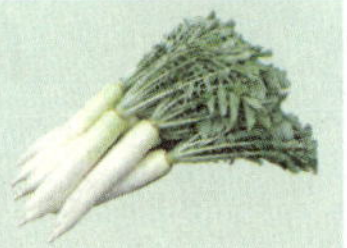
	◎**海产品**。苹果与海产品同食，易让人恶心、呕吐、腹泻。	

健康食谱

芦笋苹果美颜汁

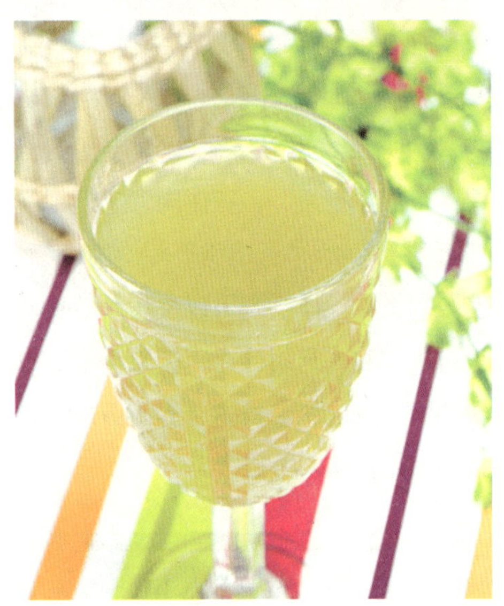

材料 绿芦笋5支（尽量选嫩的），苹果半个。

调料 蜂蜜2小匙，苹果醋1小匙，现榨柠檬汁1大匙。

做法

①将绿芦笋洗净后，切成小段，备用。

②苹果除核洗净后，保留皮切成块状，备用。

③将苹果块、芦笋段、苹果醋与柠檬汁、蜂蜜依序放入榨汁机中，再加入250毫升的冷开水一起搅打均匀即可。

小贴士 苹果营养丰富，含有多种维生素和酸类物质。吃苹果时要细嚼慢咽，这样不仅利于消化，更重要的是对口腔卫生和减少疾病大有好处。实验表明，如果一个苹果15分钟才吃完，则苹果中的有机酸和果酸质就可以把口腔里的细菌杀死。因此，慢慢地吃苹果，对人体健康是很有好处的。

核桃

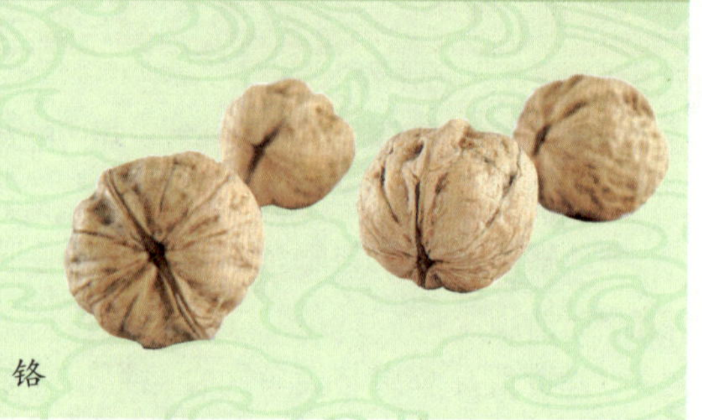

别名 胡桃、羌桃

性味 性温，味甘

归经 归肾、肺经

营养成分 亚油酸、磷脂、锌、锰、铬

食物简介

核桃原产于亚洲西部的伊朗，张骞出使西域时传入我国，现在，在我国各地普遍种植。核桃与扁桃、腰果、榛子并称为世界著名的“四大干果”。

核桃含有丰富的营养成分，可益寿延年，因此，在国外，人们称核桃为“大力士食品”、“营养丰富的坚果”、“益智果”；在国内，它还享有“万岁子”、“长寿果”、“养人之宝”的美称。核桃既可以生食、炒食，也可以榨油、配制糕点、糖果等，其卓著的健脑效果和丰富的营养价值，已经为越来越多的人所推崇。

宜、忌食人群

✅肺肾两虚、久咳久喘、病后产后体虚、气血不足者。

✅年老肾亏、尿频、阳痿遗精、腰酸腿软者。

✅处于生长发育期的青少年，癌症患者。

❌阴虚火旺或痰火内盛者，肺热咳喘者忌食。

❌核桃仁油腻滑肠，便溏泄泻者慎食。

食物功效

◎**健脑益脑，延缓衰老。**核桃仁所含的锌、锰、铬是组成人体内分泌腺（如脑垂体、胰、性腺）的关键成分。核桃还能延缓脑神经的衰老，对脑神经补益最大，是益智、健脑、强身的佳品。

◎**促进胆固醇代谢。**核桃中的亚油酸、亚麻酸能减少肠内胆固醇的吸收，促进体内胆固醇在肝内降解为胆汁酸，随胆汁排出体外，还能减少肠道对胆固醇的吸收，对动脉粥样硬化、高血压、冠心病患者十分有益。

◎**润肌美肤、强体乌发。**核桃所含的丰富的磷脂能增强细胞活力，对促进皮肤细腻、伤口愈合和毛发生长都有重要的作用。核桃仁含有大量的维生素E，经常食用可令皮肤滋润光滑、富有弹性。

饮食宜忌

宜

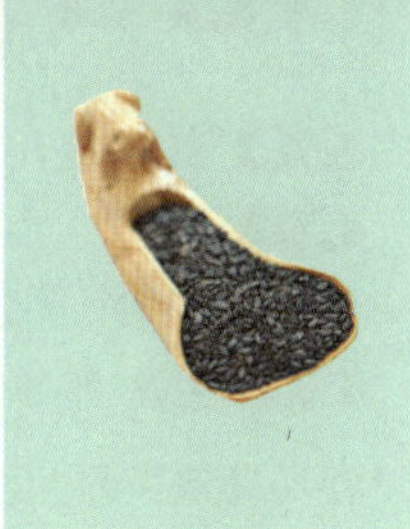

◎**红枣**。核桃与红枣同食，不但可以提供更全面的营养，而且美容养颜的效果更佳。

◎**芝麻、莲子**。核桃与芝麻、莲子同食，可健脑补心，辅助改善盗汗等症。

◎**盐水**。将核桃与盐水同煮，可以辅助改善肾虚腰痛、遗精阳痿、健忘耳鸣。

忌

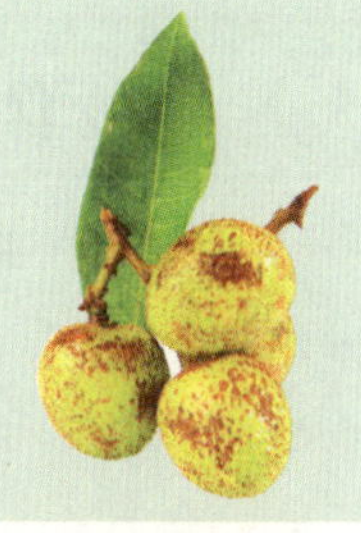

◎**白酒**。核桃和白酒都属热性食物，两者同食容易导致上火。

◎**烤鸭肉**。核桃与烤鸭肉，尤其是鸭皮与核桃仁含油脂都比较多，同食对高血脂者不利。

◎**荔枝**。核桃与荔枝同食，会导致胃热难当，肠胃功能紊乱。

健康食谱

桃仁鸡丁

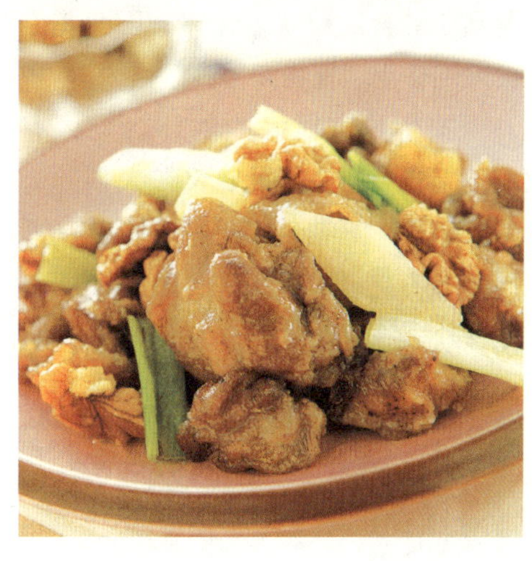

材料 鸡1只，鸡蛋2个（取蛋清），核桃仁150克，姜2片，葱1根。

调料 A：白糖、味精、胡椒粉各适量，淀粉2大匙，鸡汤半杯，香油1大匙；B：盐、水淀粉各少许。

做法

①将鸡去骨切丁，用蛋清、调料B上浆；核桃仁用开水泡上一会，去皮；

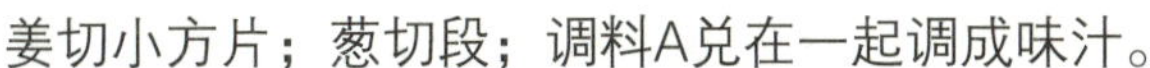

姜切小方片；葱切段；调料A兑在一起调成味汁。

②把核桃仁下入油锅炸焦酥透，再下入上浆的鸡丁滑熟沥油。

③锅内留油，煸炒姜片，倒入滑熟的鸡丁及味汁，再下入炸核桃仁、葱段，翻炒均匀，装盘即可。

花生

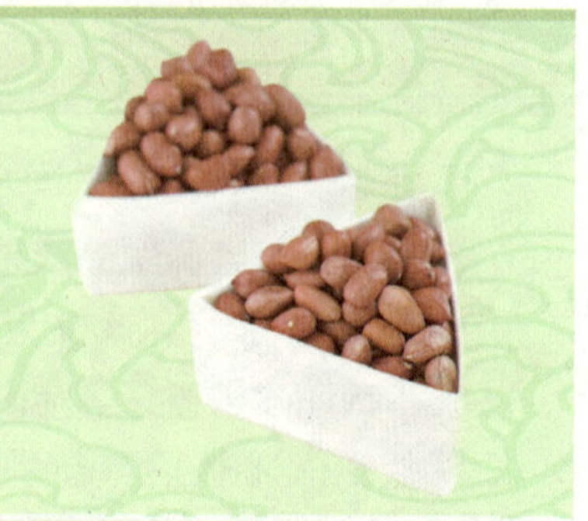

别名 落花生、长生果、地果、唐人豆

性味 性平，味甘

归经 归肺、脾、胃经

营养成分 卵磷脂、维生素E、胆碱、植物固醇

食物简介

花生原产于南美洲一带，约于16世纪传入我国。花生的营养价值比粮食类要高，可与鸡蛋、牛奶、肉类等一些动物性食品相媲美。它含有大量的蛋白质和脂肪，特别是不饱和脂肪酸的含量很高，很适宜制造各种营养食品。其含油量高达50%，因此花生被人们誉为“植物肉”。

花生具有很好的滋补功效，有助于延年益寿，因此，又被人们称为“长生果”。花生也是一味良药，适用营养不良、脾胃失调、咳嗽痰喘、乳汁缺少等症。

宜、忌食人群

✔久病体虚、处在手术恢复期的人。

✔老年人、孕妇和产妇。

✔心脑血管疾病患者。

✖花生能增进血凝，促进血栓形成，故血黏度高或有血栓的人不宜食用。

✖花生含油脂多，消化时需要多消耗胆汁，所以，胆病患者慎用。

✖花生含有大量脂肪，故肠炎、痢疾等脾胃功能不良者忌用。

食物功效

◎**预防和改善心脑血管疾病**。花生的红皮中含有抗氧化作用的成分——白藜芦醇是肿瘤类疾病的化学抑制剂，也是预防和改善心脑血管疾病的化学预防剂，可以净化血液，降低心脏病和癌症发生的概率。

◎**增强记忆力，预防老年痴呆**。花生富含植物活性化合物，可以增强记忆力，集中注意力，预防老年痴呆。

◎**促进身体发育**。花生中锌含量高，儿童多食用一些含锌丰富的食品，能增进食欲，促进身体发育。

◎**抗衰老**。含有多种抗衰老成分，尤其以单不饱和脂肪酸、白藜芦醇、植物类固醇、叶酸和微量元素锌等5种抗衰老成分最为突出。

饮食宜忌

宜	◎**红枣**。花生与红枣同食，既可以补虚，又能止血。	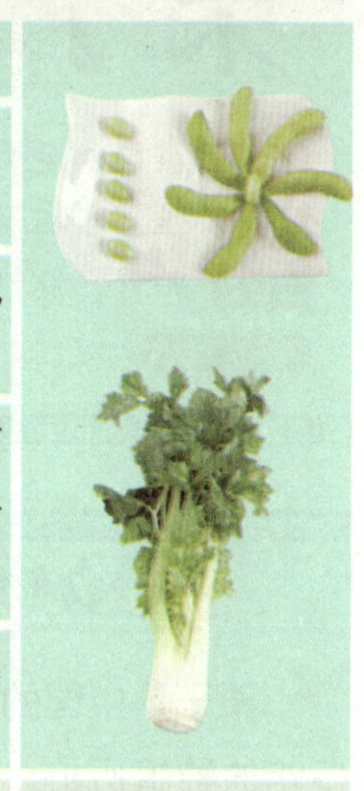
	◎**毛豆**。花生与毛豆同食，可以更多地补充卵磷脂，同时还有健脾益智的作用。	
	◎**红葡萄酒**。花生与红葡萄酒同食，可以增强抗氧化作用，降低心脏病的发病概率，并能延缓衰老。	
	◎**虾**。虾含有较多的钙，花生含磷量非常丰富。两者同食可生成含强健骨骼的磷酸钙，非常适合儿童及老人食用。	
	◎**芹菜**。花生与芹菜同食，可以改善脑血管循环，延缓衰老。	
忌	◎**黄瓜**。花生与黄瓜同食，容易引起腹泻。	

健康食谱

补血花生粥

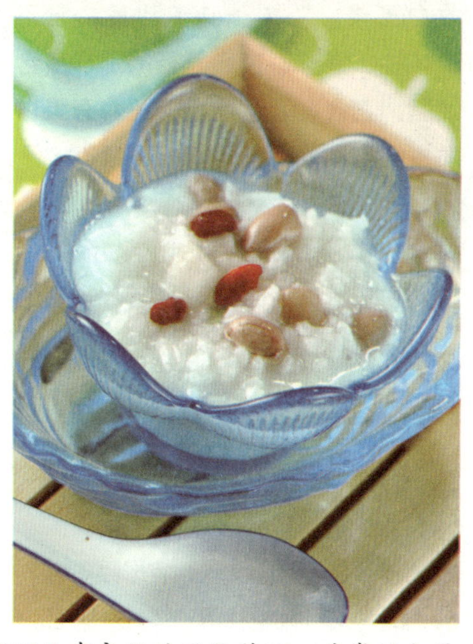

材料 花生仁50克，山药30克，粳米100克，净枸杞子少许。

调料 冰糖适量。

做法

①将山药去皮洗净，捣碎，备用。

②将花生仁洗净；粳米淘洗干净。

③锅内放入准备好的花生仁、山药碎，与粳米同煮。

④熬煮至熟，加入冰糖调味，撒枸杞子点缀即可。

小贴士 这道粥有很好的补气血作用，适合贫血者长期服用。此外，这道粥还具有良好的通乳作用，非常适合孕妇产后食用。

栗子

别名 板栗、毛栗子、栗果、大栗

性味 性温，味甘

归经 归肾、脾、胃经

营养成分 淀粉、B族维生素、不饱和脂肪酸、无机盐

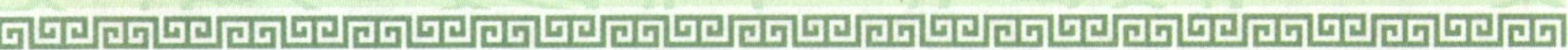

食物简介

栗子是中国的一大特产，有2000多年的种植历史，早在《诗经》上就有“东门之栗”的诗句。苏东坡曾赞誉栗子：“老去身添腰腿病，山翁服栗旧传方，客来为说晨光晚，三咽徐收白玉浆。”栗子味道甜美，它不像核桃、榛子、杏仁等坚果那样富含油脂，它含有大量淀粉，还含有蛋白质、维生素等多种营养素，素有“干果之王”的美称。

栗子不仅被誉为“树上饭”、“山中药”，而且是一种营养丰富的滋补良药。

宜、忌食人群

✓ 口舌生疮、口腔溃疡者。

✓ 肾虚腰痛、腿酸脚软、夜尿频多者。

✓ 脾肾两虚、大便稀薄、慢性久泻者。

✗ 脾胃虚弱、消化不良、腹胀者不宜多食。

✗ 患有风湿病、糖尿病者忌食。

✗ 肥胖、高血脂患者应少食。

食物功效

◎**滋阴补肾**。栗子可与人参、黄芪、当归等媲美，对肾虚有良好的改善作用。《本草纲目》记载，“肾主大便，栗能通肾”。无论是生食或熟食，栗子都有缓解肾虚所致的腰腿软弱无力、尿频及反胃、便血、慢性淋巴结炎和颈淋巴结核等症的作用。

◎**抗衰老，预防和辅助改善心血管疾病**。栗子中所含丰富的不饱和脂肪酸和维生素、无机盐，能在一定程度上预防和改善高血压病、冠心病、动脉粥样硬化、骨质疏松等疾病，是抗衰老、延年益寿的滋补佳品。

◎**强筋健骨**。栗子富含钾、蛋白质、脂肪、B族维生素等多种营养素，能够维持人体牙齿、骨骼、血管及肌肉的正常功能，可以预防和改善腰腿酸软、筋骨疼痛、乏力等症状。

饮食宜忌

宜	◎**粳米**。栗子与粳米煮粥同食，可以有效改善胃纳不佳、腰酸腿软的症状。	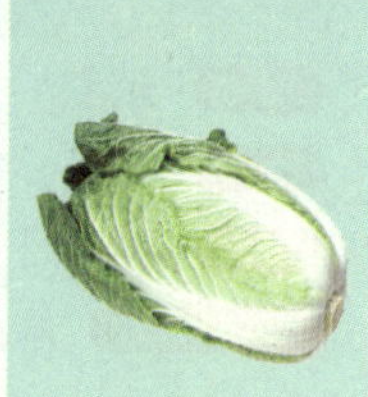
	◎**白菜**。栗子与白菜同食，可以美白肌肤，消除黑斑和黑眼圈。	
	◎**红枣**。栗子与红枣同食，可以使人体补血、造血功能更强。	
	◎**鸡肉**。栗子与鸡肉同食，可以补虚健脾，补血养血。	
忌	◎**香蕉**。香蕉有清热润肠，润肺解酒的功效，而板栗则相反，二者最好不要同吃。	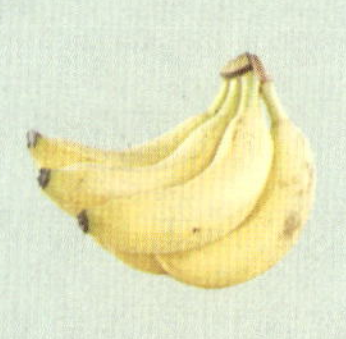
	◎**羊肉**。栗子与羊肉同食，会使人发生呕吐。	
	◎**牛肉**。栗子和牛肉同食，容易导致胃肠功能不调，甚至呕吐。	

健康食谱

栗子鸡翅

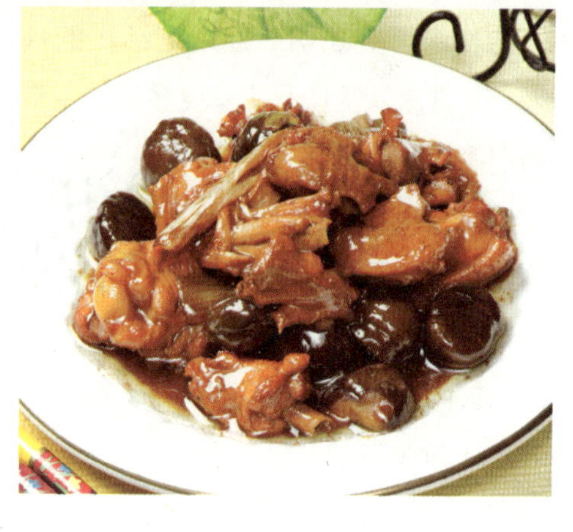

材料 鸡翅500克，栗子300克，葱2根，姜2片。

调料 A：酱油、料酒各1大匙，盐、白糖各半小匙；B：香油少许。

做法

①葱、姜洗净，葱切段；鸡翅洗净，剁去翅尖再切成3块；栗子泡水10分钟，剪十字刀口，入滚水煮熟，捞出去壳。

②锅内热油2大匙，放入鸡翅块快速汆烫一下，捞出备用。

③锅中留余油烧热，放入葱段、姜片及鸡翅块炒匀，加调料A卤至八分熟，放入栗子焖烧至卤汁收干，鸡翅块熟透，淋入香油即可。

小贴士 本品具有补血养血的作用，适合贫血患者食用。

红枣

别名 大枣

性味 性温，味甘

归经 归脾、胃经

营养成分 维生素C、芦丁、钙、铁

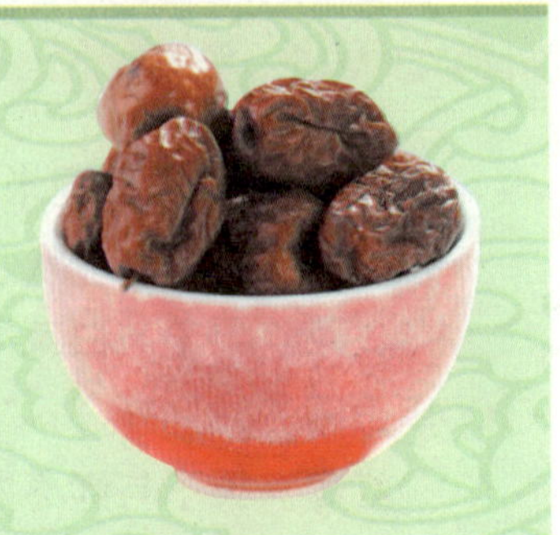

食物简介

我国是红枣的故乡，有4000多年的栽培史，最早的记载见于《诗经》。红枣以营养丰富、口感香甜赢得了人们的喜爱，被誉为“百果之王”。

红枣最突出的特点是维生素含量高，故有“天然维生素丸”的美誉。国外的临床研究表明，连续吃红枣的病人，其健康恢复情况比单纯服用维生素药剂者快3倍以上。

红枣是补气养血的圣品，同时又物美价廉。无需买昂贵的补品，善用红枣即可达到多种养生保健的功效，所以，民间一直有“一日吃三枣，终生不显老”的说法。

宜、忌食人群

✓过敏体质及过敏性疾病患者，如支气管哮喘、过敏性鼻炎者。

✓脾胃虚弱、食欲不振、大便溏薄者。

✓气血不足、贫血者。

✓心悸失眠者。

✗腹胀、胃胀者，糖尿病患者忌用。

✗过多食用红枣会引起胃酸过多和腹胀，泻泄烦渴。

食物功效

◎**预防和改善骨质疏松和贫血**。红枣含有丰富的钙和铁，对预防和改善骨质疏松和贫血有重要作用。中老年人及更年期女性骨质疏松症状比较普遍，而在生长发育期的青少年和女性则较易发生贫血，经常食用红枣对这几大人群来说是理想的食疗选择。

◎**预防和辅助治疗结石病**。鲜枣中含有丰富的维生素C，可促进体内多余的胆固醇转变为胆汁酸，胆固醇减少了，结石形成的概率也随之减少了。

◎**抑制癌细胞**。红枣中大量的糖类物质能够增强人体免疫力，并因其含有抑制癌细胞生长的物质，所以，能有效抑制癌细胞，提高人体抗癌的能力。

饮食宜忌

<table>
<tr><td rowspan="4">宜</td><td>◎核桃。红枣与核桃同时食用，可以辅助改善贫血和血小板减少性紫癜，并能起到美容养颜的效果。</td><td rowspan="4">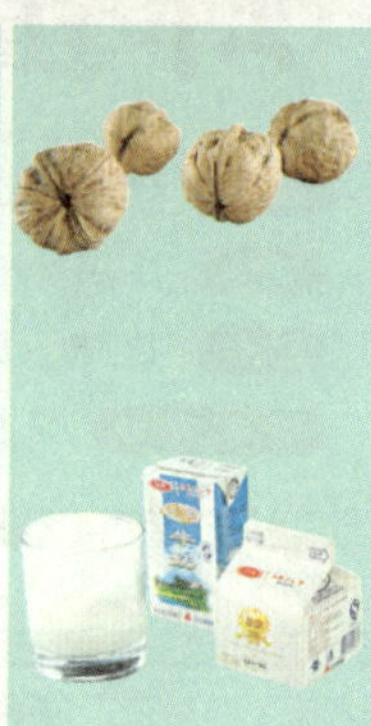</td></tr>
<tr><td>◎芹菜根。红枣与鲜芹菜根共同煎服，可降低血液中的胆固醇。</td></tr>
<tr><td>◎牛奶。红枣与牛奶同食，可以补血补虚、润养大肠、滋养心肺、开胃健脾。</td></tr>
<tr><td>◎桂圆。红枣与桂圆同食，可以促进气血化生，使面色红润、气色更佳。</td></tr>
<tr><td rowspan="3">忌</td><td>◎虾皮。红枣与虾皮同食，容易引起中毒。</td><td rowspan="3">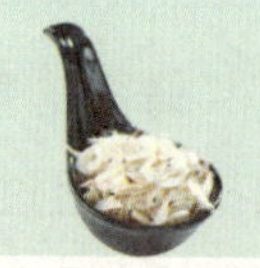</td></tr>
<tr><td>◎大葱。红枣与大葱同食，会令人脏腑不和、头昏脑涨。</td></tr>
<tr><td>◎鱼。红枣与鱼同食，容易令人腰腹疼痛。</td></tr>
</table>

健康食谱

甘薯粳米红枣粥

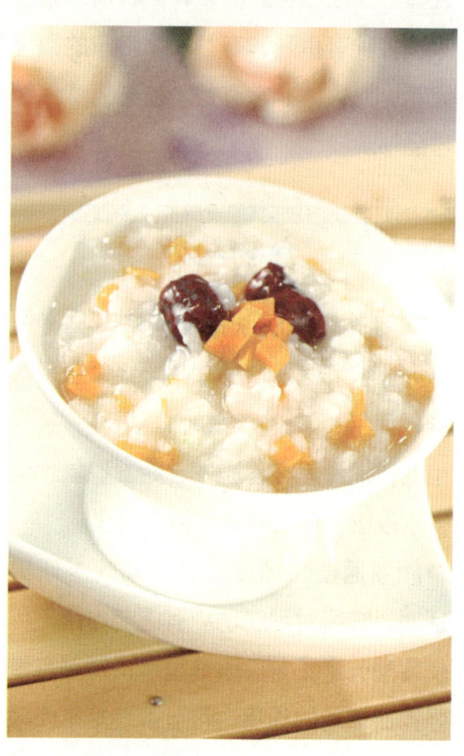

材料 甘薯200克，红枣9个，粳米100克。

调料 红糖30克。

做法

①将甘薯去皮洗净，切成小块；红枣洗净；粳米去杂质，洗净备用。

②锅内加适量水，放入红枣、粳米煮粥，五成熟时加入甘薯块，再煮至粥熟，调入红糖即可。

小贴士 甘薯是一种药食兼用的健康食品，其中含有大量膳食纤维，在肠道内无法被消化吸收，能刺激肠道，增强蠕动，通便排毒，尤其对老年性便秘有较好的改善作用。

蜂蜜

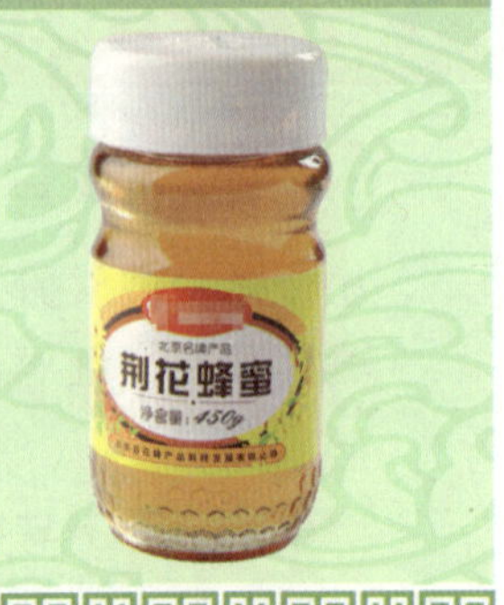

别名 蜂糖、食蜜、沙蜜、白蜜、石饴

性味 性温，味甘

归经 归肺、脾、大肠经

营养成分 果糖、葡萄糖

食物简介

蜂蜜是蜜蜂从植物花朵上采集来的花蜜，经过酿制而成的一种营养丰富的天然食品。中国是世界上较早驯化蜜蜂的国家之一。研究表明，蜂蜜含有与人体血清浓度相近的多种无机盐、维生素及多种有机酸和有益人体健康的微量元素，对人体非常有益，被誉为“保健佳品”。

食物功效

◎**美容养颜，润肤护发。**蜂蜜具有很好的美容养颜及护发功效。经常服用蜂蜜，面色会嫩白发亮、白里透红；头发也变得润泽黑亮，脱发、断发现象也会得到改善，而且有助于脱发再生。

◎**润肠通便，辅助改善胃肠病。**研究证明，蜂蜜对胃肠功能有调节作用，可使胃酸分泌正常。研究显示，蜂蜜有增强胃肠蠕动的作用，可显著缩短排便时间，改善便秘。此外，蜂蜜还可以辅助改善胃十二指肠溃疡等胃肠病。

◎**保护肝脏，抑制脂肪肝的产生。**蜂蜜对肝脏也有保护作用，它能提高肝细胞对糖的利用和增加肝糖的含量，从而促使肝细胞再生，对脂肪肝的形成有一定的抑制作用。

健康食谱

蜂蜜土豆粥

材料 新鲜土豆250克（不去皮），糯米50克。

调料 蜂蜜少许。

做法

①土豆洗净，切小块；糯米洗净。

②将糯米、土豆块与适量水一同入锅，煮至稠粥状。

③食用时加蜂蜜即可。

小贴士 这道蜂蜜土豆粥具有健脾滋肾、补肺益精的功效，对胃脘隐痛、食少倦怠等症有一定的食疗作用。

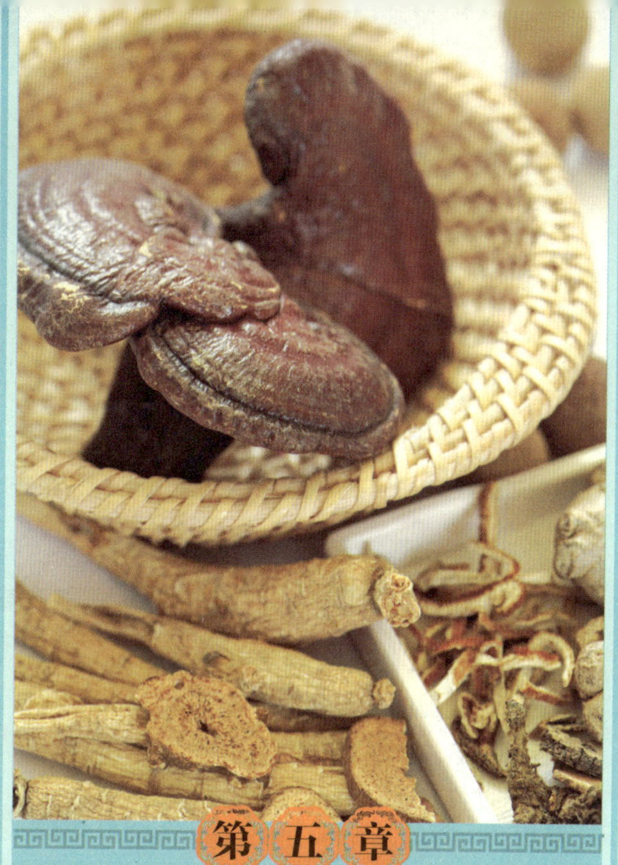

第五章

居家必备中药材，滋补保健有奇效

中药是祖国传统医学的精髓，以其安全、副作用小的特点而被大多数人所称道。中药材不仅可做药用，替人治病疗疾，还可加入日常膳食中，作为药膳，起到强身健体的功效。家中常备一些中药材，对家人的健康是大为有益的。

菊花

别名 节华、金精、甘菊

性味 性微寒，味甘、苦

归经 归肝、肺经

营养成分 菊苷、腺嘌呤、氨基酸、胆碱

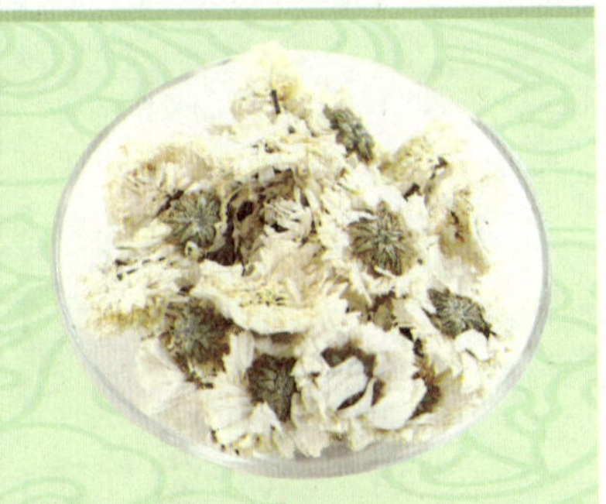

药物简介

菊花在中国已有3000多年的栽培历史，是我国的传统名花。菊花主要在我国中部、东部及西南地区栽培。

菊花在秋季花开时采摘，采摘后既可以用鲜品，也可以烘干或蒸、晒干用。菊花气味芬芳，绵软爽口，是入菜佳品。在我国，不少地方都有食菊的风俗。

菊花是代茶饮的首选花卉之一，菊花茶是老少皆宜的茶饮品，健康的人平常也可当茶水饮用，有减压怡神、缓解眼睛疲劳之效，其中颜色泛黄而小的是上品。

药物功效

菊花是辛凉解表的常用药材，具有疏风清热、解毒、清肝明目的功效，常用于辅助改善外感风热、身重头痛、畏寒等感冒初期症状，有显著的解热作用，对预防感冒也有效果。

菊花对中枢神经也有镇静作用，能改善神经性头痛、头晕、失眠、心悸，还能扩张外周血管、降低血压。因此，动脉粥样硬化、高血脂、高血压早期头痛患者也可多服用菊花。

宜、忌食人群

✔肝胆火旺、头晕目眩、目赤肿痛者。

✔冠心病、动脉粥样硬化者。

✔炎热夏季头昏脑涨、烦热口干者。

✖气虚胃寒、食欲不佳、腹泻者不宜食用。

✖虚寒体质、怕冷、手脚易凉者不宜食用。

温馨提示

◎菊花以内服居多，可煎煮成药汤服用，常用量约为3~18克，也可用热水冲泡当茶饮。◎保存菊花时，应将其放置于阴凉干燥处收藏，以防虫蛀、发霉。◎菊花与鸡肉、猪肉同食易引起中毒。

养生小方剂

【方剂1】

组成成分 菊花24克，白花蛇舌草15克，生甘草9克。

用法用量 水煎或沸水冲泡，代茶饮。

主治功效 解热毒，祛痰浊。

【方剂2】

组成成分 豆腐小片适量，金银花、菊花各30克，盐少许。

用法用量 三者加盐稍煮，每日1剂。

主治功效 疏散风热，清热解毒。尤其适用于急性扁桃体炎患者。

【方剂3】

组成成分 菊花15克。

用法用量 加清水250毫升煎至100毫升。每日分2次服，2个月为1个疗程。

主治功效 改善冠心病。

【方剂4】

组成成分 菊花、金银花各15克。

用法用量 加清水300毫升煎或泡茶。代茶饮用。

主治功效 改善高血压、动脉粥样硬化等心血管疾病。

特效药膳

红枣菊花粥

材料 红枣50克，粳米100克，净菊花15克。

调料 红糖少许。

做法

①红枣、粳米洗净放入锅内，加清水煮开。

②煮开后，改用小火煲15分钟，放入适量红糖调味。

③关火前撒入菊花即可食用。

小贴士 红枣能降低血清胆固醇、提高血清白蛋白，保护肝脏；菊花有清肝去火的功效，两者合用对补肝益肝大有裨益。

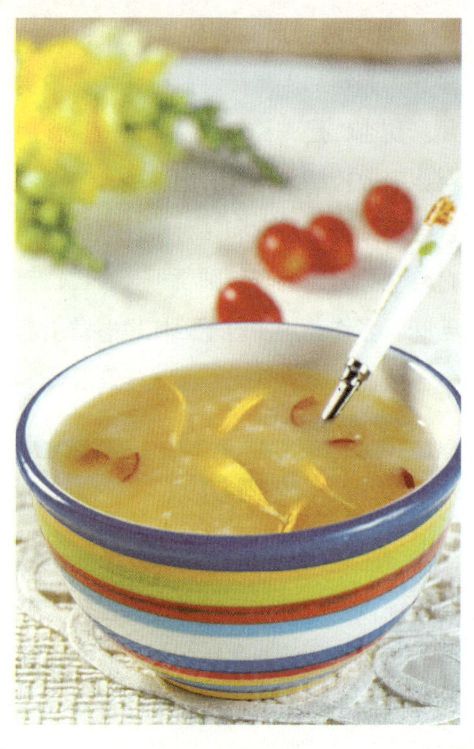

杏仁

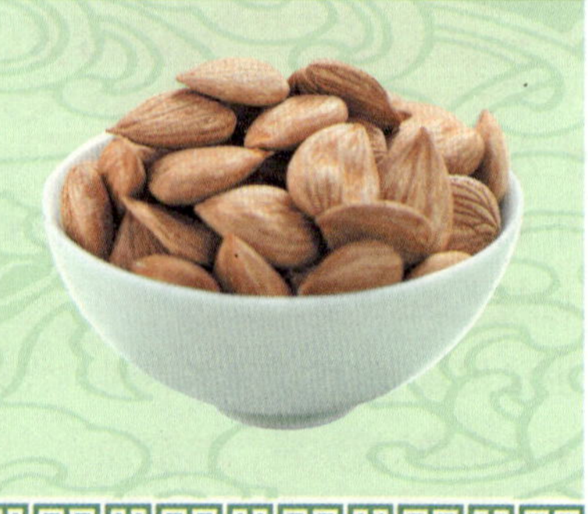

别名 杏子、木落子、杏梅仁、甜梅

性味 性温，味苦

归经 归肺、大肠经

营养成分 不饱和脂肪酸、维生素E、苦杏仁苷

药物简介

杏主产于我国东北、内蒙古、华北、西北、新疆、长江流域等地。其药用部位为山杏、西伯利亚杏以及东北杏的干燥成熟种子。杏仁分为甜杏仁及苦杏仁两种，是药食同源的佳品。

我国南方产的杏仁属于甜杏仁，多作为原料加入蛋糕、曲奇和菜肴中食用。甜杏仁是一种健康食品，适量食用可以有效控制人体内胆固醇的含量，还能显著降低心脏病和多种慢性病的发病危险。北方产的杏仁则属于苦杏仁，带苦味，多作药用，对于因伤风感冒引起的多痰、咳嗽、气喘等症状疗效显著。

药物功效

杏仁中的膳食纤维可以增加饱腹感，所以，肥胖者适当选择杏仁作为零食，可以达到控制体重的效果。杏仁和日常吃的干果大杏仁一样偏于滋润，有一定的补肺作用。研究表明，杏仁含有能促进皮肤微循环的成分，使皮肤红润有光泽，具有美容的功效。

杏仁还是止咳平喘的常用药材，多用来辅助治疗感冒咳嗽、急性咽喉炎、痰多、气喘、支气管炎等症。此外，杏仁还有润肠通便的作用。

宜、忌食人群

- ✔ 多种类型的咳喘病患者。
- ✔ 因胃肠燥热或肠液亏虚而便秘的人。
- ✔ 癌症患者及放疗、化疗的人。
- ✖ 阴虚劳嗽、大便稀薄者需慎用。
- ✖ 婴儿、产妇、糖尿病患者忌食。

温馨提示

◎杏仁为内服食品，一般需与其他药材搭配煎煮成药汤服用。◎杏仁有苦、甜之分，用于伤风感冒、咳喘用苦杏仁，用于干咳无痰、肺虚久咳宜用甜杏仁。◎杏仁中含有黄酮，与猪肉同食易腹痛。

养生小方剂

【方剂1】

组成成分 苦杏仁7颗，大蒜7瓣。

用法用量 将苦杏仁和大蒜捣碎成泥，外敷于太阳穴，然后用胶布固定4~8小时，1~2次即可缓解牙痛。左侧牙痛外敷右侧太阳穴，右侧牙痛外敷左侧太阳穴。

主治功效 辅助改善牙痛。

【方剂2】

组成成分 杏仁、川贝各10克，冰糖25克，鸡蛋1个。

用法用量 在杏仁中加入川贝、冰糖，干燥后研为粉末，然后加1个鸡蛋，用开水冲服。每日2剂。

主治功效 辅助改善肺结核及气管炎。

【方剂3】

组成成分 杏仁10克，白胡椒5克。

用法用量 在杏仁中加入白胡椒，干燥后研为细末，搅拌均匀，以温开水冲服。每日1剂，每剂分早、中、晚3次服用。

主治功效 辅助缓解寒性胃痛。

特效药膳

山珍鸭肉

材料 红枣10颗，杏仁10克，栗子100克，鸭肉200克，葱段、姜片各适量，净枸杞子少许。

调料 猪骨汤、盐、味精、胡椒粉各适量。

做法

①红枣洗净、去核；鸭肉剁块，汆烫去血沫；栗子去壳取肉。

②锅中加猪骨汤、葱段、姜片、红枣、杏仁、栗子肉、鸭肉，炖至鸭肉熟透时，加调料调味，撒枸杞子即可。

小贴士 这道菜有健脾补血、补心安神、滋阴清热的功效，很适合由心血不足引起的心悸、失眠的人食用。

枸杞子

别名 甘枸杞、杞子、枸杞果、枸杞豆

性味 性平，味甘

归经 归肝、肾经

营养成分 胡萝卜素、维生素E、维生素D、磷脂、硒

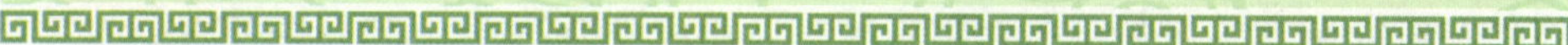

药物简介

枸杞子为茄科植物，是宁夏枸杞的成熟果实。枸杞子从诗经“集于苞杞”时起，便用于医药，迄今已有3000余年的历史。枸杞子是一味药食同源的滋补佳品，既可与其他中药材搭配入药，又可与日常食物搭配入菜、煮粥、煲汤。枸杞子可辅助改善老年人两眼昏花、视物模糊等症状。

药物功效

枸杞子可调节机体免疫功能，能有效抑制肿瘤生长和细胞突变，具有延缓衰老、抗脂肪肝、调节血脂和血糖等方面的作用。因此，枸杞子对糖尿病、血脂异常、肝功能异常、胃炎等都有一定的辅助改善作用。此外，枸杞子是常用的补阴药材，能明目益精、滋补肝肾，且药性平和，能强壮筋骨、润肺止咳。

宜、忌食人群

✔虚劳咳嗽、消渴、遗精者。

✔因肝肾阴虚而出现腰膝酸软、头晕目眩、目昏多泪等症者。

✔肝肾不足、阴血亏虚引起的面色暗黄、须发早白、失眠多梦等症者。

✖脾胃虚弱、大便稀薄者不宜多食，脾虚有湿及腹泻者忌用。

✖感冒、发热和消化不良者应停用。

✖性情过于急躁，或患有高血压者不宜服用。

温馨提示

◎一般来说，健康的成年人每日吃20克左右的枸杞子比较合适。◎保存枸杞子时，应将其放置于阴凉干燥处，为预防闷热、发霉、虫蛀，也可存放于冰箱内。◎选购时应注意，如果发现枸杞子的红色太过鲜亮，可能是被硫黄熏制过的。其品质已受到严重破坏，不宜选购。

养生小方剂

〖方剂1〗

组成成分 枸杞子适量。

用法用量 将枸杞子洗净，烘干打碎用瓶或铁罐装好。每日取20克分早晚两次于餐前嚼服，一般宜饭前半小时服用。2个月为1个疗程。服用时应停服其他中西药物。

主治功效 辅助缓解慢性萎缩性胃炎。一般1~2个疗程可获良好效果。

〖方剂2〗

组成成分 枸杞子10克。

用法用量 每晚睡前，直接嚼食，连服1个月为1个疗程。一般用药1~2个疗程，精液常规检查转为正常，再服用1个疗程巩固一下。

主治功效 补肾益精，可辅助缓解男性少精及不育症。

〖方剂3〗

组成成分 枸杞子、女贞子、红糖各适量。

用法用量 将枸杞子、女贞子、红糖研末，制成冲剂。每次6克，每日2次，4~6周为1个疗程。

主治功效 辅助缓解血脂异常症。

特效药膳

滋阴枸杞汤

材料 枸杞子、红枣、莲子各10克，山药30克。

调料 蜂蜜10克。

做法

①将莲子放入锅中蒸10分钟，然后取出去芯。

②枸杞子、红枣、莲子、山药放入锅中，加水2000毫升，先用大火煮沸，再改为小火煮50分钟，最后加入蜂蜜调味即可。

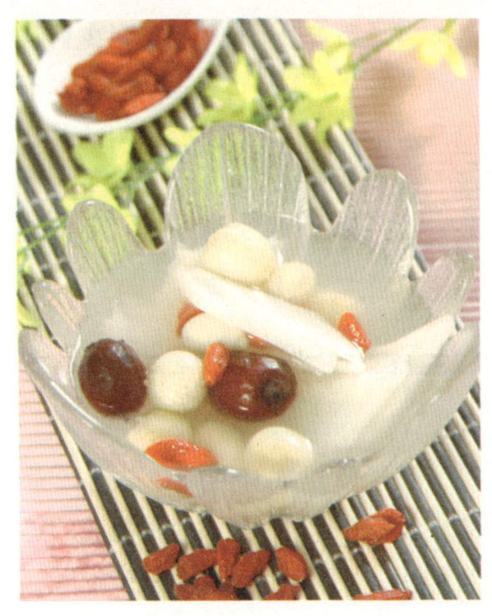

小贴士 枸杞子滋补肝胃，适用于脾胃阴虚引起的食少倦怠无力、心烦不寐、大便秘结等。

莲子

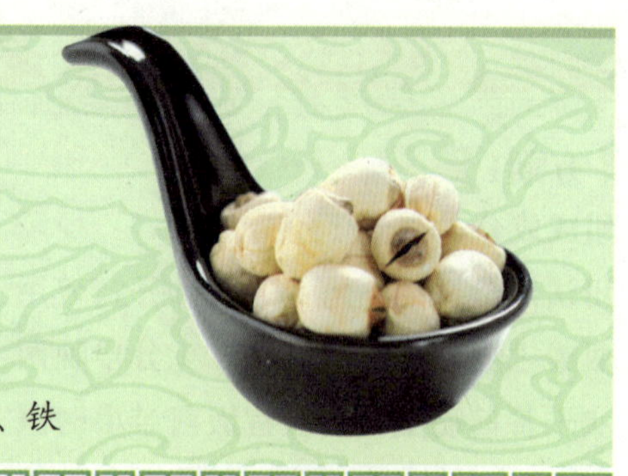

别名 莲肉、莲实、莲米

性味 性平，味甘

归经 归脾、肾、心经

营养成分 β—谷甾醇，生物碱及钙、磷、铁

药物简介

莲子为睡莲科多年生水生草本植物莲的果实或种子。因其生在小巧玲珑的莲蓬之中，外壳坚硬，古人称之为石莲子。莲子是我国的特产之一，湖南、江西、福建、浙江等省均是闻名的莲子产区，其中以湖南产的莲子为最佳。

莲子自古以来是公认的老少皆宜的鲜美滋补佳品。市售莲子大多以干制品居多，且价格低廉，药用功效显著。莲子不但是一味中药，而且还可与其他药食搭配，用来配菜、做羹、炖汤、制饯、做糕点等。

药物功效

莲子不但具有养心、益肾、补脾、涩肠等功效，还具有很显著的美容作用，能延缓衰老、轻身益气、安心养神、强化记忆力、提高工作效率。莲子也常用来改善食欲不振、安胎止血及改善月经过多、崩漏、心悸失眠等症。另外，莲子中央的青绿色胚芽，叫做莲子芯。它具有清热、固精、安神、强心之功效。

宜、忌食人群

- ✔心悸失眠者。
- ✔中老年人和脑力劳动者。
- ✔脾虚久泻、大便溏泄、腰疼者。
- ✔遗精的男性或赤白带下的女性。
- ✔腰酸以及有早产、流产迹象的孕妇。
- ✖腹部胀满及大便燥结难解者忌用。

温馨提示

◎莲子以内服居多，入膳宜煲汤、煨煮、煎炒等，入药宜煎服。◎莲子作为保健药膳食疗时，一般不需取出莲子心。◎入膳保健常用量10~15克，入药常用量15~30克。◎莲子比较容易发霉，故宜置于干燥通风处保存，并常常翻晒。与花椒一起保存，能预防虫蛀。

养生小方剂

【方剂1】

组成成分 莲子肉、糯米各200克，茯苓100克，白糖适量。

用法用量 将莲子肉与糯米一起炒香，然后与茯苓共同研成细末，再加适量白糖一同搅匀，加水使之成泥状。蒸熟即可。

主治功效 补脾益胃。用于脾胃虚弱，饮食不化，大便稀溏等症。

【方剂2】

组成成分 扁豆、薏米、淮山各120克，人参、莲子肉、芡实、白术、茯苓各15克。

用法用量 上述材料共炒，研末。每日1剂，每次15~30克，以温开水冲调服用。

主治功效 滋养补益，健运脾胃。用于脾虚少食、腹泻、咳嗽少气等症。

【方剂3】

组成成分 莲子15克（带芯），百合30克，麦冬12克。

用法用量 水煎服。每日1剂。

主治功效 用于病后余热未尽，心阴不足。

特效药膳

银耳莲子汤

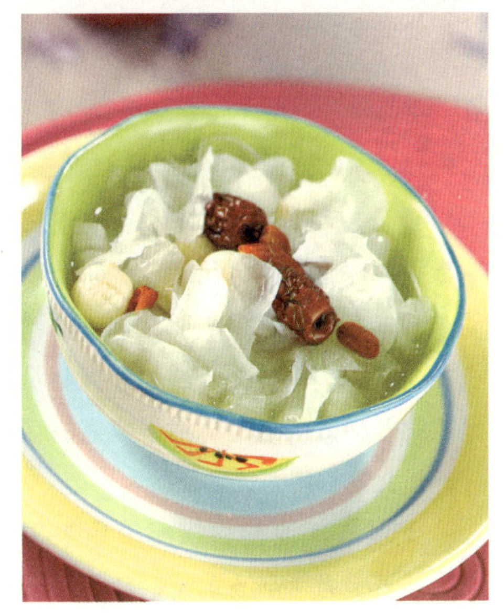

材料 银耳、莲子各15克，红枣6个，枸杞子适量。

调料 冰糖适量。

做法

①银耳洗净，泡发备用；红枣洗净，去核。

②将水发银耳、莲子、去核红枣同时入锅，加适量清水煮约20分钟，待莲子、银耳煮软时放入枸杞子，续煮一会儿，加入冰糖调味即可。

小贴士 此汤的养生功效非常好，有清除心热、固精、安神、强心、延年益寿、清热润肺、补气血的功效。

薏米

别名 薏苡仁、回回米

性味 性微寒，味甘

归经 归脾、胃、肺经

营养成分 维生素B_1、氨基酸、蛋白质、脂肪

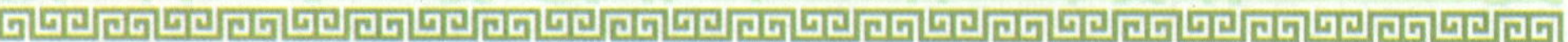

药物简介

薏米属禾本科一年或多年生草本植物，主产于福建、河北、辽宁等地，全国各地亦有栽培。薏米是中国古代宫廷膳食之一，同时也是一味营养价值很高的药用粮种，被誉为“世界禾本科植物之王”，在欧洲被称为“生命健康之禾”。

药物功效

薏米是利水渗湿的药材，有清热解毒、利尿化湿的作用。现代研究表明，薏米有调整免疫机能、抗过敏、抗癌、镇静、镇痛、降血脂、抑制肌肉收缩等功效。它还适用于痤疮的辅疗，是女性常用的美容圣品。

薏米与其他药材搭配使用效果更为显著。薏米与车前子、泽泻等搭配使用，能利水渗湿，常用来辅助改善脾虚引起的水肿、小便不利、脚气等症。薏米与威灵仙、桑枝等搭配使用，能舒筋止挛，可辅助改善风湿痹痛、肢体不能屈伸等症状。

宜、忌食人群

- ✓ 癌症患者。
- ✓ 关节炎患者。
- ✓ 食欲不振、慢性溃疡、腹泻者。
- ✓ 急慢性肾炎水肿、腹水、面浮肢肿者。
- ✗ 孕妇、有习惯性流产者不宜服用。
- ✗ 消化功能较弱的儿童、老人忌用。
- ✗ 小便量多、大便燥结、津液不足者需慎用。

温馨提示

◎薏米多用来内服，一般用量约为10~30克，病重者可加大剂量至60克。◎取清热利湿之效宜生用，取健脾止泻之效宜炒用。◎薏米以水煮软或炒熟，更利于肠胃的吸收。◎保存薏米时，应放置于通风阴凉干燥处收藏。

养生小方剂

【方剂1】

组成成分 绿豆、薏米各30克，山楂9克。

用法用量 将上述材料水煎，代茶饮，每日3~5次。

主治功效 预防和辅助改善痤疮。适用于油性皮肤患者。

【方剂2】

组成成分 薏米、红豆、冬瓜皮各30克，黄芪、茯苓皮各15克。

用法用量 水煎服，每日1剂。

主治功效 辅助缓解水肿。

【方剂3】

组成成分 薏米30克，生干姜、艾叶各9克。

用法用量 水煎干姜和艾叶，过滤留汁，再加入薏米煮粥。每日2次，趁热服用。

主治功效 适用于寒湿凝滞型痛经。

【方剂4】

组成成分 薏米40克，白糖适量。

用法用量 将薏米煮熟，加入适量糖即可。每日1剂。

主治功效 辅助缓解老年斑。

特效药膳

红绿双米粥

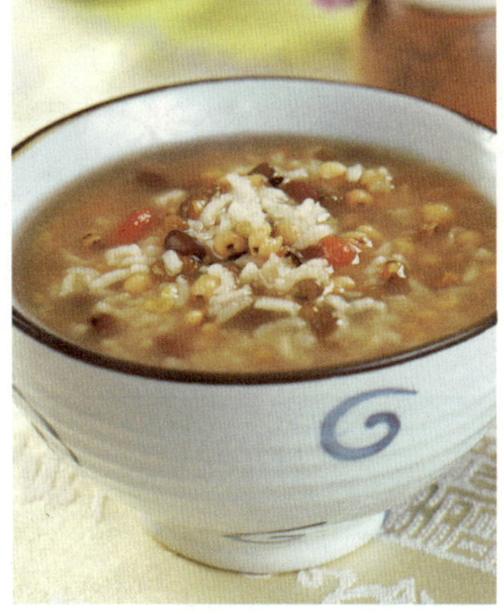

材料 大米半杯，薏米、红豆、绿豆各3大匙，净枸杞子少许。

调料 冰糖少许。

做法

①将大米、薏米、红豆、绿豆淘洗干净，用清水浸泡1小时。

②将所有材料一同放入锅中，加适量水，先用大火烧沸，再转小火继续熬煮45分钟。

③粥熟后，加入冰糖、枸杞子即可。

小贴士 这道红绿双米粥特别适合热性体质者食用，它对热性体质者的身体有不错的调理功效。

玉米须

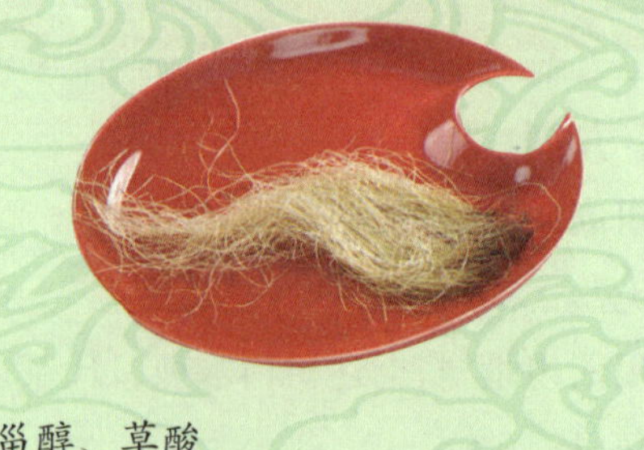

别名 玉麦须、玉蜀黍蕊、棒子毛

性味 性平，味甘

归经 归膀胱、肝、胆经

营养成分 苦味糖苷、抗坏血酸、谷甾醇、豆甾醇、草酸

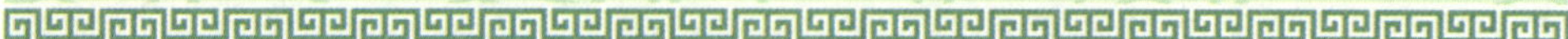

药物简介

玉米须是禾本科植物玉米的花柱和花头，成熟于每年的夏秋之际。玉米原产于美洲，明代始传入中国，入药始载于《滇南本草图说》。

现在，玉米已成为我国重要的粮食作物，因此，玉米须在各地均有分布，其药用部位为玉米须的花柱，一般在收获玉米时采收，晒干或烘干，生用。

玉米须价格能被大众接受，且养生功效十分显著。在多部医学经典著作中都有对玉米须功效的介绍。由于作用广泛且无毒性，因此，被广泛用于临床上很多疾病的辅助改善中。

药物功效

玉米须具有利尿消肿、清肝利胆的作用，是消肿的良药。临床上，常将玉米须用于辅助治疗水肿、小便不利、小便短赤等症。玉米须还有降血糖、抗癌、抑菌、增强免疫功能、降血压等作用。

此外，玉米须也可用于辅助改善因肝胆湿热引起的肝炎黄疸、胆囊炎、胆结石等。

宜、忌食人群

✔水肿、小便不利或小便短赤者。

✔高血压、糖尿病患者。

✔肝胆湿热引起的肝炎、黄疸、胆囊炎、胆结石患者。

✖玉米须性平，诸病无忌，适合一般人食用。

温馨提示

◎玉米须以内服居多，可将其煎煮成汤汁服用，药量不宜过高，常用量约15~30克。外用时，一般烧存，研末，烧烟吸入。◎玉米有季节性，过了就没有玉米须，因此，可以在玉米须成熟的季节多贮存一些以备后用。

养生小方剂

【方剂1】

组成成分 玉米须15克。

用法用量 将玉米须加温水600毫升，以小火煎煮20~30分钟，过滤后饮服，每日1次或分多次服用。3个月为1个疗程。

主治功效 辅助治疗慢性肾炎。

【方剂2】

组成成分 玉米须、当归粉各适量。

用法用量 将玉米须切成短丝，同当归粉混合，点燃吸其烟雾。

主治功效 辅助治疗慢性鼻窦炎。

【方剂3】

组成成分 新鲜的玉米须25克，白茅根15克(以鲜品尤佳)，冬瓜皮、红豆、茯苓皮、姜皮各30克。

用法用量 将上述材料加水煎服。每日2~3次。

主治功效 辅助治疗肾炎性水肿。

特效药膳

鸡爪玉米须汤

材料 鸡爪500克，玉米须15克。

调料 盐、料酒、鸡精各适量。

做法

①将玉米须洗净，捞出沥干；鸡爪用清水洗净，去趾尖。

②选用一块干净的纱布，将玉米须用纱布包好，和鸡爪一起放入锅中加盖炖煮1小时。

③等到鸡爪熟透时，加入适量盐、料酒、鸡精调味即可，食用时连汤一起喝尽。

小贴士 本菜品可以平肝阳、补气血、降血压，适用于肝阳上亢型高血压患者。

玉米须炖猪肉

材料 玉米须15克，猪瘦肉120克。

调料 盐、鸡精各适量。

做法

①将猪瘦肉洗净切片；玉米须洗净捞出沥干。

②然后将玉米须和猪瘦肉片一起放入锅中，加适量水同煮。

③一直煮至猪肉熟透，再加入盐、鸡精调味，然后盛入碗中，食用时吃肉喝汤。

小贴士 本菜品具有补中益气、清血热、止崩漏的作用，尤其适用于血热型崩漏。每日2次，趁热服用效果更明显。

山楂

别名 红果、胭脂果

性味 性微温，味酸、甘

归经 归脾、胃、肝经

营养成分 钙、胡萝卜素、黄酮类化合物

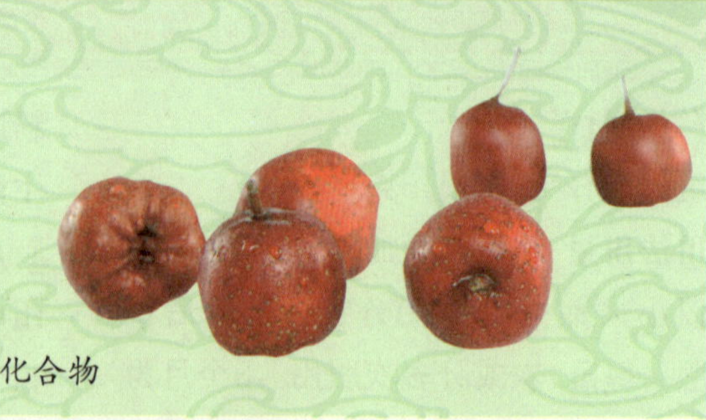

药物简介

山楂主产于浙江、江苏、安徽、湖北、贵州、河南、广东及东北三省等地，其药用部位为野山楂或山楂的成熟果实。一般在秋末冬初时采收，切片，干燥，或直接干燥，生用；或用小火炒至颜色变深，即为炒山楂；或用小火炒至表面焦褐色，即为焦山楂；或用小火炒至表面焦黑色、里面黄褐色，即为山楂炭。炮制方法不同，作用便不同，如散淤止痛用生品，消食化积服炒品等。

山楂既是中药又是水果，生熟均可食用，古今皆被视为消食化积之佳品。由于山楂的价格比较低廉，且口味怡人，深受大众欢迎。

药物功效

山楂自古以来就是健胃消食、活血化淤的良药。在日常生活中，山楂常被视为消食药，可改善胸腹胀满、消化不良、疝气疼痛、淤血经闭、小儿疮疹等症，对食用过多肉类而导致的积食有较好的辅助治疗作用。

在现代临床上，常用山楂来辅助治疗高血压、高血脂、冠心病、心绞痛。此外，山楂还能用于辅助治疗产后恶露不尽。

宜、忌食人群

✓食积不化的儿童。

✓冠心病、高血压、高血脂等心血管疾病患者。

✓产后淤血不尽引起腹痛的女性。

✓心气不足引起心慌、脉律不齐者。

✗脾胃虚弱者、胃肠功能不佳者忌食。

✗空腹、血压低时忌用。

✗山楂会损害牙齿的珐琅质，因此，有蛀牙的人不宜多吃。

温馨提示

◎山楂宜与其他食材或药材搭配使用效果较佳。◎服用人参期间不宜吃山楂。

养生小方剂

【方剂1】

组成成分 山楂15克。

用法用量 将山楂洗净，切片水煮，水沸后5分钟即可。代茶饮。

主治功效 消食化积。适用于单纯性肥胖、高血脂、高血压、冠心病等。

【方剂2】

组成成分 山楂30克，枸杞子15克。

用法用量 将上述两种材料用沸水冲泡约30分钟。上、下午各饮1次。

主治功效 滋补肝肾，消食化积。适用于慢性胃炎、神经衰弱、眩晕等。

【方剂3】

组成成分 山楂30克，石菖蒲15克。

用法用量 将上述材料用沸水冲泡10分钟。每日1剂，代茶饮。

主治功效 益智，醒脑，宁心。适用于心情郁闷、头晕胀痛、记忆力下降者。

【方剂4】

组成成分 山楂、山药、白糖各适量。

用法用量 山楂去核；山药蒸熟压泥，加入白糖适量，揉条，切厚片。

主治功效 适用于儿童食欲不振、消化不良等。

特效药膳

山楂西红柿粥

材料 山楂40克，西红柿、大米各100克。

调料 冰糖10克。

做法

①山楂洗净，切片，加水煮沸，转小火煎煮20分钟后取汁；西红柿洗净切丁。

②大米淘洗干净，加入山楂汁，先用大火煮沸，再转小火煮约1小时，煮至成粥。

③加入山楂片及西红柿丁，放入冰糖调味，稍煮至冰糖溶化即可。

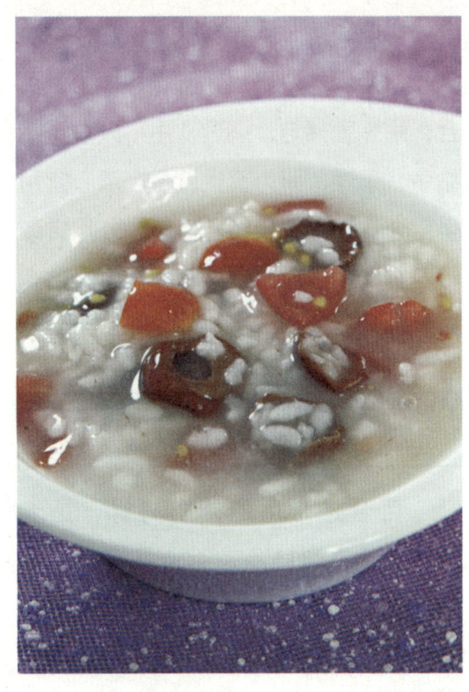

百合

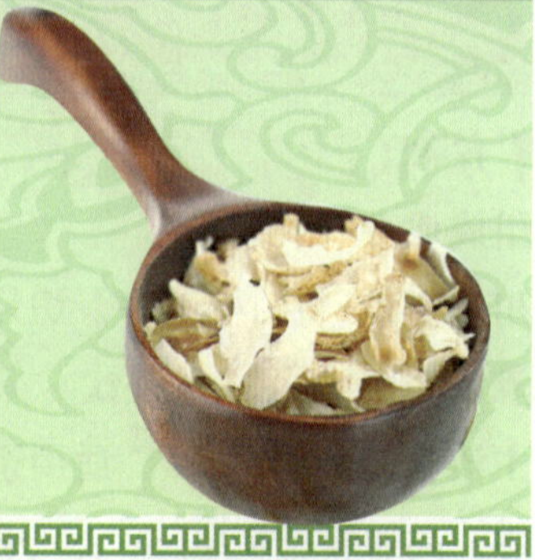

别名 野百合、山百合、玉手炉、倒仙、中逢花

性味 性微寒，味甘

归经 归肺、心经

营养成分 生物碱、钙、磷、铁、维生素B_1

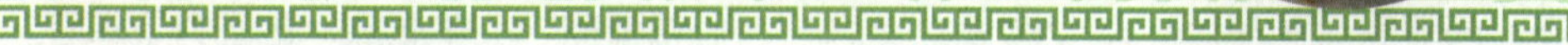

药物简介

百合属百合科多年生草本植物，主产于江苏宜兴、湖南邵阳、甘肃兰州、浙江湖州等地。因其鳞茎瓣片紧抱，“数十片相摞”，状如莲花，故名“百合”。

其药用部位为卷丹百合和细叶百合的肉质鳞茎。一般在秋季采挖，剥取鳞叶，置沸水中略烫，干燥，即为生百合；用炼蜜拌匀，焖透，用小火炒至不黏手，干燥，即为蜜炙百合。清心宜用生百合，润肺宜用蜜炙百合，外用宜取鲜百合捣敷。百合价格不高，属经济实用性药材。

药物功效

百合是常用的补阴药材，是老少皆宜的药食佳品。百合具有清心安神、润肺止咳、滋补营养、促进睡眠的作用。

百合入药主要用在辅助治疗慢性肺部疾病上，如辅助治疗因慢性支气管炎或肺气肿导致的常咳或久咳不愈等。另外，百合还可用于辅助治疗小便不畅、浮肿等症状。

宜、忌食人群

- ✔ 肺热咳嗽痰黄稠，或肺燥干咳无痰，或少痰者。
- ✔ 肝火头昏、夜寐不眠、多噩梦者。
- ✖ 外感风寒咳嗽、脾胃虚寒型大便稀薄者忌用。
- ✖ 有长期轻微腹泻的寒性体质者忌用。

温馨提示

◎百合与沙参配伍，有补中益气、温肺止咳的功效，适合用于病后体虚、神经衰弱者。◎百合为药食兼优的滋补佳品，四季皆可应用，但更宜于秋季食用。◎百合的食用方法很多，单味百合煎服或与其他食物、药物一并混食均可。

养生小方剂

【方剂1】

组成成分 新鲜百合、蜂蜜各15克。

用法用量 将两者拌匀，蒸透，每次取数片嚼食，每日数次。

主治功效 润肺止咳。适合用于燥热咳嗽、咽喉干痛等。

【方剂2】

组成成分 百合、蒲公英各15克，乌药、青皮（炒）、五灵脂（炒）各10克。

用法用量 水煎服，每日1剂，晚饭过后服用。胃部剧痛者可于上午、下午各服用1剂。

主治功效 辅助治疗郁热型胃痛。

【方剂3】

组成成分 百合、熟地黄各15克，麦冬、玄参、芍药各9克，生地黄12克，当归、甘草、桔梗各4.5克，贝母6克。

用法用量 将上述药材一起加水煎服。每日服用1剂。

主治功效 辅助治疗肺结核咯血。

特效药膳

百合绿豆粥

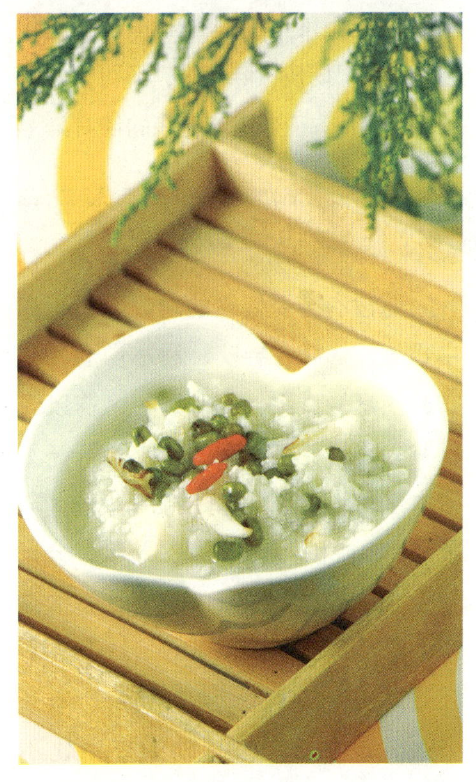

材料 粳米、绿豆各100克，百合15克，枸杞子适量。

调料 冰糖适量。

做法

①绿豆、粳米淘洗干净；百合、枸杞子洗净，用清水浸泡。

②锅内加水烧沸，放入绿豆和粳米同煮，待绿豆将熟时放入百合、枸杞子煮至黏稠，食用时加冰糖调味即可。

小贴士 此粥具有润肺止咳、清热安神的功效。煮粥的过程中，绿豆不宜煮得过烂，以免使有机酸和维生素遭到破坏，降低此粥清热解毒的功效。

陈皮

别名 贵老、红皮

性味 性温，味辛、苦

归经 归脾、肺经

营养成分 橙皮素、蛋白质、类胡萝卜素、维生素C

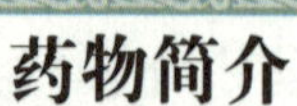

药物简介

陈皮属芸香科植物，其药用部位是橘及其栽培变种的成熟果皮，一般每年11~12月份间采摘成熟果实，剥取果皮，晒干或低温干燥。

陈皮为常用的理气健脾、燥湿化痰的中药。陈皮气味芳香，还可以入菜或做成甜品，变成美味健康的佳肴。

药物功效

陈皮有芳香健胃的功效，还有调中理气、健脾、导痰、利水燥湿、镇咳、止呕的作用，并能调和诸药以降低其副作用，是常用的传统行气药。《本草纲目》记载“陈皮能泻能燥，辛能散，温能和，其治百病。”现代分析显示，陈皮中维生素C的含量比猕猴桃中的维生素C含量（100毫克/100克）还要高15%~90%。

陈皮主要用来辅助治疗消化不良、脾胃气滞、反胃呕逆、胸闷胀痛、食欲不振、咳嗽痰多、食少倦怠、舌苔白而厚腻、大便溏泻等症，对改善小便不利的情形也有效。

宜、忌食人群

✔ 脾胃气滞引起腹胀腹满、恶心呕吐者。

✔ 脾胃虚弱引起的消化不良者。

✔ 痰湿内停引起的咳嗽痰多者。

✖ 气虚体燥、阴虚燥咳者忌用。

✖ 吐血及内有实热者慎用。

✖ 一般人不宜多服，久服陈皮易损伤元气。

温馨提示

◎陈皮属于内服中药，适合生用。◎陈皮不适合做单味药使用。◎陈皮需要保存在干燥阴凉的地方，尤其要小心防霉、防蛀。◎陈皮不宜与半夏、南星同用；不宜与湿热香燥药同用。

养生小方剂

【方剂1】

组成成分 香橙皮（盐炒）、陈皮（盐炒）各50克，檀香12克，葛花25克，绿豆花15克，人参6克，白豆蔻仁5克。

用法用量 将上述材料一起研成细末，每日空腹时，取10~30克，用温水冲服。

主治功效 缓解酒醉。适用于酒醉不解、呃逆吞酸者。

【方剂2】

组成成分 陈皮、玳玳花各6克，红枣10个，甘草3克。

用法用量 将上述材料用沸水冲服，代茶饮用。

主治功效 可活血化瘀、消风止痛，适用于骨折中期、淤积疼痛、关节活动僵硬者食用。

【方剂3】

组成成分 陈皮、黄芪各15克，荷叶1大张。

用法用量 将上述材料加水煎熬，过滤留汁，加入荷叶热浸，取汤，代茶饮。

主治功效 适用于脾肺气虚型副鼻窦炎患者。

特效药膳

陈皮猪腰粳米粥

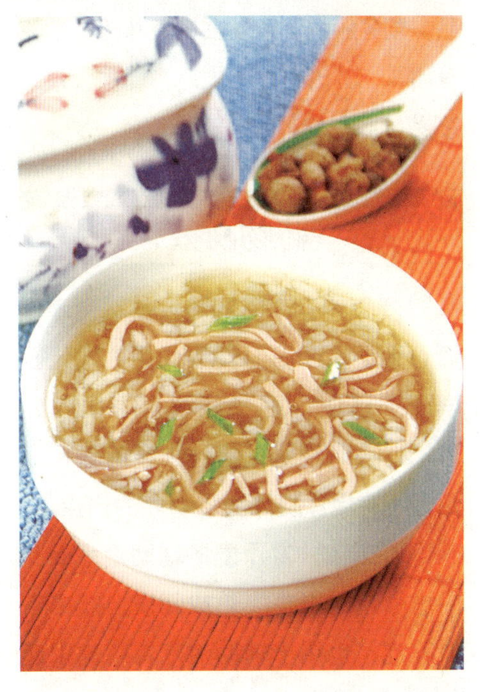

材料 猪腰（去脂膜）1副，粳米半杯，陈皮、缩砂仁各10克，去皮苹果块、葱花各少许。

调料 无。

做法

①猪腰洗净，切丝；粳米淘洗干净。

②陈皮、缩砂仁一同放入砂锅中，加适量水煎出汁液，去渣取汁。

③粳米、猪腰丝、苹果块与药汁一同放入锅中煮粥。粥熟时，撒上葱花即可。

小贴士 这道陈皮猪腰粳米粥具有强腰滋肾、健脾益气的功效。

麦冬

别名 麦门冬、寸冬、书带草

性味 性微寒，味甘、微苦

归经 归肺、胃、心经

营养成分 沿阶草苷、生物碱、谷甾醇、豆甾醇

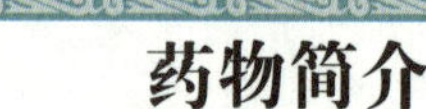

药物简介

麦冬主产于浙江、四川、江苏等地，尤以浙江杭州一带所产品质最佳，亦称“杭麦冬”。其药用部位为麦冬的块根，一般在夏季采挖，反复暴晒，七八成干时，除去须根，干燥。

麦冬自古就是治胃阴亏虚之佳品。麦冬颜色淡黄发白、气味芳香、略有甜味，其价格也不太高，能被大众所接受。

药物功效

麦冬具有养阴润肺、益胃生津、清心除烦、润肠通便的作用。现代医学研究证明，麦冬能改善心肌收缩力，对心肌细胞缺氧性损害有保护作用；还有促进机体免疫功能的作用。

临床上，常用麦冬辅助治疗因肺阴虚引起的干咳痰黏或无痰、痰中带血等症；也用于辅助治疗胃阴虚引起的咽干口渴、大便干燥等症；对因心阴虚或热病引起的心烦失眠有很好的辅助治疗作用；对于辅助治疗内热伤阴引起的糖尿病等也有很好的疗效。

宜、忌食人群

✔干咳痰黏或无痰，甚至痰中带血者。

✔心烦失眠、咽干口渴、大便干燥者。

✔糖尿病、冠心病、肺结核、慢性支气管炎、更年期综合征患者。

✘风寒感冒、痰湿咳嗽或脾胃虚寒泄泻者忌用。

温馨提示

◎麦冬以内服为主，常煎煮成药汤服用。◎取麦冬清养肺胃之阴的功效时多去心用，取麦冬滋阴清心的功效时多连心用。◎麦冬用量不宜过多，具体用量可遵医嘱。服用麦冬后引起过敏的表现为恶心、呕吐、烦躁、全身红斑、瘙痒等。◎食用麦冬时忌食鲤鱼、鲫鱼。

养生小方剂

【方剂1】

组成成分 麦冬、党参、北沙参、玉竹、天花粉各9克，知母、乌梅、甘草各6克，绿茶10克。

用法用量 所有配方研成粗末，加适量水煎。代茶饮用，每日1剂。

主治功效 降糖、降压。

【方剂2】

组成成分 枣仁（炒）10克，麦冬6克，远志3克。

用法用量 将上述材料水煎，于晚上睡前服用。

主治功效 养阴安神，清心除烦。适用于虚烦、失眠等症。

【方剂3】

组成成分 麦冬50克，醋适量。

用法用量 将麦冬研末装瓶内。使用时，首先用生理盐水将患处洗净，然后取适量麦冬末用醋调成糊状，均匀地敷于患处，每隔5小时换药1次，3天为1个疗程。

主治功效 辅助治疗乳头皲裂。用药期间不仅要忌食辛辣食物，而且要暂停哺乳。

特效药膳

麦冬猪心粳米粥

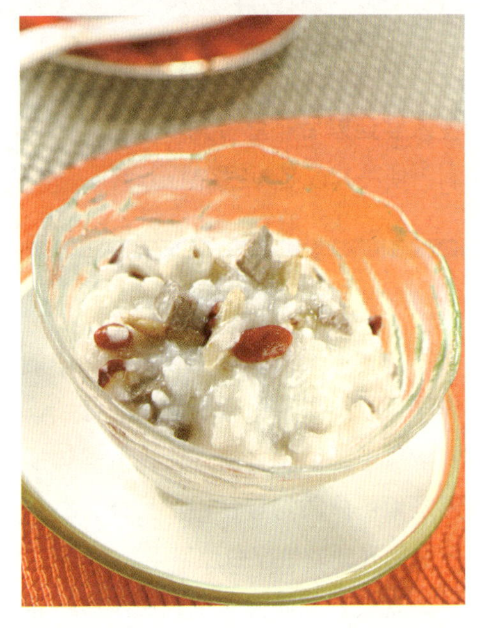

材料 猪心100克，粳米、麦冬、枸杞子、蜜枣、莲子、芡实各15克。

调料 盐适量。

做法

①猪心、蜜枣洗净切粒；剩余材料洗净备用。

②莲子、麦冬入锅，加水熬煮成汁，去渣留汁。

③将淘洗净的粳米，和枸杞子、芡实、蜜枣粒、猪心粒放入药汁内熬煮成粥，加盐调味即可。

小贴士 本粥可以滋阴润肺、清心除烦。

白果

别名 银杏、白果仁

性味 性平，味甘、苦、涩

归经 归肺经

营养成分 胡萝卜素、维生素、烟酸、钙、磷、铁

药物简介

白果属银杏科落叶大乔木银杏的果实，主产于广西、江苏、四川、河南、辽宁、山东等地。其药用部位为白果的干燥成熟种子。一般在秋季种子成熟时采收，除去肉质种皮外层，洗净，稍蒸或略煮，烘干，炒熟至有香气，即为炒白果。

白果是古代民间的叫法，但是传入宫廷以后，皇帝觉得“白”不吉利，便将其改名为银杏。

药物功效

白果具有敛肺平喘、止带缩尿的作用，故白果常用来辅助治疗哮喘、喘咳气逆、痰多之症，无论偏寒体质还是偏热体质均宜食用。另外，白果还可用来辅助治疗白浊带下。

现代药理研究表明，白果有一定的祛痰作用，对多种致病细菌都有不同程度的抑制作用，有明显对抗血栓形成的作用，能够明显抵抗机体脂质过氧化反应、延缓衰老等。

宜、忌食人群

✔尿频、遗尿者。

✔女性带下清稀、白浊者。

✘儿童慎食。

✘咳嗽痰稠不利者慎用。

温馨提示

◎白果中毒的表现为恶心、呕吐、腹胀、腹泻、头痛、抽搐、呼吸困难、昏迷等，甚至引起心力衰竭、呼吸衰竭。如有中毒反应出现，可服用鸡蛋清或活性炭以减轻毒素的继续吸收，并立即送医院急救。◎挑选白果，以粒大、光亮、壳色白净为鲜品，用手摇之，无声音的果仁饱满。用手摇之有声音的，往往是陈货。◎白果生用毒性较大，不可生食过多。

养生小方剂

【方剂1】

组成成分 白果、枸杞子各15克。

用法用量 将白果和枸杞子洗净，加水用小火煎约20分钟至白果熟烂为度。每日1剂，睡前服用。

主治功效 降血压。适合用于肝肾虚、阴虚阳亢引起的高血压等。

【方剂2】

组成成分 蜂蜜100克，陈茶、核桃仁、白果（炒）各50克。

用法用量 将白果、核桃仁捣碎，陈茶略烘为细末，然后加入蜂蜜，小火煮至黏稠，晾凉，分次适量服用。

主治功效 润肺止咳。适用于久咳不愈、虚劳咳嗽的辅助治疗。

【方剂3】

组成成分 白果10克，蜂蜜适量。

用法用量 白果炒后去掉外壳，然后将白果仁煮熟，加入适量蜂蜜服用。每日1剂。

主治功效 辅助治疗支气管炎、咳嗽、痰喘。

特效药膳

白果炒黑木耳

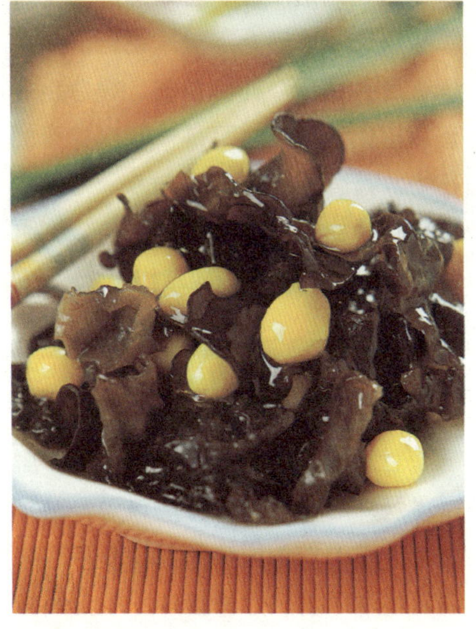

材料 水发黑木耳300克，白果15克，葱末、姜末各适量。

调料 盐、鸡精各1小匙。

做法

①水发黑木耳去蒂，洗净切片；白果洗净；将以上材料均入沸水中汆烫，捞出沥干。

②油锅烧热，放入葱末、姜末炒香，再放入白果、黑木耳片，加盐、鸡精炒匀即可。

小贴士 这道菜炒制时间非常短，但准备时间相对就比较长了。想要更省时间的话，不妨直接去超市买保鲜白果，比干白果更易汆熟。

甘草

别名 国老、美草、蜜甘、蜜草、灵通

性味 性平，味甘

归经 归心、肺、脾、胃经

营养成分 甘草甜素、甘草次酸

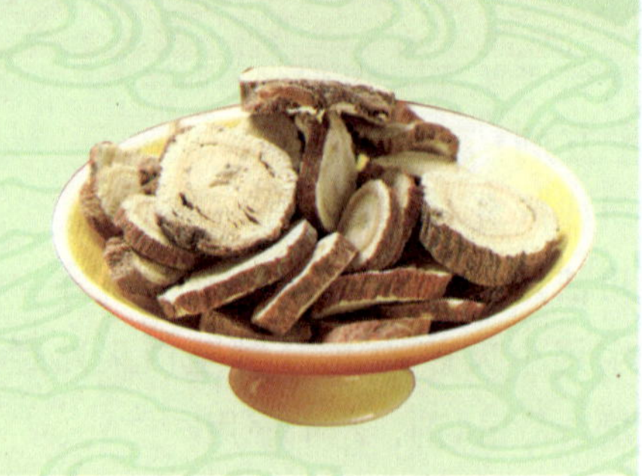

药物简介

甘草主产于内蒙古、甘肃、山西、新疆等地，药用部位为甘草的根及根状茎。在浩如烟海的中药王国里，甘草是本草国里的“国老”，是临床上使用频率最高中药。

根据制法不同，甘草可分为生甘草和蜜炙甘草等。一般来说，清热解毒宜用生甘草，补脾益气、缓急止痛宜用蜜炙甘草。甘草是一味很神奇的药物，其有调和诸药的功效，可以缓解峻猛药物的烈性而又不失药效，可以解药毒、减轻药物的副作用。

药物功效

甘草可改善气虚、腹痛便溏、脾胃虚弱、咽喉肿痛、胃虚口渴、肺痿咳嗽、筋肉挛急迫痛、血少痰多、咳喘、热淋尿痛、心悸惊痫、小儿胎毒等症，对胃及十二指肠溃疡等症有较好的辅助治疗作用，还可用于辅助治疗疮疡等。

宜、忌食人群

✔脾胃虚弱、倦怠乏力、食欲不振、大便稀薄者。

✔咳嗽痰多、气喘、咽喉肿痛、疮疡肿毒以及脘腹四肢痉挛作痛者。

✔药物、农药、食物中毒及中蛇毒者。

✔心气不足而致心慌、脉律不齐者。

✘患有呕吐、水肿的人及高血压患者禁止服用。

温馨提示

◎甘草既可内服也可外用，一般内服用量以2~10克为准，加水煎煮后即可服用；而外用则需将甘草研成细末，煎成汤液后用来清洗伤患部位，也可和其他药材掺匀使用。◎甘草不宜长期过量服用，以免导致体内积存过多钠，引起高血压、水肿、低血钾症及出现心律不齐、肌肉无力的情形。

养生小方剂

【方剂1】

组成成分 甘草10克，香菜5克，苹果1个，蜂蜜适量。

用法用量 将苹果洗净去核，切成小块，香菜切成段，然后和甘草一起放入锅中用小火煎煮至苹果熟烂，再加适量蜂蜜搅匀即可。每日1次，连服5天。

主治功效 辅助改善口臭。

【方剂2】

组成成分 乌梅肉、生甘草、沙参、麦冬、桔梗、玄参各10克。

用法用量 将上述材料放在一起捣碎，每次用15克，以沸水冲泡，温浸1小时，饮汁。每日1剂。

主治功效 清热解毒。适用于儿童扁桃体发炎。

【方剂3】

组成成分 生甘草10克。

用法用量 将甘草加清水250毫升煎至150毫升，饮汁。每日1剂，分3次服用。此方可搭配抗结核药物一同服用。

主治功效 辅助治疗肺结核。

特效药膳

甘草绿豆粥

材料 绿豆半杯，生甘草10克。

调料 无。

做法

①绿豆用清水洗净，备用。

②将绿豆、生甘草一同放入锅中，然后加入适量的清水，用大火煮沸后，改小火一直煮至粥熟即可。

小贴士 绿豆具有清热解毒、消肿、明目、止痒等作用。以绿豆和生甘草煮制的粥膳不仅味道鲜美，清热解渴，而且还具有消暑、利湿、解毒的作用，可解暑热及各种药物中毒等。

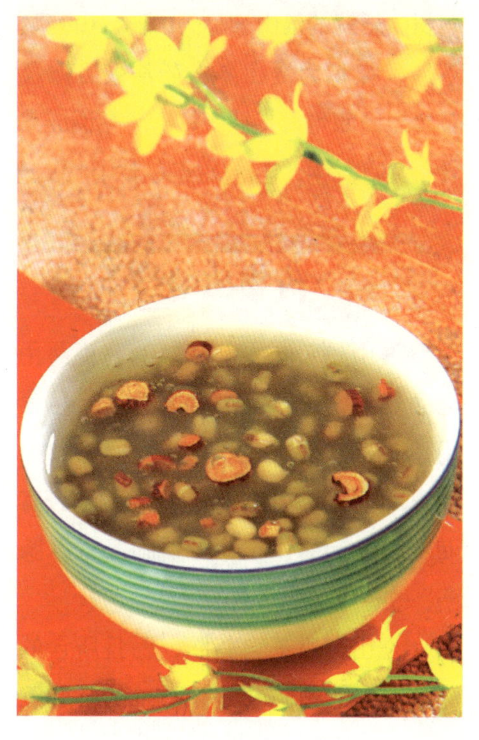

淮山

别名 淮山药、脚板薯、怀山药、山药

性味 性平，味甘

归经 归脾、肺、肾经

营养成分 维生素A、维生素C、钙、磷、铁、碘

药物简介

淮山主产于河南、江苏、广西、湖南等地。淮山在中国有“神仙之食”的美名，因其营养丰富，自古以来就被视为物美价廉的滋补佳品。

淮山是一种非常理想的药食两用食材。新鲜的淮山被称为山药，山药晒干后，被称为淮山。山药常被当做蔬菜食用，即可与其他食材搭配烹调成菜肴，又可煮粥，还能煲出美味的汤品。

药物功效

淮山是一味平补脾胃的药食两用之品。不论脾阳亏或胃阴虚，皆可食用，临床上常用于缓解脾胃虚弱、食少体倦、泄泻等病症。而其所含的皂苷有润滑、滋润的作用，可益肺气、养肺阴，改善肺虚痰多久咳之症。

淮山几乎不含脂肪，而且所含的黏液蛋白能预防心血管系统的脂肪沉积，并有效控制血糖的上升，防止动脉过早发生硬化。

宜、忌食人群

✓一切体虚、病后羸弱、营养不良者。

✓脾虚所致的长期腹泻、大便稀薄、神疲乏力、女性白带清稀量多者。

✓肺肾两虚所致的慢性咳喘、气短哮鸣、遗精盗汗、夜尿频多者食用。

✗淮山有收涩的作用，故大便燥结者不宜食用。

✗体质极端燥热的人要尽量少食淮山。

✗急性腹泻者或患有感冒、发烧者不宜食用。

温馨提示

◎淮山性质平和，一般每日可以10~30克的用量入汤、菜，量多则可达到60~120克，若以研末服用，每次可用6~10克。◎保存时宜放置通风干燥处，以防虫蛀。

养生小方剂

〖方剂1〗

组成成分 淮山丁60克，决明子15克，鲜荷叶30克。

用法用量 将荷叶放入纱布袋中，与决明子一起水煎15分钟，再放入淮山丁，小火煮10分钟，过滤留汁。每日1剂，分早晚服用。

主治功效 补益肝肾，滋润血脉，降血压，适用于肝火上炎型高血压。

〖方剂2〗

组成成分 淮山、党参各12克，白术、茯苓各9克，神曲6克。

用法用量 水煎服。每日1剂。

主治功效 健脾止泻，适用于脾虚久泻症状。

〖方剂3〗

组成成分 淮山、玉竹、北沙参各30克，鳝鱼500克。

用法用量 将淮山、玉竹、北沙参洗净；鳝鱼去肠及内脏，洗净，切短段；把全部用料放入炖盅内，加开水适量，加盖，小火隔水炖2小时，调味即可。饮汤吃鳝肉。

主治功效 改善干咳口渴。

特效药膳

淮山雪梨糯米粥

材料 雪梨50克，淮山30克，糯米3大匙，枸杞子适量。

调料 冰糖适量。

做法

①淮山、糯米洗净，淮山切片；雪梨洗净，切成块状。

②淮山片、糯米、雪梨块一同放入砂锅内，加适量水，煮成稀粥，调入枸杞子、冰糖稍煮即可。

小贴士 此粥适用于虚劳咳嗽、气阴不足、口干喜饮、脾虚腹泻等症。建议早晚趁热食用此粥。

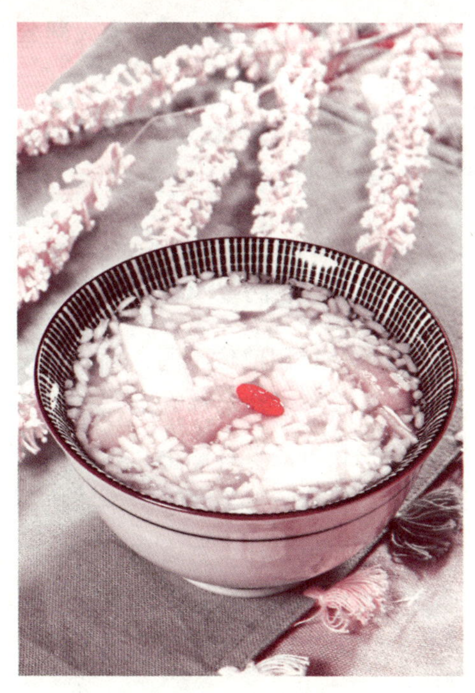

茯苓

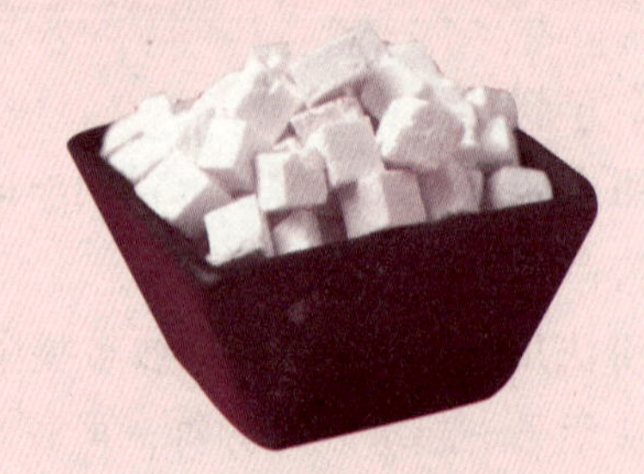

别名 云苓、茯菟、茯灵、伏苓、松柏芋

性味 性平，味甘、淡

归经 归心、肾、脾经

营养成分 茯苓酸、胆碱、卵磷脂、钾

药物简介

茯苓的价格不是很高，但却是一种非常有名的中药材，其主产于云南、湖北、安徽、四川、河南等地。茯苓的药用部位为菌核，多于7~9月采挖，除去泥沙，堆置“发汗”后，摊开晾至表面干燥，再“发汗”，反复数次至出现皱纹、内部水分大部分散失后，阴干。

茯苓自古以来就是利水渗湿之要药，并兼有健脾宁心的功效。

药物功效

茯苓依使用部位不同，可分为茯苓皮、赤茯苓、茯神等几种，其菌核相同，但功效却各有侧重。如：茯苓皮长于利水消肿；赤茯苓偏于健脾；茯神则多用以安神。三者都有利尿、抑菌及镇静作用，都是中医治病时常用的利水渗湿剂。

茯苓一般多用于辅助治疗心、肾疾病所导致的水肿、妊娠水肿及非特异性水肿等症。同时也适用于改善小便不利、脾虚腹泻、食少腹闷、胸闷、心悸、失眠等症状。

宜、忌食人群

✓因脾虚而出现倦怠乏力、食欲不振症状的人。

✓用于水肿尿少、痰饮眩悸、大便稀薄、腹泻者。

✗阴虚湿热、虚寒滑精或气虚下陷者慎用。

✗老年人如有脱肛或排尿频繁现象者，则不宜服用茯苓。

温馨提示

◎茯苓多为内服，煎煮成药汤服用。

◎食用茯苓时，忌食醋、酸性食物。

◎茯苓最好保存在干燥通风处，以防受潮、发霉或虫蛀。

养生小方剂

【方剂1】

组成成分 茯苓15克，白术12克，陈皮以及砂仁各3克，生姜皮1克，粳米适量。

用法用量 将前5种材料水煎，过滤留汁，再加入粳米煮粥。每日1剂。

主治功效 健脾行水。适用于脾虚引起的四肢浮肿，小便短少等。

【方剂2】

组成成分 金钱草、丹参、蒲公英、海金沙（包煎）各15克，茯苓、黄檗各12克，生蒲黄（包煎）、通草、当归、续断各10克，红花6克，甘草3克。

用法用量 将上述药材加水煎服。每日1剂。

主治功效 辅助治疗肾盂积水。

【方剂3】

组成成分 茯苓15克，面粉450克，发酵粉适量。

用法用量 将茯苓烘干，研粉，加入面粉和发酵粉，揉成面团，发酵制糕，用大火蒸熟。每日1次，早餐食用。

主治功效 健脾渗湿，宁心安神。适用于气虚湿阻型高血压患者。

特效药膳

红枣茯苓瘦肉汤

材料 豆腐、猪脊骨各200克，红枣10颗，核桃仁、茯苓、枸杞子、姜、葱各少许。

调料 盐适量，鸡精少许。

做法

①猪脊骨、豆腐洗净，切块；葱、姜洗净，姜切片，葱切花，备用。

②锅内加水烧开，放入猪脊骨块、豆腐块氽烫。

③用砂锅装清水，大火煲沸后，放入除葱花外的所有材料，煲2小时，调入盐、鸡精，撒上葱花即可。

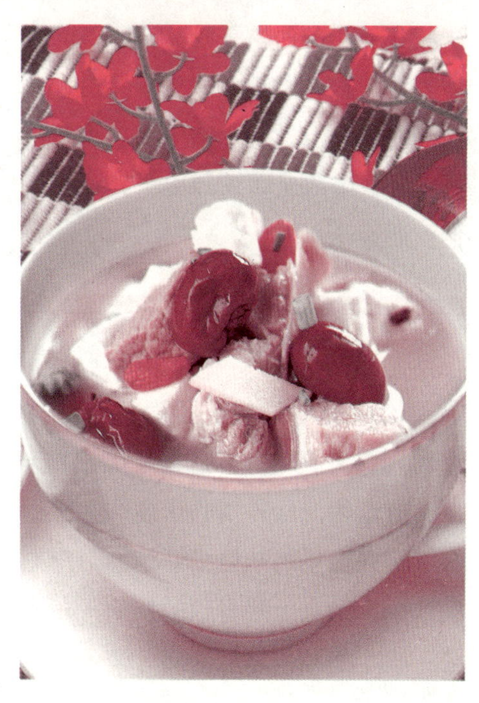

天冬

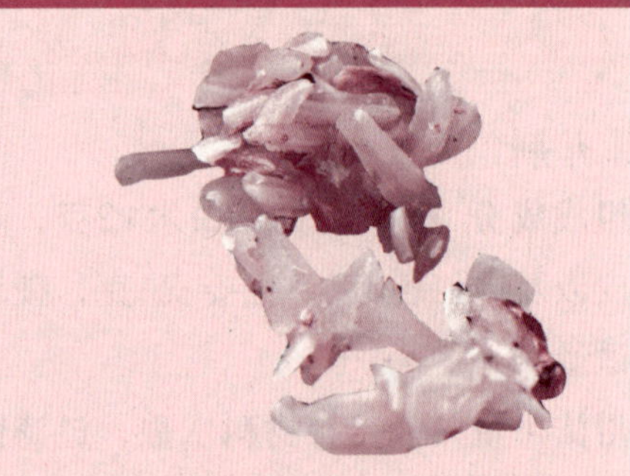

别名 天门冬、明天冬、白罗杉

性味 性寒，味甘、苦

归经 归肺、肾经

营养成分 天冬素、甾体皂苷，黏液质

药物简介

天冬属百合科多年生攀援草本植物，生于阴湿的山野林边、山坡草丛或丘陵地带灌木丛中。天冬在全国各地均有分布，主产于贵州、广西、甘肃、云南、安徽、河南、湖南、江西等地。

天冬的药用部位为天冬的块根，一般在秋、冬两季采挖，洗净，除去茎基和须根，置沸水中煮或蒸透，再趁热除去外皮，洗净，干燥。天冬价格低廉，降火止咳功效显著，深受人们欢迎。

药物功效

《神农本草经》里对天冬的描述为，“久服轻身，益气延年”。天冬具有滋阴润燥、清热化痰、润肺止咳、润肠通便的功效，能辅助治疗热病伤阴、肺火上扰导致的疾病，对虚劳干咳、咯血、咽喉肿痛、消渴、肠燥便秘、小便不利、痛风具有较好的功效。

现代医学研究显示，天冬能镇咳、祛痰，并有抑菌的作用，可辅助治疗肺炎、支气管炎、肾盂肾炎等疾病。

宜、忌食人群

✔因肾阴不足及阴虚火旺而致潮热盗汗、消渴、遗精、便秘者。

✔因阴虚肺热而出现燥咳、咯血、干咳无痰、痰少而黏或痰中带血者。

✔乳腺增生，淋巴疾病患者。

✘脾胃虚寒、大便溏稀者忌用。

✘患风寒型感冒的人慎用。

温馨提示

◎天冬以内服居多，可将其煎煮成药汤服用。◎正品天冬呈长纺锤形，略弯曲，表面黄白色、棕褐色或淡黄棕色，半透明，光滑或有深浅不等的纵皱纹，有的残存灰棕色外皮，断面质硬。

养生小方剂

【方剂1】

组成成分 连皮生天冬根9~15克(鲜品30克)，红糖适量。

用法用量 将天冬根加清水250毫升煎为100毫升内服。以红糖为药引，煎时勿用金属器皿。

主治功效 辅助治疗子宫出血。一般服药1~3日即可痊愈。情况严重者可向医生咨询用量。

【方剂2】

组成成分 天冬15克（鲜品40克）。

用法用量 将天冬剥去外皮，放瓷碗中加黄酒适量，隔水蒸0.5~1小时，每日1剂，分早、中、晚3次服完。连续服用数日效果较佳。

主治功效 辅助治疗乳腺小叶增生等良性肿痛。

【方剂3】

组成成分 天冬、麦冬各15克，百部10克，瓜蒌仁、陈皮各6克。

用法用量 水煎服，每日1剂。

主治功效 辅助治疗百日咳。

特效药膳

黑豆天冬芝麻粥

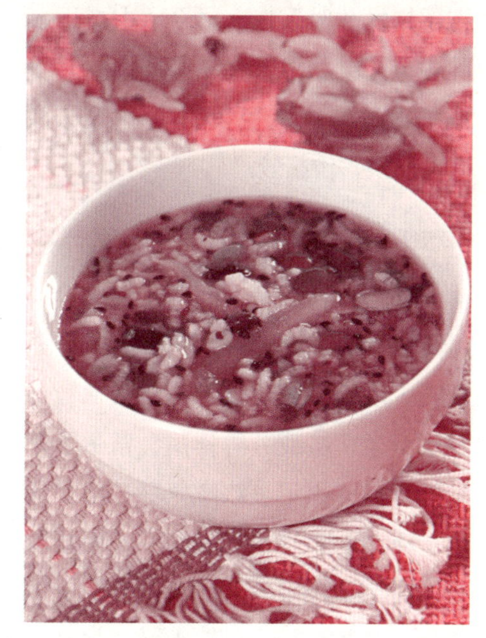

材料 天冬15克，黑豆2大匙，黑芝麻1大匙，粳米半杯。

调料 冰糖适量。

做法

①将天冬、黑豆、黑芝麻、粳米洗净备用。

②将天冬、黑豆、黑芝麻、粳米放入砂锅内，加适量水煮粥。

③待粥将熟时加冰糖，再煮沸1~2次即可。

小贴士 这道黑豆天冬芝麻粥具有益肝补肾、滋阴养血之功，还能固齿乌发，适合用于肝肾不足所致头发早白或花白等的辅助食疗。

冬虫夏草

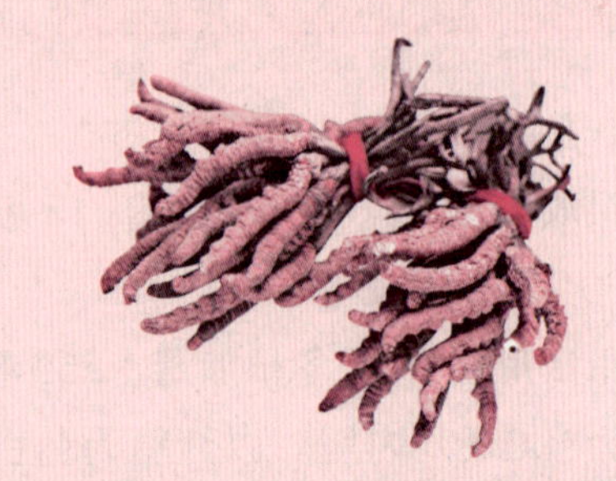

别名 夏草冬虫、虫草、冬虫草

性味 性平，味甘

归经 归肺、肾经

营养成分 冬虫夏草素、核酸、必需氨基酸

药物简介

冬虫夏草主产于中国西藏、四川、云南、贵州、青海、甘肃等高原地区，是麦角菌属冬虫夏草菌寄生在蝙蝠蛾科昆虫幼虫体上的子座和幼虫尸体的复合体，需在初夏子座出土、孢子未发散时采挖，晒至六七成干，除去似纤维状附着物及杂质，再晒干或低温干燥。其色泽深黄，气味微臭、味淡，价格较高。

药物功效

冬虫夏草具有滋补肺肾、止血化痰、改善肾脏功能、调节心血管、延缓衰老、抗疲劳等作用，常用于辅助治疗肺肾不足、咳嗽气喘、阳痿遗精、腰膝酸痛、畏寒、盗汗、病后虚弱等。现代医学也用来辅助治疗慢性支气管炎、心律失常、肝炎、肾炎、肾功能衰竭、晚期癌症及更年期综合征。

宜、忌食人群

- ✓ 久咳久喘、病后体虚不复、畏寒自汗者。
- ✓ 肝肾亏虚引起的宫冷不孕、精少不育、子宫发育不良、女性带下、阴冷不育、腰酸脚软、夜尿频多、阳痿早泄者。
- ✓ 各类肿瘤、呼吸道疾病、循环系统疾病、泌尿系统疾病及糖尿病患者。
- ✗ 需注意外感发热、湿热内蕴者忌服。
- ✗ 阴虚火旺证、湿热证、化脓性感染者不宜用。
- ✗ 有表邪者（如风寒感冒、风热感冒或发热等）慎用。

温馨提示

◎冬虫夏草以内服居多，将买回来的药物加水煎煮成汤药服下即可，一般用量约为3~15克。◎冬虫夏草是平补药材，服用时没有特殊禁忌，但若是感冒或风寒引起的咳嗽，则不适合使用。

养生小方剂

【方剂1】

组成成分 冬虫夏草1根，仙鹤草、百合各15克。

用法用量 水煎服。每日1剂。

主治功效 补虚益肺，平喘止咳。适用于老年慢性支气管炎、久咳不愈、气喘哮喘等症。

【方剂2】

组成成分 冬虫夏草2根。

用法用量 将冬虫夏草烘干后，研成细末，每次0.5克，每日1次，连续2周。

主治功效 能够改善冠心病胸闷、心痛、心律失常等症状。

【方剂3】

组成成分 冬虫夏草5~6克。

用法用量 煎汤服用，每日连渣带汤一同服下，连服数日即可见效。

主治功效 辅助治疗慢性肾功能衰竭。

特效药膳

冬虫夏草煲老鸭

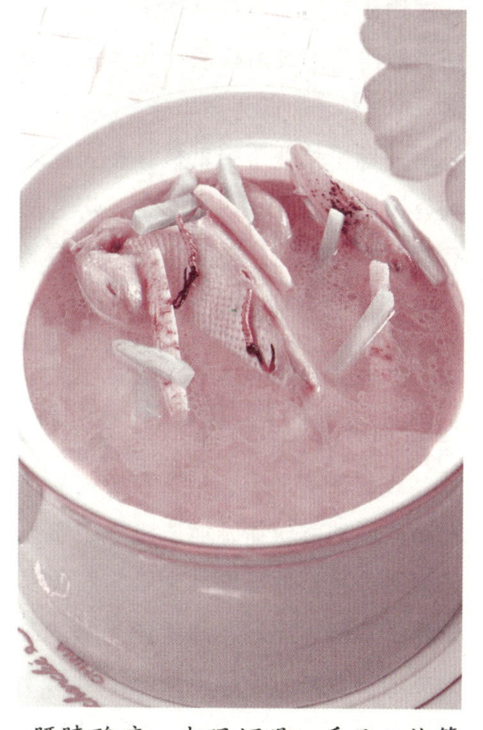

材料 老鸭1只，冬虫夏草2根，葱段、姜片各适量。

调料 盐、味精、料酒各1小匙，大料2粒。

做法

①老鸭去内脏洗净，入沸水中汆烫，捞出，去血水、浮沫；冬虫夏草用温水洗净。

②高压锅内加水烧开，放入老鸭、冬虫夏草、料酒、大料、葱段、姜片压熟，熄火，待锅内气压降低后加盐、味精调味即可。

小贴士 本品可以改善肺肾俱虚、腰痛乏力。适用于头晕眼花、耳鸣耳聋、腰膝酸痛、失眠烦躁、手足心热等症状。

川芎

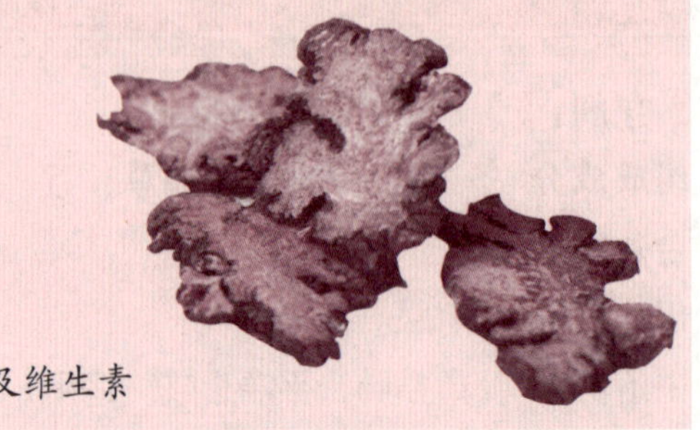

别名 西川芎、大川芎、香果、西芎

性味 性温，味辛

归经 归肝、胆、心包经

营养成分 川芎内酯、川芎嗪、阿魏酸及维生素

药物简介

川芎主产于四川、云南、湖南、湖北、甘肃等地，川芎的药用部位为根茎，多在5月采挖，晒后烘干，切片生用；或用小火炒至微焦，放凉，即为炒川芎；或用料酒拌川芎片，焖透，小火炒干，即为酒川芎。

川芎价格处于中低档，各大药店均有销售。但需要注意的是，川芎是有毒性的，因此，在服用时一定要遵医嘱，不可擅自取用。

药物功效

现代研究显示，川芎有扩张冠状动脉、增加冠状动脉血流量与心肌血流量的作用，并可增加大脑与肢体血流量的功能。此外，川芎还具有活血醒脑的功效，与枸杞子搭配，可用于改善失眠、增强记忆力。在辅助治疗冠心病、心绞痛等心血管疾病方面，川芎也有不错的疗效。

川芎除了可辅助治疗感冒头痛、偏头痛之外，与当归配合使用，其活血效果更好，常用来改善各种因气滞血淤引起的病症，如月经不调、闭经、痛经、风湿痹痛、产后淤痛等。

宜、忌食人群

✔血淤气滞引起的各种疼痛病患者。

✔女性月经不调、痛经、闭经、产后淤滞腹痛者。

✔因风寒、风热、风湿、血虚、血淤等而头疼的人。

✘阴虚火旺、月经过多、有出血性疾病者及孕妇须谨慎服用。

温馨提示

◎川芎用于内服较多，可将其煎煮成汤药服用，宜小量使用，用量过大容易引发呕吐、头晕等不适症状。◎川芎不可单用，必须与补气、补血药配伍使用。

养生小方剂

【方剂1】

组成成分 川芎、人参、茯苓、当归、白术、白芍、桂枝各6克，粟米60克。

用法用量 将上述材料和水煎服，代茶饮。

主治功效 消炎止泻。适用于慢性肠炎患者。

【方剂2】

组成成分 川芎15克，醪糟500毫升。

用法用量 将川芎用醪糟浸泡，一般浸泡时间为3个月即可。每日3次，服用5~6日即可见效。

主治功效 辅助治疗偏头痛。

【方剂3】

组成成分 川芎15克，白酒30毫升。

用法用量 将川芎加入到白酒中，然后加水250毫升，浸泡1小时后加盖小火炖煎。分2次服用，不能饮酒者可单加水炖服。

主治功效 辅助改善功能性子宫出血。一般2~3日后血即可止。痛程较长者可在止血后减量继续服8~12日以巩固效果，病情严重者可考虑适当加大服用量。

特效药膳

鸭肉川芎汤

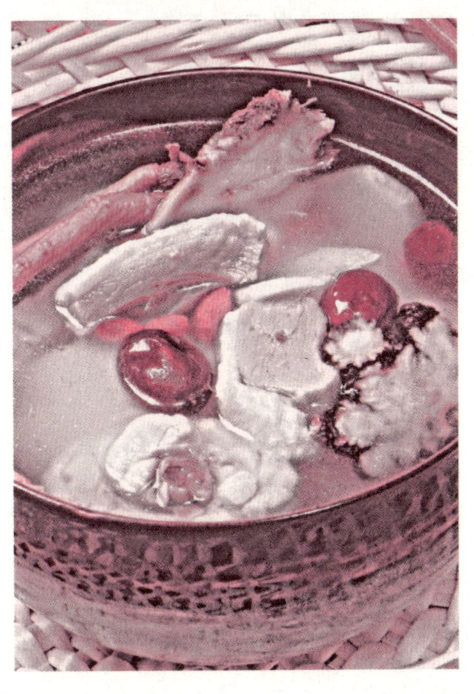

材料 鸭腿肉300克，当归1根，川芎3片，枸杞子2匙，红枣5颗，淮山5片。

调料 料酒、鸡精、盐、白胡椒粉各少许。

做法

①鸭腿肉洗净，剁块备用。

②油锅炒香鸭腿肉块，加入料酒与水，煮5分钟后撇出油沫。

③加入剩余材料小火煮20分钟，放入剩余调料再煮2分钟即可。

小贴士 经常吃鸭肉能有效预防心脏疾病。

人参

别名 黄参、血参、神草、地精

性味 性微温，味甘、微苦

归经 归脾、肺经

营养成分 人参三糖、果胶、维生素B_1、核黄素、烟酸

药物简介

人参是多年生草本植物，由于其根部肥大，形若纺锤，常有分叉，全貌颇似人的头、手、足和四肢，故称为人参。

人参滋补效果极佳，是驰名中外的名贵药材，有着“百草之王”的美誉，也是著名的东北三宝之一。根据不同的炮制方法，人参可分为白参和红参。市面上销售的人参一般表面呈土黄色，那些有黑棕色横纹或纵皱的人参，价位较高，滋补效力尤佳。

药物功效

人参具有安定心神、大补元气、补脾益肺、养血益阴的功效，对心力衰竭者还有强心的效果。人参常用来辅助改善食欲不振、体倦神疲、脾胃虚弱、惊悸失眠等症状，能改善人体的新陈代谢，解决尿频现象，对慢性气管炎、肺虚喘咳、消化系统疾病或四肢冰冷等现象也有效。此外，人参对于改善健忘、反胃等症状也有一定的效果。

宜、忌食人群

✔心力衰竭、心源性休克者。

✔体虚欲脱、肢冷脉微、脾虚食少者。

✔肺虚喘咳、津伤口渴、内热消渴者。

✔久病虚羸、惊悸失眠、阳痿宫冷者。

✘感冒、腹胀脾虚、气喘，或是有发炎症状的人不宜食用人参。

✘高血压患者及月经期女性需慎用。

温馨提示

◎人参不宜与藜芦同用，而茶、白萝卜等富含维生素C的食物也会影响人参的功效。◎人参比较适合空腹服用，这样人参的有效成分能被机体充分吸收，所以，服用人参的最佳时机应是饭前1小时或早晨起床后。

养生小方剂

【方剂1】

组成成分 人参8克，麦冬9克，五味子6克。

用法用量 水煎服。每日1剂。

主治功效 益气生津，敛阴止汗。适用于温热、暑热耗气伤阴引起的食欲不振、神疲乏力、咽干口渴等症。

【方剂2】

组成成分 桂圆肉、茶叶、五味子各15克，人参10克。

用法用量 将茶叶、五味子、人参、桂圆肉用沸水冲泡5分钟，饮汤食桂圆即可。

主治功效 健脑强身，补中益气。适用于未老先衰、贫血、体弱等症。

【方剂3】

组成成分 红参须、杜仲、黄芪、巴戟天、菟丝子、淫羊藿叶各3克。

用法用量 水煎成汁服用。 每日1剂，连服2周效果更佳。

主治功效 辅助治疗肾阳虚。

特效药膳

人参莲子猪心汤

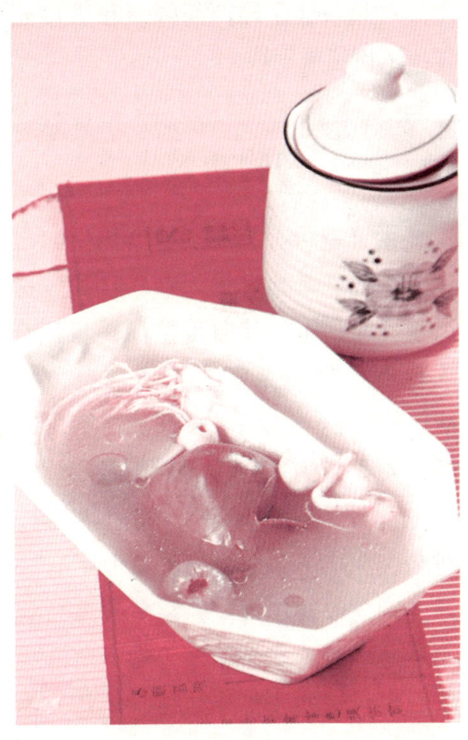

材料 猪心1副，莲子、人参、桂圆各15克，姜1块。

调料 料酒1小匙，盐适量。

做法

①猪心去油洗净；莲子去芯洗净；人参洗净；桂圆去壳洗净；姜洗净去皮，切片，备用。

②把猪心放入沸水中，加入料酒汆烫。

③将所有材料放入砂锅中，加适量的清水，大火煮沸后，改小火煲2小时，加盐调味即可。

小贴士 不要使用铁锅、铝锅熬煮，以免破坏人参的营养功效。

西洋参

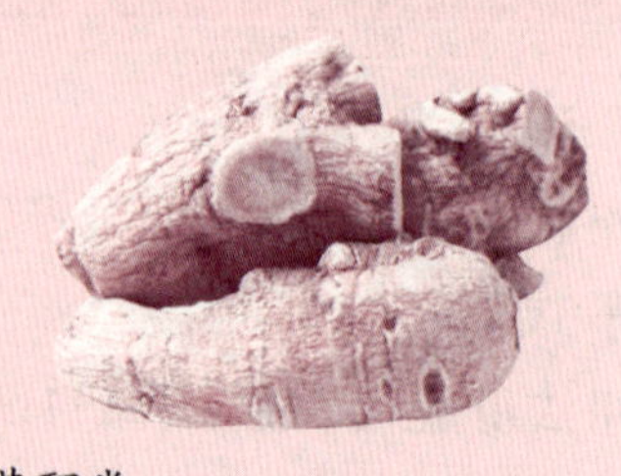

别名 花旗参、西洋人参、洋参、西参

性味 性微寒，味甘、苦

归经 归肺、心、肾经

营养成分 蛋白质、核酸、肽类、氨基酸、甾醇类、黄酮类

药物简介

西洋参是生长于北美原始森林之中的古老植物，具有“活化石”之称。虽然西洋参价格较高，但养生功效非常显著。上世纪70年代，我国开始引进西洋参，目前已将在闽南地区广泛种植，但是国产西洋参和进口西洋参的价格差别很大。

药物功效

西洋参可补肺滋阴、清热生津、消除烦倦。其含有的人参皂苷和多种微量元素，可促使血管扩张、刺激新陈代谢、提高免疫力、调节身体机能，还能抗心律失常，调节血管、血脂，故适合心血管病人服用。

此外，西洋参还能养阴生津，对肺虚久咳、干咳少痰、痰血者有较好的辅助改善作用，并能有效缓解气津不足导致的虚热烦倦、咽干口渴症状，也可辅助改善肺结核、伤寒、慢性肝炎、慢性肾炎、红斑狼疮、再生障碍性贫血、肠热便血等。

宜、忌食人群

✔ 气虚阴亏、内热、咳喘痰血、虚热烦倦者。

✔ 体渴、口燥咽干者。

✖ 中阳虚衰、寒湿中阻及气郁化火等实证或火郁证者忌用。

✖ 胃寒胃痛、舌苔发白者忌服。

✖ 儿童发育迟缓、消化不良者忌服。

✖ 感冒咳嗽或急性感染有湿热者忌服。

温馨提示

◎西洋参以内服居多，可煮成汤药服用，一般用量约为3~10克；也可直接咀嚼服用，但用量不宜过多，每次约2~3克；或将其制成丸药、胶囊均可，每次约服1克。◎服用西洋参期间不宜吃白萝卜，因白萝卜具有破气功效，与西洋参补气的作用相悖。

养生小方剂

【方剂1】

组成成分 西洋参3克，莲子（去芯）5克，冰糖25克。

用法用量 将西洋参切片，与莲子放在小碗内加水泡发后，再加冰糖，隔水蒸炖1小时。食用时喝汤吃莲子肉，剩下西洋参片，次日可再加莲子蒸炖。西洋参可用2次，最后1次吃掉。

主治功效 适用于因虚火上浮引起的鹅口疮等症。

【方剂2】

组成成分 黄连15克，西洋参、陈皮、当归各10克，珍珠1克（先冲再煎），甘草6克。

用法用量 水煎服。每日1剂。20天为1个疗程。

主治功效 益气养血，清心安神。可改善糖尿病合并的冠心病及心率失常。

特效药膳

麦冬西洋参粥

材料 西洋参3克，麦冬10克，淡竹叶6克，粳米半杯。

调料 无。

做法

①将麦冬、淡竹叶煎汤，去渣取汁；西洋参切成薄片。

②粳米淘洗干净，与药汁一同煮粥。

③粥将熟时，将西洋参片加入粥中，煮至粥熟即可。

小贴士 西洋参、麦冬、淡竹叶皆属寒凉性药物，与粳米一同制成的药粥，具有显著的益气、养阴、清热之功效，适用于阴气不足而体内虚热导致的烦渴、口干、气短、乏力等症。

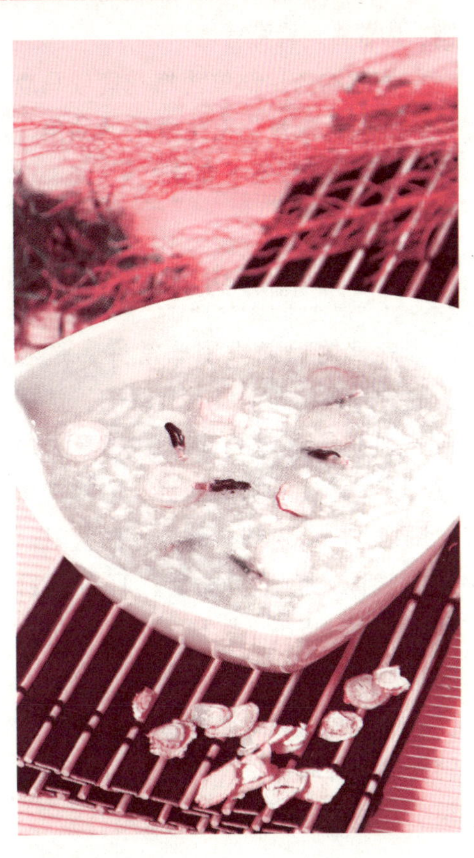

鹿茸

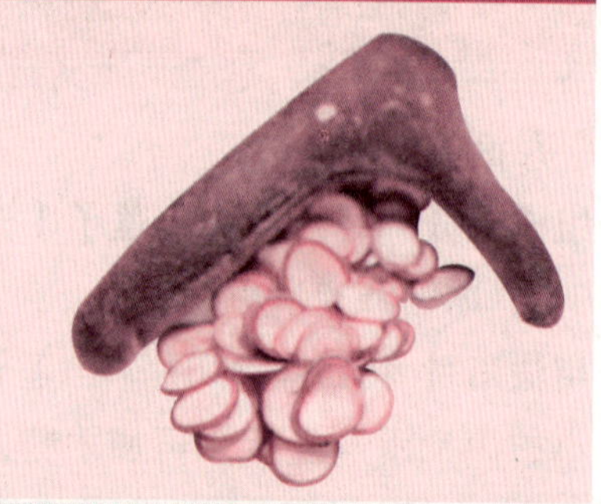

别名 鹿茸片、斑龙珠

性味 性温，味甘、咸

归经 归肝、肾经

营养成分 氨基酸、脂溶性维生素、卵磷脂

药物简介

鹿茸为我国传统名贵中药，在古代一直被用作宫廷补肾的常用御药。鹿茸主产于吉林、辽宁、黑龙江、新疆、内蒙古、青海等地。

鹿茸的药用部位为梅花鹿或马鹿的雄鹿头上未骨化密生茸毛的幼角，一般在夏秋二季锯下鹿茸。

药物功效

鹿茸的保健作用非常好，是名贵的全身强壮药，具有壮肾阳、益精血、强筋骨、调冲任、敛疮毒的功效。李时珍在《本草纲目》中将其功效概括为："生精补髓，养血益阳，强筋健骨，治一切虚损、耳聋、目暗、眩晕、虚痢。"现代药理学研究表明，鹿茸还具有调节心律、稳定血压、增加红细胞和血红蛋白及预防和辅助治疗骨质疏松等作用，可广泛应用于不同的虚损病症。

宜、忌食人群

✔因阳虚冲任不固而出现宫冷不孕、崩漏带下者。

✔血虚重证兼阳气衰微的消瘦体弱或贫血者。

✔肾阳不足及精血亏虚所致阳痿、筋骨乏力、头晕耳鸣者。

✘发热、风寒外感、阴虚阳亢或阳盛身体壮实者忌用。

✘高血压患者不宜用。

温馨提示

◎服鹿茸1周内禁食猪血、生萝卜及生冷辛辣的食物。◎在服鹿茸时若出现口干、流鼻血、目赤、心跳加速等现象，应停止服用。◎鹿茸要放在一个通风的地方，然后用布包一些花椒放在旁边。如果保存得当，3~5年内鹿茸的药效都不会发生变化。◎每次用量不宜过大，每次1~3克，服用前研细末，分3次服下。

养生小方剂

【方剂1】

组成成分 鹿茸15克。

用法用量 将鹿茸研成细末，每次服1克，空腹时用米汤送服。

主治功效 滋补精血。

【方剂2】

组成成分 鹿茸、红参各3克，丹参15克，红枣10颗。

用法用量 首先鹿茸和红参研细末，再用丹参和红枣煎汤送服。每日服用1剂。

主治功效 益气养心。

【方剂3】

组成成分 鲜鹿茸片10克，陈皮5克，甘草3克，红枣、姜、蜂蜜各适量。

用法用量 将上述材料加水熬汤服用。

主治功效 缓解疲劳，预防感冒。

【方剂4】

组成成分 瓜姜、葱白、鹿茸、料酒各适量。

用法用量 将鹿茸捣碎，与瓜姜、葱白一起加清水600毫升煎取后，以料酒送服。每日服用2次。

主治功效 辅助改善乳房肿痛。

特效药膳

鹿茸什锦粥

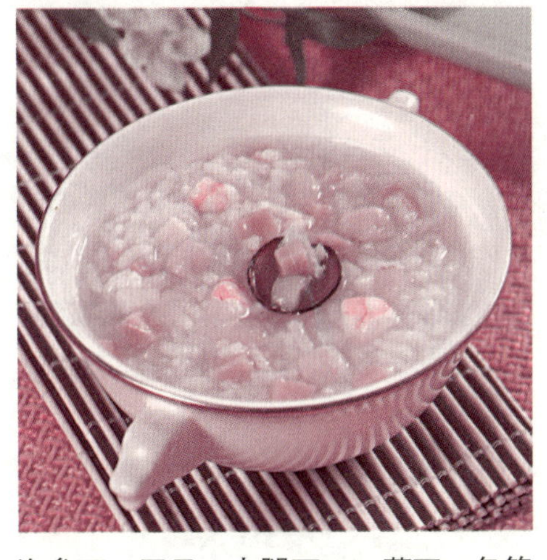

材料 鹿茸1.5克，水发海参、大虾各10克，水发干贝、火腿各5克，口蘑、冬笋各适量。

调料 盐、料酒、味精、水淀粉、鸡油各适量。

做法

①海参、大虾洗净切丁，入沸水汆烫；火腿、冬笋、口蘑洗净切丁。

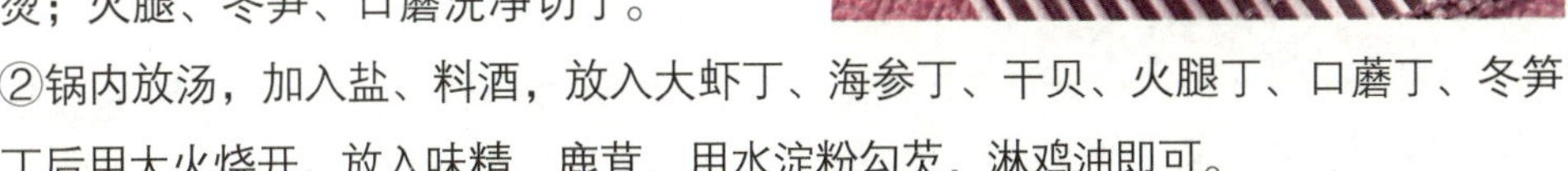

②锅内放汤，加入盐、料酒，放入大虾丁、海参丁、干贝、火腿丁、口蘑丁、冬笋丁后用大火烧开。放入味精、鹿茸，用水淀粉勾芡，淋鸡油即可。

小贴士 食用鹿茸应该从小量开始，慢慢加量，如果一次骤然用大量，会伤阴动血。

鱼腥草

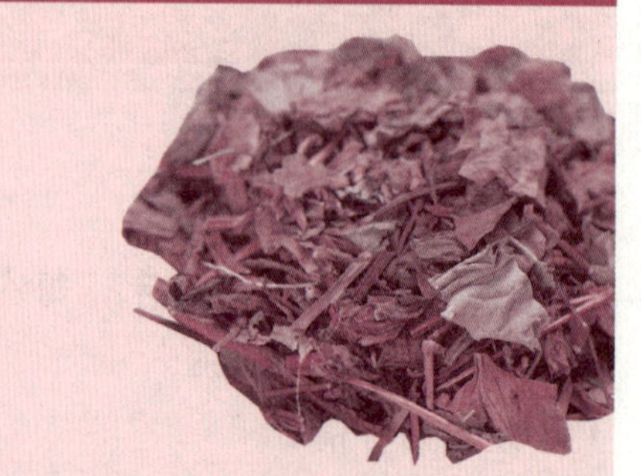

别名 岑草、蕺菜

性味 性微寒，味辛

归经 归肺经

营养成分 挥发油、月桂醛、亚油酸

药物简介

鱼腥草主产于四川、云南、贵州等地，其药用部位为三白草科多年生草本植物蕺菜的全草。

鱼腥草因其新鲜茎叶搓碎后有浓烈的鱼腥味，故而得名，但阴干后，水煎则色似红茶，气似肉桂。

药物功效

现代药理研究显示，鱼腥草具有抑制金黄色葡萄球菌、流感杆菌等病菌的作用，并能使毛细血管扩张，增加肾血流量及尿液分泌，有利尿效果，还能提高人体免疫力。此外，鱼腥草是辅助治疗肺痈之要药。

温馨提示

◎鱼腥草既可内服也可外用。内服时，由于其中含挥发油成分，因此不宜久煎，常用量约为15~30克；外用时，则可取适量的鱼腥草捣烂后外敷或煎汤熏洗患处。◎新鲜鱼腥草应用塑料袋包裹，并置于冰箱中存放；干品则应用密封容器装好，置于阴凉通风处收藏。

特效药膳

鱼腥草薏米鸡蛋羹

材料 薏米45克，甜杏仁15克，红枣5颗，鲜鱼腥草50克，鸡蛋4个。

调料 蜂蜜适量。

做法

①将薏米、甜杏仁、红枣放入锅中，大火煮沸，再改用小火煮1小时。

②加入鲜鱼腥草，再煮30分钟。

③过滤留汁，放入鸡蛋的蛋清、加适量蜂蜜，拌匀即可。

小贴士 本品适用于湿热壅滞型肺脓肿、肺结核、肺气肿、支气管扩张、慢性支气管炎、前列腺炎和尿道感染等症状。

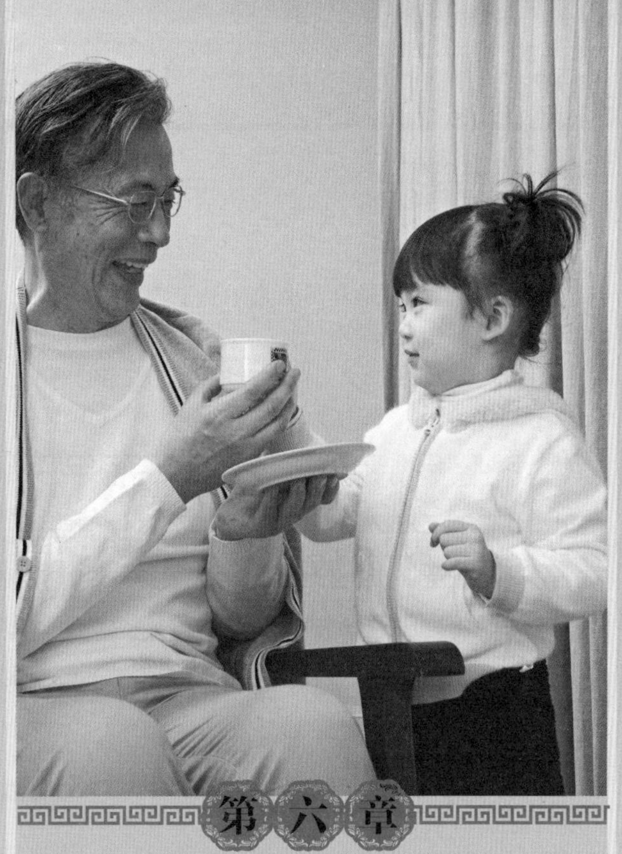

第六章

生病不用愁药苦，可口美味来替补

很多人生病后都不愿意吃药，因为不堪忍受药的苦味。但是不吃药又会延误病情，于是人们陷入两难的境地中。其实，我们还可以找到一个比吃药更好的办法来防治疾病，那就是日常饮食。饮食治病，美味又有效。

失眠

疾病概述 失眠是指因长期不能获得正常的睡眠，以致不能维持白天的正常活动的神经系统功能障碍

所需营养 维生素A、B族维生素、镁、钙、锌

症状及病因

失眠是神经官能症的一种，临床表现为：入睡困难、继睡困难、夜间多醒、凌晨早醒、夜寐多梦、睡眠节律颠倒，甚至彻夜不眠。次日精神不振、体力恢复不佳，甚至紧张不安、焦虑，并因此引起头晕、乏力、健忘、烦躁易怒等症状，严重者可有心率加快、体温增高、血管收缩等自主神经症状。

睡眠是一种节律性的生理活动，它主要是由大脑皮层、丘脑、脑干的网状结构管理，也就是由中枢神经控制。绝大部分人白天活动，夜晚睡眠。到了该睡觉的时候，就会感到眼皮发沉，四肢沉重，提不起精神来，不愿意讲话，更不愿意活动，连续地打哈欠就是我们平时所说的睡意，这种睡眠节律每个人都有。而一旦出现突然的精神创伤、长期的工作学习紧张、思虑过度、苦恼忧虑、心事重重、想入非非等状况，都容易造成神经系统功能紊乱，让人无法入睡而失眠。就中医的观点来说，阴虚火旺、肝气郁结等生理上的问题，也是导致失眠的原因。

宜吃食物

✔**蔬菜类：**胡萝卜、山药、白萝卜、苦瓜、丝瓜、茭白、土豆、黄花菜等。

✔**肉类：**羊肉、猪心、猪肝、牛肝等。

✔**水果类：**香蕉、西瓜、红枣、桂圆等。

✔**五谷类：**小麦、小米等。

✔**其他类：**牛奶、鸡蛋黄、羊奶、蜂蜜等。

忌吃食物

✖**饮品类：**浓茶、咖啡、巧克力、可乐等。

✖**调料及调味品类：**胡椒、葱、蒜、辣椒等。

健康饮食原则

◎睡前宜喝温牛奶。牛奶含有色氨酸，这是一种有助于睡眠的氨基酸。

◎上床前半小时宜吃一些淀粉类食物如土豆、一片面包或苹果，可以促使大脑正常分泌镇静性的物质。

◎晚餐不可过饱，睡前不宜大量饮水。

◎心肾不交的失眠者宜多吃清淡补肾的食材。

◎心脾两虚的失眠者宜多吃一些滋补的食物。

养生小方剂

【方剂1】

组成成分 新鲜猪心1个，三七、蜂蜜各30克。

用法用量 将猪心洗净，与三七共煮，待猪心熟后加入蜂蜜。吃肉饮汤。

主治功效 安心定神，缓解精神紧张。

【方剂2】

组成成分 麦仁30克，红枣15颗，甘草15克。

用法用量 将上述材料洗净放入锅中，加水3碗，煎至1碗。每晚睡前顿服。

主治功效 养血安神，改善失眠症状。

健康食谱

拌猪心

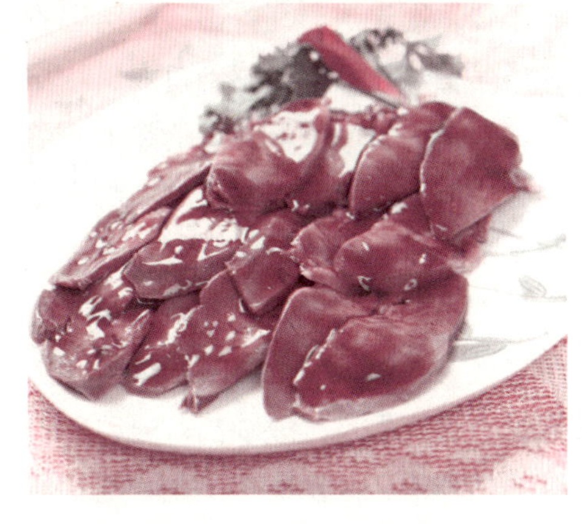

材料 猪心400克，当归、天麻、酸枣仁、柏子仁各适量，姜片、香菜叶各少许。

调料 料酒、盐、香油各适量。

做法

①猪心洗净，备用。

②锅置火上，加入适量的水，将猪心、姜片、盐、料酒和全部药材一起放入锅中，炖煮约1小时。

③取出猪心，晾凉后切薄片，装入盘中。

④将炖煮过的汤汁及香油淋在猪心片上，再撒上香菜叶点缀即可。

便秘

疾病概述 便秘是指大便经常秘结不通，排便时间延长或虽有便意而排便困难

所需营养 B族维生素、铁、膳食纤维、蛋白质

症状及病因

便秘的临床症状主要有大便秘结，排出困难，经常三五天或七八天排便一次，有时甚至更久。便秘日久，常可引起腰部胀满，甚至酸痛、食欲不振、头晕头痛、睡眠不佳。长期便秘，还可引起痔疮、便血、肛裂等。

造成便秘的原因有很多，最有可能的原因便是水分不足。粪便若过于干燥，则无法顺利排出，此类型的人通常怕热，且常常感到口渴、想喝水，这是因为囤积于体内的热消耗了水分，以致粪便变得干干的。若能多喝水，便秘现象就会得以改善。

另一种便秘的原因是大肠蠕动速度过慢，要让大肠能够活跃运作，充足的血循环是不可或缺的，若因压力使得气停滞，或发生气不足，则排便的动力也会不足，导致排便的功能减退。另外，若大肠受寒，则蠕动也会变慢，成为便秘的原因。

宜吃食物

✔**蔬菜类：**菠菜、豆苗、冬瓜、甘薯、芹菜、韭菜、空心菜、胡萝卜、圆白菜、土豆等。

✔**水果类：**香蕉、西瓜、菠萝等。

✔**干果类：**核桃、无花果等。

✔**豆类及其制品：**黄豆等。

✔**其他类：**蜂蜜等。

忌吃食物

✘**肉类：**羊肉等。

✘**调料及调味品类：**胡椒、花椒、辣椒、大蒜等。

✘**其他类：**酒、浓茶、咖啡等。

健康饮食原则

◎饮食上应该提倡摄取高蛋白质、富含膳食纤维的食物。

◎主食不宜太精细，适当多吃一些粗粮以及具有降脂功效的食物。

◎豆酱和大酱都是发酵食品，这些食品含有人体肠道所必需的有益微生物，可以帮助消化。

◎每日要增加水的摄取量。

◎晚饭后宜喝酸奶。

养生小方剂

【方剂1】

组成成分 生白术10克。

用法用量 将生白术研成细末服用。每日1剂。

主治功效 用于体虚性便秘。一般用药3~5天，大便即可恢复正常，大便正常后即可停药，以后每周服药 2~3天，即可长期保持大便正常。

【方剂2】

组成成分 蜂蜜半杯，甘蔗1根。

用法用量 将甘蔗去皮榨汁，加入蜂蜜，混匀。每日早晚空腹喝。

主治功效 清热润肠。适用于内热郁结引起的便秘。

健康食谱

香炒土豆丝

材料 土豆350克，葱丝适量，姜丝少许。

调料 盐、白糖和味精各适量。

做法

①将土豆洗净去皮，切细丝，在清水中浸泡约5分钟后，捞出，沥干水分，备用。

②油锅烧热，下入土豆丝炸至金黄色，捞出，沥油。

③锅内留底油烧热，下入姜丝爆炒出香味，捞出姜丝不用，下入土豆丝快速翻炒。

④加入盐、白糖、味精炒至入味，装盘撒葱丝点缀即可。

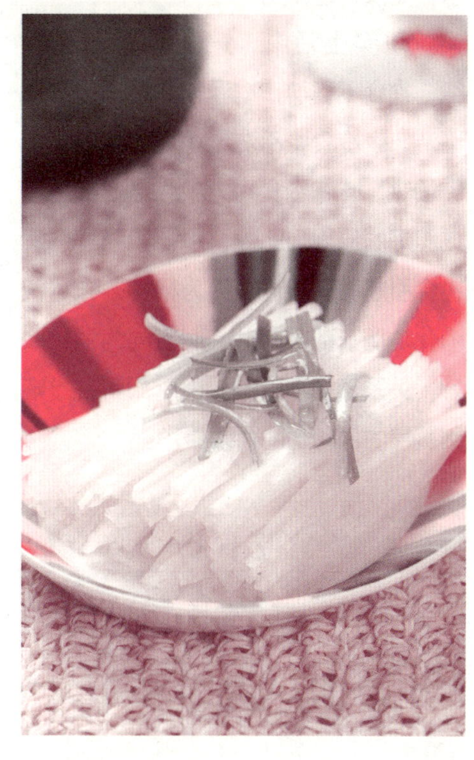

腹泻

疾病概述 腹泻指以大便次数增多、粪质清稀或如水样、有黏液、脓血等为临床特征的一种病症

所需营养 锌、蛋白质、B族维生素、不饱和脂肪酸、维生素C

症状及病因

如果肠道运动和分泌功能失调，粪便通过结肠的速度加快，水分不能被充分吸收，就会引起排便次数增多、粪便稀薄。严重者一天排便数次，造成脱水，尤以儿童多见。

现实生活中，一些人生活无规律、饮食不科学，或暴饮暴食，或饮食不洁、生冷食物不洗干净即食用；或贪凉怕热、吃寒冷食物太多。这些都是造成腹泻的原因。此外，精神紧张和肝病也会引起腹泻，这是因为精神紧张可使消化功能紊乱，而肝与脾胃同为消化器官，关系密切。因此，肝患病就会影响到脾胃的消化功能而致腹泻。

宜吃食物

✔**蔬菜类：**土豆、茄子、山药、白萝卜、扁豆等。

✔**肉类：**牛肉、鸡肉等。

✔**水果类：**柠檬、杨梅等。

✔**干果类：**红枣等。

✔**五谷类：**薏米、糯米、麦片、粳米等。

✔**其他类：**莲子等。

忌吃食物

✖**蔬菜类：**白菜、韭菜、菜花、芹菜、甘薯等。

✖**水果类：**香蕉、菠萝、草莓等。

✖**干果类：**花生、核桃、杏仁、腰果等。

✖**水产类：**虾、海蜇皮、螃蟹等。

✖**豆类及其制品类：**黄豆等。

✖**调料及调味品类：**咖喱、大蒜等。

✖**其他类：**咖啡、茶、汽水等。

健康饮食原则

◎饮食以少油腻、少渣滓、高蛋白、高热量、高维生素为主。

◎烹调方法最好以蒸、炖、煮、烩为主，忌用炸、爆、煎。

◎鱼、瘦肉、蛋类及各种豆制品少油

腻、营养丰富，可适当选用。

◎为了增加维生素C摄入量又不使腹泻加剧，可选用含膳食纤维少的水果。

◎多补充水分。

养生小方剂

【方剂1】

组成成分 杨梅15个，白酒适量。

用法用量 将杨梅洗净沥干，泡于白酒中，数日后即可食用，浸泡时间越久越好。服用时吃1~2个杨梅，喝1小匙白酒。

主治功效 可以缓解腹泻、恶心、中暑、头痛等症。

【方剂2】

组成成分 鲜姜1块，麝香膏布或伤筋止疼药膏1片。

用法用量 把鲜姜剁成碎末，用麝香膏布或伤筋止疼药膏贴在肚脐处，粘牢封住。待几小时后脐内有水分排出即可揭下。

主治功效 缓解腹痛、腹泻。

健康食谱

牛奶红枣粥

材料 粳米100克，去皮绿豆、红枣各50克，牛奶1000毫升。

调料 白糖适量。

做法

①将粳米、去皮绿豆、红枣用清水洗净，然后将红枣去核切碎。

②在瓦煲中加入牛奶，烧开后加入洗净的粳米、去皮绿豆，煲约30分钟。

③再加入红枣碎，调入白糖，继续煲10分钟即可。

小贴士 绿豆有清热利湿的作用，尤其对肠中湿热的作用最好；粳米可养胃。此粥可清热止泻，适用于湿热型腹泻的食疗。

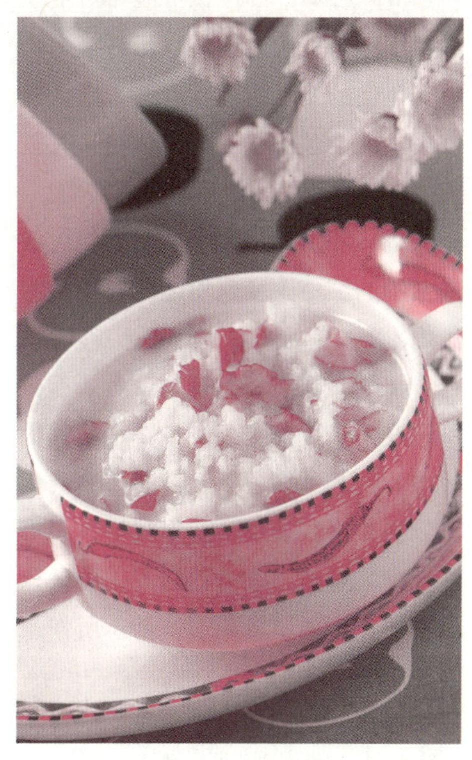

肠胃炎

疾病概述 肠胃炎是由不同病因引发的急、慢性肠胃黏膜炎疾患

所需营养 维生素A、B族维生素、维生素C、维生素D、锌、铁、锰

症状及病因

本病可见呕吐、腹泻，常连带有腹部痛性痉挛及绞痛，严重者可导致脱水及水电解质紊乱等现象。

不过，呕吐、腹泻等症状一般会在2~4天后停止，但也可能持续更长的时间；有些人会发烧、出汗或有严重而急促的水状腹泻；有些人因大量丧失体液而致脱水，甚至休克；有些人的呕吐物和粪便中可能有少量血。

吃入不清洁的食物、对食物过敏或食物的突然改变是引起肠胃炎的常见病因。

肠胃炎还可能是食物中毒引起，不过在大多数情况下，中毒程度都很轻微。但若是细菌以及某些植物或化学物质中毒，如果不及早救治，则可能致命。这与中医认识相同，中医认为肠胃炎多因饮食不节、情志所伤、劳倦而发病。

值得一提的是，如果是由细菌、病毒所致的急性肠胃炎，应及时就医，以免延误病情。

宜吃食物

✓**蔬菜类**：番茄、茄子、芹菜、莲藕等。

✓**肉类**：鸡肉、动物肝脏等。

✓**水果类**：苹果、山楂等。

忌吃食物

✗**蔬菜类**：辣椒、芹菜等。

✗**水果类**：橘子、菠萝等。

✗**其他类**：糯米类食品、甜点、蛋糕、饼干等。

健康饮食原则

◎尽量进食较精细、易消化、富有营养的食物。

◎少吃肥、甘、厚、腻、辛辣等食物，少饮酒及浓茶。

◎吃饭时要细嚼慢咽，这样可以减少粗糙食物对胃黏膜的刺激。

◎肠炎患者如伴有脱水现象时，可喝些淡盐开水、菜汤、米汤、果汁、米粥等，以补充水、盐和维生素；若排气、肠鸣音过强时，应少吃蔗糖等易产气发酵的食物。

◎每餐最好吃2~3个新鲜山楂，以刺激胃液的分泌。

养生小方剂

【方剂1】

组成成分 薏米15克，茯苓12克，车前子、葛根、黄芩、白扁豆、荷叶、木香各10克，黄连、生甘草各6克。

用法用量 将上述材料水煎，每日1剂。

主治功效 清热化湿，理气止泻。适用于急、慢性肠胃炎所引起的腹泻等症。

【方剂2】

组成成分 柚子皮15克，茶叶10克，姜2片。

用法用量 将上述材料水煎服。每日1剂。

主治功效 急性肠胃炎。

健康食谱

菠菜芹菜粥

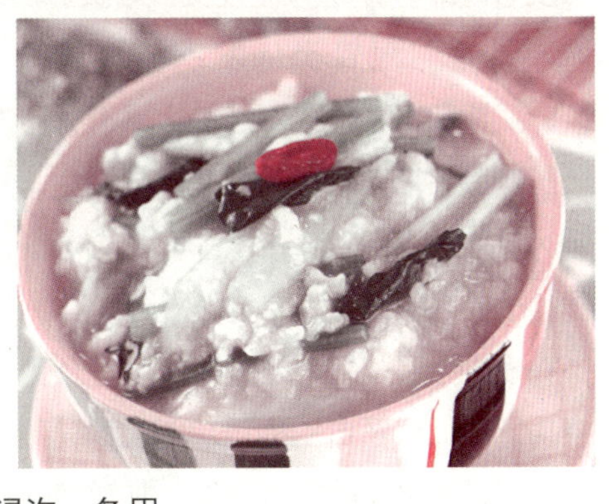

材料 菠菜、芹菜各250克，大米100克，净枸杞子少许。

调料 无。

做法

①将菠菜、芹菜分别洗净，切成4厘米长的段。

②大米淘洗干净，放入锅内，加清水3碗略浸泡，备用。

③锅置大火上烧沸，再改用小火煮。

④30分钟后，加入芹菜段、菠菜段，烧沸，打开盖煮10分钟，加枸杞子点缀即可（如果喜欢咸味的，可以加少许盐来调味）。

小贴士 此粥养血润燥，降低血压，适宜高血压、肠胃炎、便秘、小便不利等疾病的患者食用。

慢性支气管炎

疾病概述 慢性支气管炎简称慢支，是指气管、支气管黏膜及其周围组织的慢性非特异性病症

所需营养 维生素A、B族维生素、维生素C、胡萝卜素、锌、蛋白质

症状及病因

慢性支气管炎以反复发作的咳嗽、咳痰、喘息为特征，经常反复急性发作。病程一般比较长，多于早、晚出现咳嗽、咯白色泡沫黏痰。凡咳嗽、咳痰或伴有喘息反复发作，每年患病至少3个月，连续2年者，排除其他心肺疾患时即可诊断为慢性支气管炎。

慢性支气管炎的发病与环境污染、病毒和细菌感染及过敏因素有关。一些刺激性烟雾可引起黏膜腺体增生、肥大和支气管痉挛，气道净化能力削弱，故易感染和发病。

另外，呼吸道局部防御能力及免疫功能减低以及自主神经功能失调，致使呼吸道对吸入的空气过滤、加温和湿润作用减弱，会使其患病率增高。当呼吸道副交感神经反应增高时，对正常人不起作用的微弱刺激，就可致慢支患者支气管收缩痉挛，分泌物增多而产生咳嗽、咳痰、气喘等症状。

宜吃食物

✔**蔬菜类：**白菜、油菜、白萝卜、胡萝卜、山药等。

✔**水果类：**梨、枇杷、芒果、草莓、葡萄等。

✔**干果类：**核桃、松子、红枣等。

✔**水产类：**海带、紫菜等。

✔**五谷类：**大米、小麦等。

✔**其他类：**白果、百合等。

忌吃食物

✖**水果类：**荔枝、桂圆等。

✖**水产类：**螃蟹、生鱼片等。

✖**饮品类：**可乐、咖啡、冰激凌、浓茶等。

✖**调料及调味品类：**辣椒、生姜、蒜等。

健康饮食原则

◎饮食最好以清淡的方式为主，少吃煎、炸食物。

◎在寒冷季节应多吃一些含热量高的肉类暖性食品，以增强御寒能力。

◎除荤食外，应经常进食新鲜的蔬菜瓜果，以保证维生素C的摄取量。

◎日常生活中，多摄取含有维生素A的食物也是必不可少的，其有保护呼吸道黏膜的作用。

◎每日还要补充充足的水分。

养生小方剂

【方剂1】

组成成分 绿茶15克，鸡蛋2个。

用法用量 将蛋壳刷洗干净，与绿茶一起入砂锅内，加水2碗煎煮，蛋熟后捞出去皮再煮，煮至水干时吃蛋即可。每日1剂。

主治功效 止咳平喘。适用于慢性支气管炎引起的咳嗽。

【方剂2】

组成成分 红枣8个，生甘草6克。

用法用量 将红枣、生甘草洗净后加清水2碗，煎至1碗，去渣即饮。每日1剂，分2次服用。

主治功效 补中益气，润肺止咳。适用于慢性支气管炎引起的咳嗽、咽喉痛等症。

健康食谱

山药芝麻羹

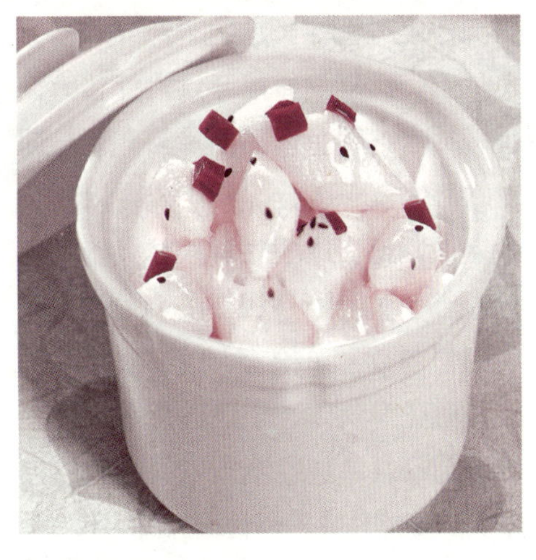

材料 山药500克，山楂糕、黑芝麻各少许。

调料 冰糖少许。

做法

①山药去皮洗净，削成橄榄形的块；山楂糕切小方丁。

②山药块放入锅中，加水煮15分钟，然后放入冰糖，煮至山药块熟时捞出。

③将山药块放入盘中，撒上山楂糕丁、黑芝麻点缀即可。

小贴士 山药具有益肺止咳的作用；山楂可杀菌抗炎，特别是对绿脓杆菌、金黄色葡萄球菌、变形杆菌等有明显的抑制作用。此菜可起到止咳消炎的作用。

慢性咽炎

疾病概述　慢性咽炎是由慢性感染所引起的一种上呼吸道病变

所需营养　蛋白质、维生素、矿物质

症状及病因

慢性咽炎的主要表现为咽部有各种不适感，如异物感、发痒、灼热、干燥、微痛等症状，还可能出现咽部分泌物增多、黏稠，引起刺激性咳嗽，讲话易疲劳，或于刷牙漱口、讲话多时感到恶心作呕。

慢性咽炎系咽黏膜的慢性炎症，常为呼吸道慢性炎症的一部分。多为急性咽炎反复发作或延误治疗转为慢性，或者各种鼻病后因鼻阻塞而长期张口呼吸及鼻腔分泌物下流，以致长期刺激咽部，或慢性扁桃体炎、龋齿等影响所致。也可以因为各种物理、化学因素刺激：如粉尘、颈部放疗、长期接触化学气体、烟酒过度等。其主要分为慢性单纯性咽炎、慢性肥厚性咽炎、萎缩性或干燥性咽炎。

常吃夜宵的人，90%会有咽炎。因为夜宵大多为热气腾腾的小炒食物，多烫热刺激咽部。患有咽炎的人，熬夜加上吃夜宵会加剧病情。因此，经常上夜班的人，即使要吃夜宵，最好以牛奶和面包为主，既容易消化，又有助于睡眠。

宜吃食物

✔**蔬菜类：**西蓝花、菠菜、圆白菜、番茄等。

✔**水果类：**西瓜、梨、木瓜、樱桃、香蕉等。

✔**干果类：**杏仁等。

✔**豆类及其制品：**绿豆、豆腐等。

忌吃食物

✘**调料及调味品类：**葱、蒜、辣椒、胡椒等。

✘**其他类：**可乐、咖啡、烟、酒等。

健康饮食原则

◎合理膳食，保证优质蛋白、维生

素、矿物质的摄入。

◎宜多饮白开水，但不要太烫。

◎忌食油腻、煎炸、刺激性食物。

◎食疗中应以利咽止痛、养阴润肺、生津利咽为主。应多摄入清淡易消化、清爽去火、柔嫩多汁的蔬果。另外，还应多吃具有消炎润肺、化痰止咳等功效的干果。

养生小方剂

【方剂1】

组成成分 蒲公英、连翘、板蓝根、石斛各15克，牛蒡子、郁金、枳壳各9克，马勃、桔梗各6克，元参、麦冬各15克，甘草3克。

用法用量 煎服，每日1剂，早晚分服。

主治功效 利咽消肿。用于咽部有异物感，日久不愈者。

【方剂2】

组成成分 胖大海、蜂蜜各适量。

用法用量 将胖大海洗净，加入蜂蜜，开水冲泡，代茶饮。

主治功效 清咽润喉。适用于咽部干痒，发炎红肿者。

健康食谱

嫩芹炒杏仁

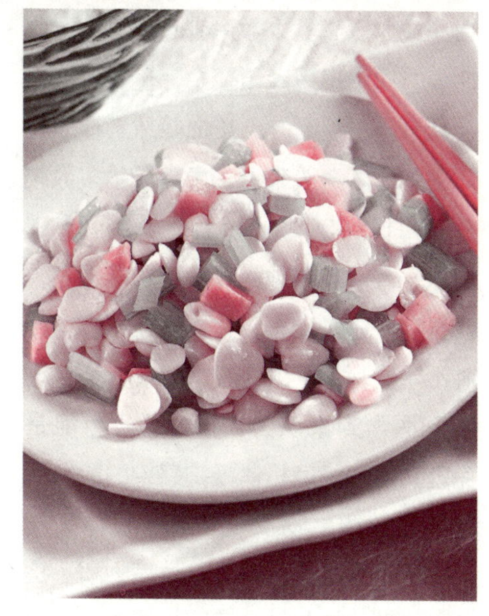

材料 芹菜200克，杏仁20克，胡萝卜、玉米粒各适量。

调料 盐、味精、高汤各少许。

做法

①芹菜撕去筋后，洗净切小粒，入水氽烫后捞出，立刻冲水，以保持翠绿；胡萝卜洗净，切丁备用。

②油锅烧热，放入杏仁，炒至稍泛黄色时加入芹菜粒、胡萝卜丁、玉米粒。

③加少许高汤，下味精、盐调味，炒匀即可。

小贴士 杏仁味苦，性温辛，有小毒，归肺、脾经。具有养阴润喉，利咽祛痰的功效。古代中医文献《药性论》指出，杏仁对咽喉、声带具有保健作用。

慢性肾炎

疾病概述 慢性肾小球肾炎（简称慢性肾炎）是一组病因不同，病理变化多样的慢性肾小球疾病

所需营养 维生素A、维生素C、叶酸、卵磷脂、钙

症状及病因

大多数慢性肾炎患者临床表现为肾病综合征，其特点为病程长，病情反复难愈，逐渐发展有蛋白尿、血尿及不同程度的高血压和肾功能损害。

此病起病方式不一，有些患者开始无明显症状，仅在检查身体时发现蛋白尿或血压高。少数患者起病急、浮肿明显，尿中出现大量蛋白，也有始终无症状直至出现呕吐、出血等尿毒症表现才去就诊。一般来讲，患者尿量多数较少，每日1000毫升以下，少数可出现少尿，常伴有浮肿；肾小管功能损害较明显者，尿量增多，并伴有夜尿多，浮肿不明显，甚至出现脱水征象。

医学专家认为，慢性肾炎可能是免疫功能缺陷使机体抵抗感染的能力下降，导致微生物反复侵袭；机体又不能产生足够量的抗体清除致病物质（抗原），致使抗原持续存留机体内，沉积于肾组织，从而产生慢性炎症。

宜吃食物

✔**蔬菜类：**油菜、洋葱、番茄等。

✔**水果类：**苹果、草莓、葡萄、橘子、橙子等。

忌吃食物

✖**蔬菜类：**韭菜、茴香、蒿子秆、菠菜、竹笋、苋菜等。

✖**肉类：**动物内脏、肥肉等。

✖**干果类：**花生、核桃、杏仁等。

✖**五谷类：**小麦、绿豆、红小豆等。

✖**调料及调味品类：**咖喱、芥末、胡椒等。

✖**其他类：**酒、茶、咖啡、可可等。

健康饮食原则

◎急性肾炎初期，要严格限制蛋白质的摄入量，除了选用少量牛奶外，一切含蛋白质丰富的食品都要避免食用。

◎慢性肾炎应该坚持低蛋白饮食，要

供给充分的维生素。

◎不要摄取太多的含磷量丰富的食物。

◎禁食刺激性食品。刺激性食物对肾脏的实质细胞均有不同程度的刺激作用，所以应少吃。

◎烹饪食物时要减少盐的用量。

养生小方剂

〖方剂1〗

组成成分 何首乌、丹参、菟丝子、陈皮、桂枝、半夏各15克，砂仁、竹茹各10克。

用法用量 将上述全部药材加水煎服，每日1剂。

主治功效 心肾阳虚型肾病。症见神疲乏力、心悸胸闷、喘息不得卧、畏寒肢冷、恶心纳呆、周身痒、尿少水肿、脘腹胀满。

〖方剂2〗

组成成分 黄芪、党参、黄精、生地黄、益母草、金樱子、枸杞子、熟地黄、牡丹皮、墨旱莲各15克。

用法用量 水煎服，每日1剂，

主治功效 益气养阴、补肾固精。

健康食谱

菊花粳米粥

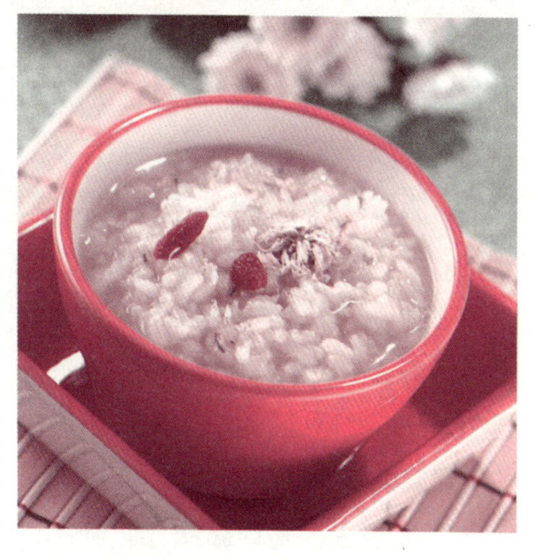

材料 粳米100克，菊花、枸杞子各适量。

调料 冰糖、高汤各适量。

做法

①菊花及枸杞子用热水泡开备用。

②粳米用水洗净，加入适量清水浸泡后捞出，沥干。

③锅中加入高汤、粳米，大火煮沸，转小火煮约1小时至米粒软烂黏稠。

④加入菊花、枸杞子及冰糖，用大火烧沸，转小火慢煮3分钟，即可。

小贴士 菊花虽有清热解毒作用，但对中医所指的阳虚体质就不太合适。此外，菊花泡茶偶尔饮饮无妨，但几乎所有的花茶，都不能长期大量随意饮用，应根据具体情况科学选择。

脂肪肝

疾病概述 脂肪肝是指由多种原因引起的肝细胞内脂肪堆积过多而引起的病变

所需营养 维生素A、B族维生素、维生素C、膳食纤维

症状及病因

正常肝内脂肪占肝重的3%~4%，如果脂肪含量超过肝重的5%即为脂肪肝，严重者脂肪量可达40%~50%，脂肪肝的脂类主要是甘油三酯。

脂肪肝的临床表现比较多样，轻度脂肪肝多无临床症状，易被忽视。约25%以上的脂肪肝患者临床上可以无症状，有的仅有疲乏感，而多数脂肪肝患者较胖，故更难发现轻微的自觉症状。因此，脂肪肝病人多是在体检时偶然发现的。

脂肪肝发展到中重度脂肪肝时会有慢性肝炎的表现，有食欲不振、疲倦乏力、恶心、呕吐、体重减轻、肝区或右上腹隐痛等症状。

脂肪肝主要是因脂肪代谢紊乱，致使肝细胞内脂肪积聚过多而产生的病变。多为长期酗酒、营养过剩、营养不良、糖尿病等慢性疾病所致，药物性肝损害、高血脂等都是脂肪肝常见病因。

宜吃食物

✔**蔬菜类：**胡萝卜、韭菜、茄子、丝瓜、莴笋、茼蒿、苦瓜、南瓜等。

✔**水果类：**山楂、桑葚、苹果、葡萄等。

✔**水产类：**海带、紫菜、带鱼等。

✔**五谷类：**荞面、玉米麸、粗麦粉、糙米等。

✔**菌类：**香菇、黑木耳等。

✔**其他类：**蜂蜜、牛奶、橄榄油等。

忌吃食物

✘**肉类：**动物内脏、烤肉串、肥肉等。

✘**水产类：**鱼子、鱿鱼等。

✘**其他类：**白酒、猪油、牛油、羊油、黄油、奶油、巧克力等。

健康饮食原则

◎饮食要均衡，控制热量摄入，以便使肝细胞内的脂肪逐渐氧化。

◎应限制摄入脂肪和碳水化合物，多

吃高蛋白饮食和新鲜蔬菜。

◎平时要少吃高热量、高脂肪、高胆固醇的食物。

◎不要在睡前进食，也不要暴饮暴食。

养生小方剂

【方剂1】

组成成分 鲜山楂5个，绿茶3克。

用法用量 将鲜山楂洗净，打碎，与绿茶一同放入杯中，用开水冲泡，代茶饮服。每日1剂，连饮3~4周，或时时饮服。

主治功效 适用于气滞血淤、湿热阻滞、肝气郁结型脂肪肝。但少气乏力、精神不振、面目萎黄、脾胃气虚者不宜服用。

【方剂2】

组成成分 黑木耳15克，芹菜250克，盐、味精各适量，胡椒粉少许。

用法用量 将黑木耳用水泡发，洗净，沸水烫过，沥干；芹菜切小段，汆烫后捞出，与黑木耳同装盘中，加盐、味精、胡椒粉及少量冷开水，倒入盘中，拌匀佐餐食用。

主治功效 预防并辅助改善脂肪肝。

健康食谱

番茄葡萄双米粥

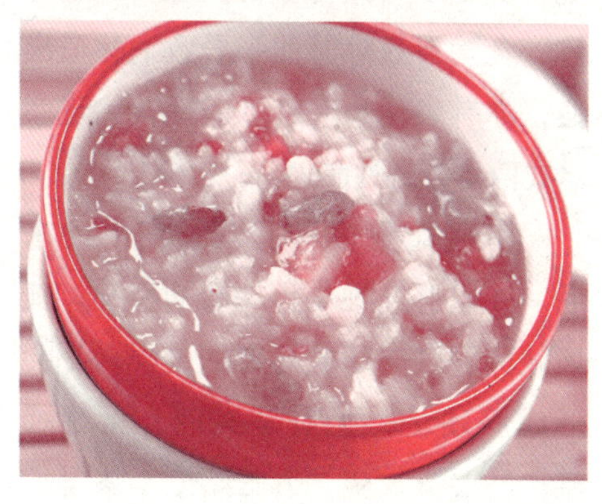

材料 番茄、薏米、糯米各50克，葡萄干20克

调料 蜂蜜适量。

做法

①将薏米洗净，浸泡4小时；糯米洗净，浸泡2小时。

②将薏米和糯米放入锅中，加水熬煮至熟软成粥。

③新鲜番茄洗净去蒂，切成块状，放入双米粥里，加入蜂蜜、葡萄干调匀，再煮10分钟即可。

小贴士 蜂蜜对肝脏具有保护作用，能促进肝细胞再生，对脂肪肝的形成有一定的抑制作用。

肝硬化

疾病概述 肝硬化是一种以肝脏损害为主要表现的慢性全身性疾病，持久地或反复地损害肝脏组织，引起肝细胞变性、坏死、再生和纤维组织增生等一系列病理变化，结果扰乱了肝内正常结构，使肝脏变形，质地变硬，故名肝硬化

所需营养 B族维生素、维生素C、锌、铁

症状及病因

肝硬化的主要临床表现为由肝功能减退和门静脉高压所致引起的一系列症状和体征，常表现为肝区不适、疼痛、全身虚弱、厌食、倦怠和体重减轻，有些人多年没有症状。若胆汁受阻会出现黄疸、瘙痒、黄斑瘤等。更常见的症状是门静脉高压引起痔疮、食管胃底静脉曲张导致消化道出血，亦有表现为肝细胞衰竭，出现腹水或门体分流性脑病。

肝硬化是多种肝脏损伤的终末期，并以肝纤维化为其最初特征。任何破坏肝脏内环境稳定的过程，都会形成肝硬化，尤其是炎症、毒性损害、肝血流改变、肝脏感染（病毒、细菌、螺旋体、寄生虫）、先天性代谢异常的物质累积疾病、化学物质和药物刺激、长期胆汁阻塞和营养不良，均为本病发病原因。其中慢性肝炎及长期酗酒是发病的最常见病因。

此外，生吃淡水鱼可能引起血吸虫病，血吸虫卵越产越多后，不但会引起胆道阻塞，而且它们所分泌的有毒物质还会刺激胆道，从而造成肝脏和胆囊的损害，继而引发一系列并发症，可致肝硬化。

宜吃食物

✓**蔬菜类：**冬瓜、莲藕、苦菜、白菜、萝卜、白扁豆等。

✓**五谷类：**小米、玉米、大麦等。

✓**豆类及豆制品：**豆腐、黑豆、绿豆、豌豆等。

✓**其他类：**百合等。

忌吃食物

✗**干果类：**葵花子等。

✗**肉类：**羊肉、鸡排、猪排骨等。

✗**水产类：**沙丁鱼、青花鱼、秋刀鱼、金枪鱼等。

✗**其他类：**年糕等。

健康饮食原则

◎饮食以低盐、低脂肪、少糖、高蛋白质为好。

◎由于肝硬化患者的食欲和消化能力都比较差，因此，饮食应尽可能多样化。

◎不吃辛辣、油腻、油炸、黏硬食物。

◎不用动物油烹饪食品。

养生小方剂

【方剂1】

组成成分 丹参、牡蛎、当归各15克，郁金、桃仁、红花、青皮、白术、赤芍各10克。

用法用量 水煎服，每日1剂。

主治功效 疏肝理气，活血消积。

【方剂2】

组成成分 茯苓、太子参各15克，柴胡、枳壳、香附、川芎、白术、白芍各10克，炙甘草6克。

用法用量 水煎服，每日1剂。

主治功效 疏肝健脾，兼以活血。

健康食谱

香酥玉米

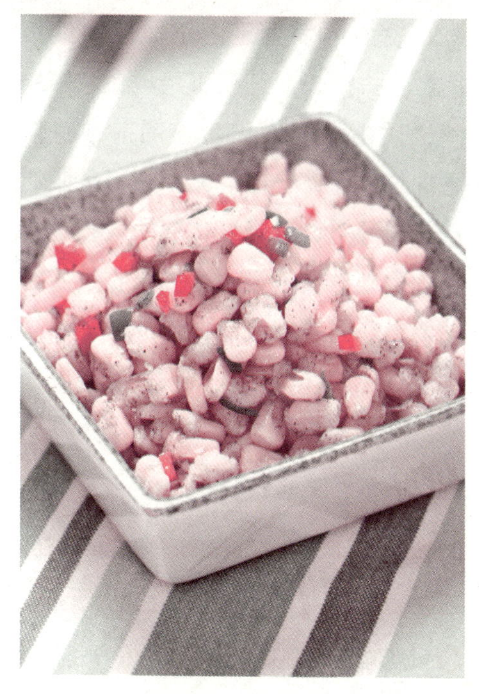

材料 罐装玉米粒300克，青椒、红椒各20克。

调料 花椒盐、干淀粉各适量。

做法

①玉米粒洗净，沥干，均匀地拍上干淀粉。

②青椒与红椒洗净，去蒂及籽，切丁。

③油锅烧热，放入玉米粒炸至酥脆，捞出，沥油。

④锅中留少许底油，烧至八成热，下入花椒盐、玉米粒、青椒丁和红椒丁翻炒均匀即可。

贫血

疾病概述 贫血是指单位容积的血液内血红蛋白量、红细胞数及红细胞比容低于正常值的一类病变

所需营养 B族维生素、维生素C、蛋白质、铁、钠、钙

症状及病因

贫血的人不但面色苍白，眼睑和指甲也常是苍白无光的。贫血有轻有重，轻的多无明显症状，有的人会出现头晕、耳鸣、失眠、健忘、食欲减退。较重的则会出现浮肿、毛发干枯，甚至出现贫血性心脏病。

贫血的发生是由于血液中红细胞数量太少，血红素不足。血液中的氧必须由血红素携带才能前往身体各部位，而铁是血红素中相当重要的成分。通常患有轻度贫血的人多是由于饮食中铁质不足，身体吸收铁质的功能出现问题，或是血液的流失、红细胞过度破坏，如饮食不良、钩虫感染、肠胃吸收不良、胃和十二指肠溃疡出血等原因造成的。

宜吃食物

✔**蔬菜类：**菠菜、胡萝卜、番茄、黄瓜、苦瓜、青椒、生菜、青笋、芹菜等。

✔**水果类：**酸枣、杏、橘子、樱桃等。

✔**肉类：**鸡肝、猪肝、牛羊肾脏、猪瘦肉等。

✔**豆类及其制品类：**腐竹、黄豆等。

✔**水产类：**紫菜等。

✔**干果类：**花生、核桃等。

忌吃食物

✘**水果类：**柿子等。

✘**饮品类：**浓茶、咖啡、可乐、汽水等。

✘**其他类：**奶油、腌制食品、烧烤等。

健康饮食原则

◎注意饮食方式。食物烹调应精细、软烂。在平衡膳食基础上，要多摄取富含蛋白质、高维生素、高铁的食物。

◎多摄取造血原料。饮食应全面提高营养水平，供给充足的造血原料。

◎根据不同贫血类型选择有益于康复

的食品。如缺铁性贫血宜选择含铁量高的食物，巨幼红细胞性贫血宜选择高维生素食品。

◎少吃加工食品。

养生小方剂

【方剂1】

组成成分 炙黄芪、枣仁（炒）、紫丹参、熟地黄各15克，党参、桂圆各12克，炒白术7克，当归6克，木香、炙甘草、远志肉各3克，红枣3颗。

用法用量 水煎服，每日1剂。

主治功效 本方有补益心脾、益气养血的功效，有助于缓解缺铁性贫血。

【方剂2】

组成成分 红枣10颗，炙黄芪、何首乌、山药、白术、山萸肉、赤参、桂圆、生地黄、枸杞子各15克，阿胶10克，炙甘草7.5克。

用法用量 将上述药材用水煎服。每日1剂，分3次服用。

主治功效 滋补肝肾，益气养血。

健康食谱

葱椒炒羊肝

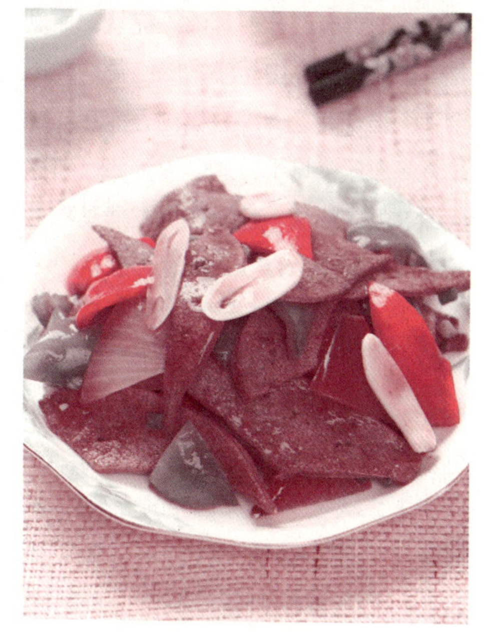

材料 羊肝450克，洋葱、青椒、红椒各50克，葱花、蒜片各少许。

调料 盐、酱油、料酒、味精、水淀粉、香油各适量。

做法

①羊肝洗净，切成柳叶型薄片，调入少许水淀粉抓匀挂浆，滑油备用。

②洋葱、青椒、红椒分别干净，均切菱形薄片，备用。

③油锅烧热，下入葱花、蒜片、洋葱片、青椒片和红椒片，以大火快炒至出香味，加入羊肝片炒匀，加入盐、酱油、料酒、味精翻炒至入味，以余下水淀粉勾芡，淋上香油即可。

高血压

疾病概述 高血压是指动脉血压舒张压超过90毫米汞柱，或39岁以下的人收缩压超过140毫米汞柱、50岁以上者超过160毫米汞柱的病症

所需营养 蛋白质、维生素C、维生素E、B族维生素

症状及病因

高血压分原发性高血压和继发性高血压两种。原发性高血压病早期无明显症状，随着病情的发展，可出现神经系统功能失调症状，症见头胀、头昏、失眠、易怒、注意力不集中、神经质等，有时伴有心悸、耳鸣等症状；原发性高血压病后期由于心、脑、肾功能不全还会出现疲乏、视力模糊等症状。继发性高血压多见于肾病、内分泌、新陈代谢、颅内疾病，症状在原发病基础上还会伴有头痛、心悸、肢麻等症状。

高血压主要源于生活中不良的饮食习惯，如饮食过于油腻使得摄入的脂肪、糖等热量食品过多，造成血液黏稠度增高，从而促使血压升高。一些中老年人因各种原因造成的动脉粥样硬化，使血管壁弹性减弱、血液受阻，一样可以使血压升高。此外，生活压力及紧张情绪，也容易造成血管的收缩而使血压上升。

宜吃食物

✔ **蔬菜类：** 山药、白菜、芹菜、荠菜、冬瓜、番茄、白萝卜、洋葱等。

✔ **水果类：** 苹果、山楂、西瓜、香蕉等。

✔ **水产类：** 海带、紫菜、海蜇等。

✔ **豆类及豆制品：** 红豆、黄豆、豆腐等。

✔ **其他类：** 黑木耳、银耳、花生等。

忌吃食物

✖ **肉类：** 肥肉、动物内脏、五花肉、排骨肉等。

✖ **调料及调味品类：** 辣椒、芥末、咖喱粉等。

✖ **其他类：** 皮蛋、全脂牛奶、咖啡、烟、啤酒、浓茶等。

健康饮食原则

◎饮食以清淡、低盐、高蛋白食物为

主，避免摄入过多胆固醇。

◎饮食安排应少食多餐，避免过饱。

◎少吃高脂肪食物，因为摄入过多高脂肪、高热量食物引起血液黏稠度增高，血管壁弹性减弱，进而诱发高血压。

养生小方剂

【方剂1】

组成成分 黄豆、醋各适量。

用法用量 将黄豆浸泡半天，放入锅中加水煮熟，浸于食醋中，2~3日后食用。每次10~15粒，每日3次。

主治功效 预防和辅助改善高血压。

【方剂2】

组成成分 山楂30~40克，粳米100克。

用法用量 将山楂入砂锅煎取浓汁，去渣，再加入粳米共同煮粥。每日服2次。不宜空腹服，7~10日为1个疗程。

主治功效 辅助改善高血压。

健康食谱

豉香什锦菇

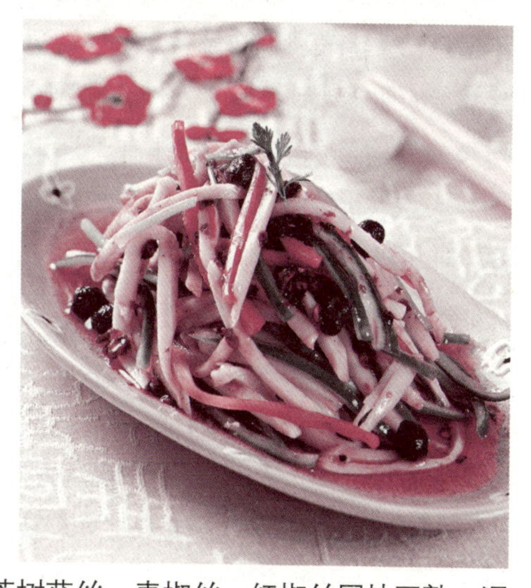

材料 平菇、鸡腿菇、茶树菇各100克，青椒、红椒各30克，葱丝、姜丝各少许。

调料 盐、蘑菇精、豆豉酱各适量。

做法

①将平菇、鸡腿菇、茶树菇洗净，沥干水分，分别撕成粗丝；青椒、红椒洗净切丝。

②锅内倒油烧热，煸香葱丝、姜丝，加入豆豉酱炒香，下入平菇丝、鸡腿菇丝、茶树菇丝、青椒丝、红椒丝同炒至熟，调入蘑菇精、盐炒匀即可。

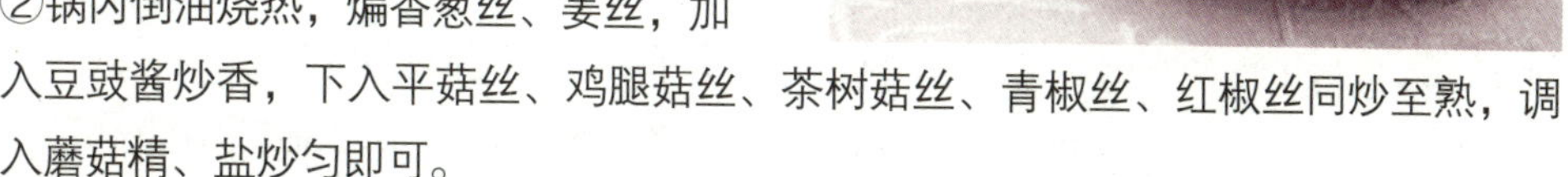

小贴士 平菇基本不含淀粉且脂肪含量少，是高血脂、高血压、糖尿病和肥胖症患者的理想食品。常吃平菇具有降低血压和血液中胆固醇的作用，可预防高血压和老年心血管疾病。平菇对女性更年期综合征有辅助改善效果，对肝炎、慢性胃炎、胃和十二指肠溃疡、软骨病也有一定的缓解作用。

冠心病

疾病概述 冠心病是冠状动脉粥样硬化使血管狭窄、阻塞或痉挛导致心肌缺血、缺氧的心脏病。中医属“胸痹”、“心痛”等范畴

所需营养 维生素A、维生素C 、锌、铜、镁

症状及病因

冠心病的主要表现有心绞痛、心肌梗死、猝死、缺血性心脏病及心力衰竭、隐性或无症状性冠心病。心绞痛大多有心前区压迫、憋闷、紧缩、堵塞等不适感，重者表现为胸骨后窒息性短暂疼痛。心肌梗死则多有突发性、剧烈、持续较长时间的心绞痛，伴有大汗淋漓、心律失常、面唇青紫乃至呼吸困难、神志模糊等症状。

冠心病是心脑血管疾病中最常见的一种，其发病原因与生活方式有很大关系，如：精神长期处于高度紧张状态、饮食无规律、喜爱油腻及高脂肪食物。当然，冠心病的形成还与遗传因素有关，不过与不良的生活方式比，遗传因素算不上主要的危险因素。

宜吃食物

✔**蔬菜类：**大白菜、芹菜、韭菜、菠菜、丝瓜、黄瓜、冬瓜等。

✔**肉类：**鸡肉、鸭肉等禽畜类瘦肉。

✔**水果类：**苹果、草莓、山楂、石榴、香蕉等。

✔**五谷类：**小麦、薏米、小米、糙米等。

✔**水产类：**海带、海参、紫菜等。

✔**其他类：**黑木耳、香菇等。

忌吃食物

✖**肉类：**动物内脏、腊肉等。

✖**水产类：**虾卵、蟹黄、鱼子等。

健康饮食原则

◎每日饮食总热量不宜太高，对糖类要加以限制，40岁以上的肥胖症患者要减肥，限制总热量。

◎避免进食过多的动物性脂肪及含有大量胆固醇的食物。

◎要注意蛋白质的摄入量。如瘦肉类、鱼类及豆类蛋白要经常食用。

◎多吃新鲜蔬菜与水果。因蔬果含丰

富的维生素C、钾、镁等元素，对心脏有保护作用。

◎避免暴饮暴食，避免过食高脂肪性食物，以减轻心脏负担。

◎饮食宜清淡，口味不能过重，不能过食辛辣的食物和调味品。

养生小方剂

【方剂1】

组成成分 水发海带250克，香油、盐各适量。

用法用量 海带洗净，煮透，盛出，沥干水分后切丝；锅中放入香油，烧至七成热时下海带丝，煸炒至海带丝变松脆时捞出；然后加盐拌匀；时常服用。

主治功效 有预防和辅助改善冠心病的功效。但消瘦者不宜多食。

【方剂2】

组成成分 山楂5个，白扁豆、韭菜各50克。

用法用量 将山楂、白扁豆入水锅中煎煮，将酥时加入择洗干净的韭菜，数沸后捞去韭菜。每日分2次服食，连食数日。

主治功效 适用于心前区闷痛、头昏、恶心、纳呆、腹胀等痰湿痹阻型冠心病患者食用。神疲乏力、耳鸣头昏者不宜服用。

健康食谱

炒素什锦

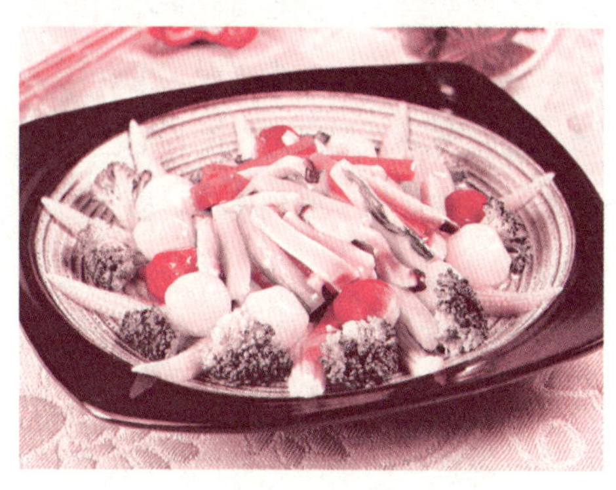

材料 鲜蘑、香菇、黄瓜、胡萝卜、西蓝花、玉米笋、姜片、荸荠、莴笋、紫菜头各40克。

调料 盐、酱油、味精、水淀粉、鸡汤各适量。

做法

①鲜蘑、香菇均去蒂，洗净，切片；黄瓜、胡萝卜、玉米笋均洗净，切成小段；西蓝花洗净掰成小朵；荸荠、莴笋、紫菜头均洗净，削成球状。

②将水煮沸，放入全部材料汆烫，沥干装盘，挑出姜片不要。

③锅内倒油烧热，将汆烫好的材料全部放入锅内翻炒，倒入鸡汤，加盐、酱油、味精翻炒至入味，用水淀粉勾芡即可。

痛风

疾病概述 痛风又称“高尿酸血症”，是因体内嘌呤代谢障碍，使尿酸堆积而引起的疾病

所需营养 维生素E、生物类黄酮、硒

症状及病因

痛风是指由于长期嘌呤代谢紊乱所致的疾病。发病年龄多在30岁以上，男性约占95%，有家族遗传性。临床以高尿酸血症、急性关节炎反复发作、痛风石沉积、慢性关节炎和关节畸形、肾实质性病变和尿酸结石形成为特点。由于尿酸在人体血液中浓度过高，在软组织中形成结晶，刺激身体发生过敏反应。一般病变部位为大拇趾关节、踝关节、膝关节等。痛风急性发作时会出现关节红、肿、热、剧烈疼痛，多在子夜发作。

有原发性和继发性两类之分。原发性痛风是由于先天性嘌呤代谢紊乱所致，继发性痛风是由于其他疾病、药物等引起尿酸生成增多或排出减少所致。

宜吃食物

✓**蔬菜类：** 洋葱、苋菜、白菜、苦瓜、韭菜、芹菜、冬瓜、丝瓜等。

✓**水果类：** 苹果、葡萄、柠檬、木瓜等。

✓**五谷类：** 薏米、小麦等。

✓**其他类：** 鸡肉、牛奶、鸡蛋、黑木耳等。

忌吃食物

✗**水产类：** 沙丁鱼、鲤鱼、草鱼、龙虾、草虾等。

✗**调料及调味品类：** 味精等。

✗**其他类：** 酒等。

健康饮食原则

◎烹调食物时用油要适量，最好用植物油代替动物油。

◎饮食应以低热量、清淡食物为主，不要吃油炸食品。

◎多食碱性和低嘌呤食物。

◎保持理想体重，超重或肥胖就应减轻体重。不过，减轻体重应循序渐进，否

则易导致酮症酸中毒或痛风急性发作。

◎碳水化合物可促进尿酸排出，患者可食用富含碳水化合物的米饭、馒头、面食等。

◎蛋白质可根据体重，按照比例来摄取，以牛奶、鸡蛋为主。如果食猪瘦肉、鸡鸭肉等，应该煮沸后去汤食用，避免吃炖肉或卤肉。

◎少摄取脂肪，因为脂肪可减少尿酸排出。

养生小方剂

【方剂1】

组成成分 车前草、黄柏、栀子、木瓜、昆布、海藻、槟榔各15克，木通6克，僵蚕10克，黄芪15克，绿茶1小匙。

用法用量 水煎服。每日1剂，早晚分服。

主治功效 止痛。用于缓解痛风发作时的疼痛。

【方剂2】

组成成分 百合10克，粳米100克。

用法用量 百合掰瓣，洗净；粳米淘洗干净。一同入锅中，加适量水，大火煮沸后改小火煨至酥烂，分早晚两次食用。每日1剂，连食数日。

主治功效 适用于老年人痛风急性发作期轻症者。

健康食谱

素炒苦瓜

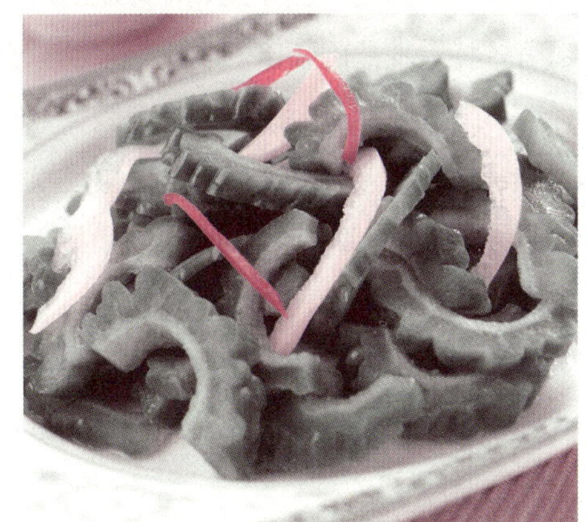

材料 苦瓜2根，红、黄辣椒各适量。

调料 盐1小匙，香油少许。

做法

①先将苦瓜洗净，纵向一剖为二，形成两根半圆柱形，将剖为一半的苦瓜反扣在砧板上，切成片；红、黄辣椒均洗净切成丝。

②烧热炒锅中的油，放入红、黄辣椒丝爆香，下入苦瓜片，迅速翻炒，再加入盐翻炒至熟，淋上少许香油即可。

小贴士 苦瓜清热降火，但是很多人吃不惯苦瓜特有的苦味。其实，只要在切好的苦瓜上撒一些盐，腌渍一会儿并用清水过滤，很快苦瓜就不太苦了。

肥胖

疾病概述 肥胖症是指机体内热量的摄入量高于消耗，造成体内脂肪堆积过多、体重超标、体态臃肿，实际测量体重超过标准体重20%以上，脂肪百分比超过30%的症状

所需营养 维生素C、维生素E、膳食纤维、果胶、消化酶、钾

症状及病因

肥胖症有单纯性肥胖症和继发性肥胖症两类。单纯性肥胖症一般无明显内分泌代谢病因，多与遗传体质、饮食因素有关，好发于中年人，尤以女性多见。继发性肥胖症又称症状性肥胖，是由明显的内分泌代谢病因引起的，常继发于脑炎、脑瘤等引起的下丘脑损害、甲状腺机能减退、糖尿病等，除肥胖外还有各种原发病的临床表现。

由于肥胖可以引发多种疾病，如高血压、冠心病、心绞痛、脑血管疾病、糖尿病等，因此，应该引起我们的重视。肥胖者的日常保健非常重要，要减少食物的摄入量，限制高脂肪高热量的食物，还应多参加体育锻炼，消耗多余的脂肪。

宜吃食物

✔**蔬菜类：**菠菜、圆白菜、西蓝花、韭菜、白萝卜、胡萝卜、芦笋、牛蒡、番茄、青椒、芹菜、冬瓜、番茄、苦瓜等。

✔**水果类：**橙子、柠檬、菠萝、草莓、桑葚、柚子、苹果、梨、西瓜等。

✔**肉类：**鸡肉、鱼肉、猪瘦肉、牛瘦肉等。

✔**五谷类：**燕麦、糙米等。

忌吃食物

✘**坚果类：**花生仁、瓜子仁等。

✘**其他类：**糕饼甜点、糖果、巧克力、可乐、咖啡、奶油、羊油、猪油、牛油、鸡油等。

健康饮食原则

◎饮食要科学、合理。每个人要根据自己的活动量安排自己的饮食。

◎要少吃热量、脂肪含量高的食品，多吃热量低的蔬菜、水果。为了防止营养缺乏，可适量吃些含蛋白质多的

食物。这样，既补充了人体营养物质，又防止了脂肪剩余过多导致肥胖的情况发生。

◎还应注意烹调方法，以蒸、煮、炖、拌、氽、卤等方法为主，避免油煎、油炸和爆炒等方法，因为煎炸食物所含脂肪较多，不利于饮食辅助治疗。

◎一日三餐要定时定量，不能偏废任何一餐。

养生小方剂

【方剂1】

组成成分 荷叶、草决明、泽泻、绿茶各适量。

用法用量 将上述材料研成粉，每次6克，用开水冲泡，代茶饮用。

主治功效 消脂减肥。

【方剂2】

组成成分 海带、绿豆各100克。

用法用量 共同煮汤喝。随时饮用。

主治功效 提高新陈代谢速度，有利于消肿，适合于全身浮肿型肥胖。

【方剂3】

组成成分 红枣5颗，粉红玫瑰1小匙。

用法用量 将上述成分用沸水冲泡，当茶饮。每周2次。

主治功效 强效去除肠胃道的油脂。

健康食谱

柚皮冬瓜汤

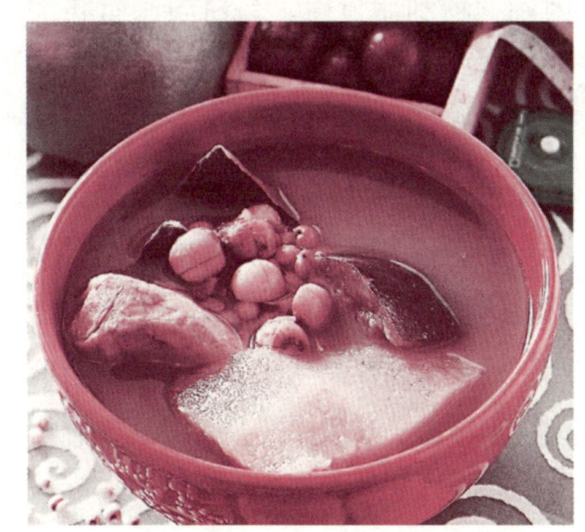

材料 柚皮1/4个，薏米20克，冬瓜75克，莲子15克，猪瘦肉160克，姜2片。

调料 盐适量。

做法

①将浸水后沥干的柚皮放入沸水内煮40分钟，取出洗净后沥干水分；冬瓜洗净切块；猪瘦肉洗净，氽烫后再洗净。

②煲沸适量水，下所有材料，再次煲沸后改小火煲2小时，加盐调味即可。

小贴士 柚皮是可以食用的，它不但营养丰富，而且还具有暖胃、化痰、滋润喉咙等食疗作用。

糖尿病

疾病概述 糖尿病是一种由遗传基因决定的全身性慢性代谢性疾病，是由于体内胰岛素的相对或绝对不足而引起糖、脂肪和蛋白质代谢的紊乱

所需营养 B族维生素、叶酸、镁、铬、蛋白质

症状及病因

糖尿病的主要特点是“三多一少”，即多尿、多饮、多食和体重减少。这是因为血糖过高导致细胞内、外失水，刺激机体下丘脑口渴中枢而引起口渴、口干、多饮的症状；因尿液中含糖增多，由于糖会大量吸水，并且需要尿液排出，从而造成多尿；因葡萄糖利用障碍，蛋白质、脂肪消耗增多，引起乏力、消瘦；为了补充机体丢失的糖，维持正常生命活动所需热量，要多进食。

另外，由于排尿功能增加，肾囊可能膨胀出现腰痛；有的病人因病情控制不好可因眼部晶状体渗透压改变而出现视物模糊；糖尿病还会并发酮症酸中毒、乳酸性酸中毒等急性并发症。

宜吃食物

✔**蔬菜类：**苦瓜、蒜苗、胡萝卜、南瓜、洋葱、油菜、韭菜、芹菜、山药、菠菜等。

✔**肉类：**牛肉、鸡肉、鹅肉等。

✔**水果类：**柚子、猕猴桃、柑橘、柠檬等。

✔**五谷类：**荞麦、燕麦、小米、糙米等。

✔**水产类：**牡蛎、鱼类、贝类、海虾等。

忌吃食物

✖**蔬菜类：**土豆、莲藕等。

✖**水果类：**苹果、西瓜、荔枝、桂圆、葡萄、甘蔗等。

✖**饮品类：**汽水、果汁等。

✖**其他类：**甜饼干、蛋糕、酒、糖、蜂蜜、巧克力、蜜饯、水果罐头、冰激凌等。

健康饮食原则

◎饮食要注意“二少一低一高”原则。饮食宜清淡，以少糖、少脂肪、低热量、高蛋白饮食为主，避免食用

肥腻厚味之品。

◎戒烟禁酒。烟里含的尼古丁和酒里含的酒精会使血糖升高、尿糖加重。

◎供给充足的维生素、无机盐和微量元素，多吃含镁等微量元素的食品。

◎提倡多食新鲜蔬菜和水果，食用豆制品，食用液体植物油。

◎主食要限量，最好每日不超过250克。

养生小方剂

【方剂1】

组成成分 天花粉、石膏各30克，淮山25克，生地黄、玄参、南沙参、麦冬、玉竹、知母各15克。

用法用量 水煎服，每日1剂。

主治功效 清热泻火、润肺养阴。辅助治疗肺胃燥热型糖尿病。症见面容憔悴、精神萎靡、下肢浮肿、皮肤干燥、口唇干裂。

【方剂2】

组成成分 生地黄、麦冬、石斛各15克，玄参、知母、黄连、大黄各10克（最后入）。

用法用量 水煎服，每日1剂。

主治功效 清胃泻火、养胃生津。辅助治疗中消型糖尿病，症见多食易饥、形体消瘦、大便干结、舌苔黄燥、脉滑数等症。

健康食谱

山药萝卜汤

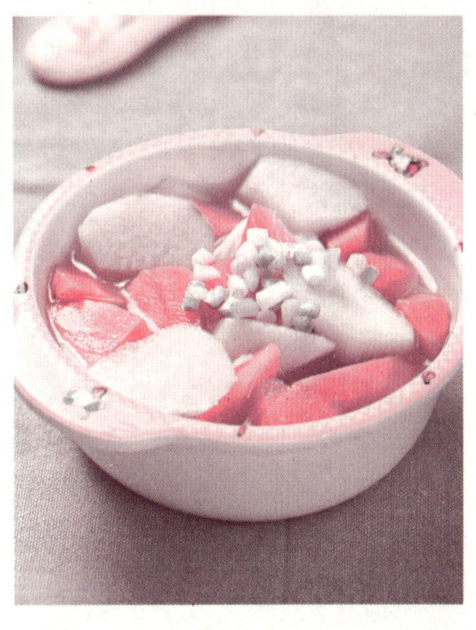

材料 山药300克，胡萝卜150克，芹菜末、葱花、姜末各少许。

调料 盐、味精各适量。

做法

①山药、胡萝卜分别去皮洗净，均切滚刀块。

②油锅烧热，放入葱花、姜末爆香，下入山药块和胡萝卜块快速翻炒1分钟左右。

③注入适量清水，煲至汤沸，调入盐与味精略煮，撒上芹菜末即可。

脑卒中

疾病概述 当大脑供血因为某种原因紊乱时，人体会对运动、理解力、言语和机体或精神紧张的控制失调，意识本身可能受损，以致大脑血液循环受阻，这就是脑卒中

所需营养 维生素C、维生素A、钾、镁、B族维生素

症状及病因

脑卒中为突发性的急性脑血管病，是高血压最常见的并发症之一。脑卒中发病急骤，症见多端，病情变化迅速。部分病人在发病前数天或数小时有头痛、肢体麻木、精神改变、嗜睡等前驱症状。一般发病急骤，以突然间昏倒在地、不省人事，或突然间发生口眼歪斜、语言不利、半身不遂等为特征。

本病发病率和死亡率较高，是威胁人类生命和生活质量的重大疾患。据统计，全国约3/4的患者会在发病24小时内死亡，约半数于3周内死亡，而存活者75%会不同程度丧失工作能力，后遗症多表现为偏瘫、失语、半身不遂等症状。

脑卒中多与动脉粥样硬化有关，如动脉变性、血管畸形、动脉瘤破裂、血管腔狭窄、闭塞或进入血液循环的栓子将脑动脉堵塞而造成脑局部血供应障碍等。

宜吃食物

✔ **蔬菜类：** 白萝卜、菠菜、冬瓜、黄瓜、芹菜等。

✔ **水果类：** 葡萄柚、山楂等。

✔ **豆类及其制品类：** 黄豆、红豆、绿豆等。

✔ **水产类：** 海带、紫菜、虾米等。

忌吃食物

✖ **蔬菜类：** 韭菜等。

✖ **肉类：** 香肠、肥肉、动物内脏等。

✖ **调料及调味品类：** 辣酱、芥末、辣椒、葱、蒜等。

健康饮食原则

◎多喝水，早晨和晚上睡觉前空腹饮水最重要。因为经过一夜的排尿、出汗、呼吸等水分消耗，早晨血液最为黏稠，急需饮水稀释血液。及时饮水可预防血栓形成，从而防止脑卒中的

发生。

◎膳食总体上要低盐、低脂肪、低胆固醇，富含维生素、矿物质。

◎少吃油腻食物，忌烟酒。

◎处理食物时要多采用清蒸、水煮、凉拌的方式，控制油脂的摄取量。

◎要严格控制盐的摄取量，也不能多吃加工食品。

◎最好吃一些流质的食物，避免那些干硬、难咽的食物。

养生小方剂

【方剂1】

组成成分 生姜60克，醋100毫升。

用法用量 生姜与醋共煎，洗患肢，每日1次。

主治功效 本方适用于脑卒中引起的肢体麻木。

【方剂2】

组成成分 桑寄生10~15克，鸡蛋2个。

用法用量 加水煮，蛋熟去壳，再煮片刻即成。每日1剂，吃蛋喝汤。

主治功效 辅助治疗脑卒中后遗症或用于预防脑卒中的发生。

健康食谱

菠菜猪骨汤

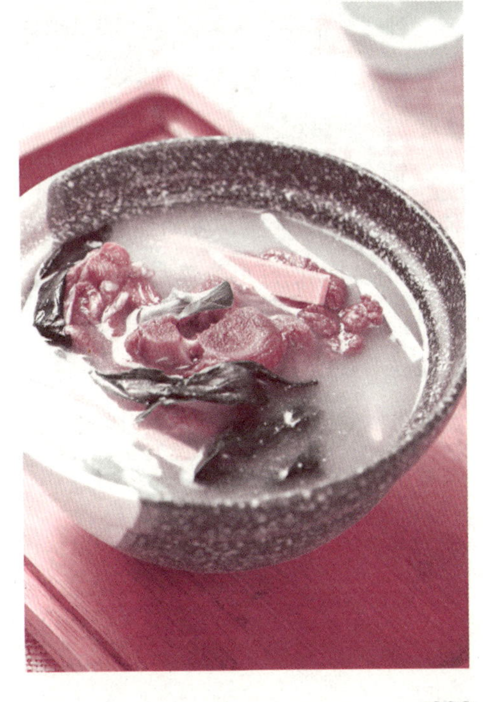

材料 猪骨200克，菠菜150克，火腿80克。

调料 盐、胡椒粉各适量。

做法

①将猪骨洗净切块，放入沸水锅中汆烫去血水，捞出，冲洗，沥干水分，备用。

②菠菜择洗干净，切段，备用。

③火腿切条，备用。

④锅中加适量清水，放入猪骨块，以大火烧沸后，转小火熬成浓汤，下入菠菜段和火腿条略煮，加盐、胡椒粉调味即可。

阿尔茨海默病

疾病概述 阿尔茨海默病是指老化程度超过生理性老化，或过早老化，使脑功能发生障碍，引起获得性、持续性智能障碍，或有记忆和认识功能障碍的症状

所需营养 维生素E、维生素C、胡萝卜素、卵磷脂、维生素B_2、叶酸

症状及病因

阿尔茨海默病的早期症状是性格改变，病人变得自私、暴躁、易于激怒、敏感多疑，并可出现一些零乱的幻觉，记忆丧失，特别是对最近发生的事记不清楚；推理及理解能力愈来愈差，对简单的活动失去兴趣。后期会伴有语言、视觉、情感或人格改变，严重影响其社会活动；往往会发展到卧床不起，大小便不能自理。

阿尔茨海默病大致分为两种，一种为血管性痴呆症，多为血管病变所致，药物辅助治疗可改善大部分症状。另一种为脑神经细胞退化性的痴呆症，在医学上称之为“阿尔茨海默病”。此类病患目前无特效药，但可在脑神经细胞退化前加以预防。

宜吃食物

✓**蔬菜类：**番茄、冬瓜、南瓜、西蓝花、菠菜、韭菜、芹菜、土豆、茼蒿等。

✓**水果类：**梨、枇杷、菠萝、草莓、柿子、芒果、苹果、西瓜等。

✓**干果类：**核桃、花生、黑芝麻等。

✓**肉类：**猪瘦肉、牛瘦肉等。

✓**其他类：**鱼油、鱼肝油、蘑菇、茯苓、麦胚油、棉籽油、玉米油、花生油、香油等。

忌吃食物

✗**肉类：**肥肉、动物内脏等。

✗**水产类：**螃蟹等。

✗**其他类：**动物类油脂、松花蛋、油条等。

健康饮食原则

◎患者饮食要以均衡为主要原则，均衡摄入营养素。

◎摄取充足的必需脂肪酸。膳食中提供充足的必需脂肪酸对预防老年痴呆是极为重要的，因为其是大脑维持正

常功能不可缺少的营养物质。

◎注意低糖饮食。过多的食糖，特别是摄入精制糖过多，容易使脑功能出现神经过敏或神经衰弱等障碍。

◎膳食中应注意补充含维生素E、维生素C和胡萝卜素丰富的食品等。

养生小方剂

〖方剂1〗

组成成分 桃仁、生大黄、玄明粉、桂枝、远志、石菖蒲各10克，龙骨、牡蛎、朱茯神各25克，蜈蚣2条，甘草6克。

用法用量 水煎服，每日1剂。可分服，也可一次服用。

主治功效 开窍醒脑。

〖方剂2〗

组成成分 熟地黄、淮山、枸杞子、巴戟各15克，山茱萸、茯苓、当归、五味子各12克，牡丹皮、鹿角胶（烊化）各10克，泽泻9克，远志6克，红枣5颗。

用法用量 水煎服，每日1剂。

主治功效 本方可以预防阿尔茨海默病的发生。

健康食谱

牛肉豆腐汤

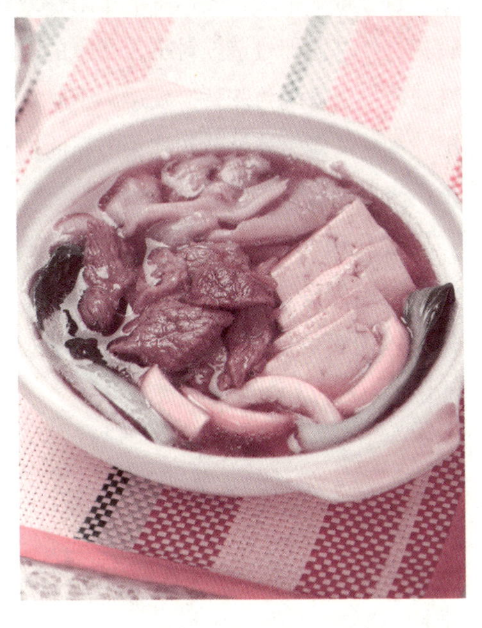

材料 牛肉100克，豆腐100克，小油菜、洋葱、平菇各20克，姜丝少许。

调料 盐、酱油、料酒、白糖各适量。

做法

①牛肉洗净，切小块；豆腐洗净，切大块，备用。

②小油菜择洗干净，切小段，备用。

③洋葱去老皮，洗净切丁；平菇洗净，撕小朵，备用。

④锅中加入适量的水，放入姜丝，大火烧沸，加入豆腐块、牛肉块、平菇朵煮至熟透。

⑤加入小油菜段和洋葱丁，放入所有调料，略煮即可。

骨质疏松症

疾病概述 骨质疏松症就是指以骨组织显微结构受损，骨矿成分和骨基质等比例的不断减少、骨质变薄、骨小梁数量减少、骨脆性增大和骨折危险程度升高的一种全身骨代谢障碍的疾病

所需营养 维生素A、维生素D、蛋白质、脂肪酸、钙

症状及病因

骨质疏松的早期临床表现为：身高明显缩短，牙齿松动脱落。进一步可发展到全身骨痛，由于骨质减少，骨脆性增加，即使轻度外伤或无外伤情况下也可造成骨折。其中脊柱骨被压塌或压缩性骨折最为常见，生活中上下阶梯或转身稍不注意即可造成骨折，严重的可造成畸形，表现为驼背、变矮、下腹突出、骨盆前倾、膝关节和髋关节屈曲变小、步态不稳等。

现代医学研究认为，发生骨质疏松症的原因是多方面的，其中原因之一为体内钙的缺乏和维生素D的摄入不足。

宜吃食物

✔**蔬菜类：**菠菜、油菜、圆白菜、白萝卜、白菜、山药、番茄等。

✔**肉类：**鸡肉、牛肉等。

✔**水果类：**苹果、桑葚、葡萄等。

✔**水产类：**虾、河蟹、海参、干贝、紫菜等。

✔**豆类及其制品类：**黄豆、豆浆、豆干、豆腐等。

✔**其他类：**牛奶、香菇、黑木耳等。

忌吃食物

✖**肉类：**烤肉串等。

✖**其他类：**汽水、咖啡、可乐、浓茶、奶油等。

健康饮食原则

◎预防骨质疏松症最积极、最有效且最容易实施的措施之一就是从步入中年即开始增加摄入含钙、维生素D丰富的蔬果，因为维生素D能促进钙的吸收和利用。

◎饮食要均衡，避免营养素摄取单一。

◎注意补充蛋白质。蛋白质是组成骨基质的原料，增加钙的吸收和储存，

可预防骨质疏松。

◎烹调方法很重要。如菠菜等蔬菜含有草酸，会影响钙的吸收，可先用沸水氽烫再烹调。

◎限制饮酒。过量饮酒会影响钙的吸收，所以，饮酒量应适度。

◎多吃含钙的食物。

◎少吸烟。

养生小方剂

【方剂1】

组成成分 红糖、黑芝麻、核桃仁粉各25克，藕粉100克。

用法用量 先将黑芝麻炒熟后，再加核桃仁粉、藕粉，用沸水冲匀后再放入红糖搅匀即可食用，每日1剂。

主治功效 适用于中老年缺钙者。

【方剂2】

组成成分 黑豆20~30克，新鲜猪排骨200~300克。

用法用量 将黑豆洗净、泡软，与猪骨同置锅中，加水煮沸后，改小火慢熬至烂熟，调味后饮用。

主治功效 适用于老年骨质疏松症等。

健康食谱

洋葱烩番茄

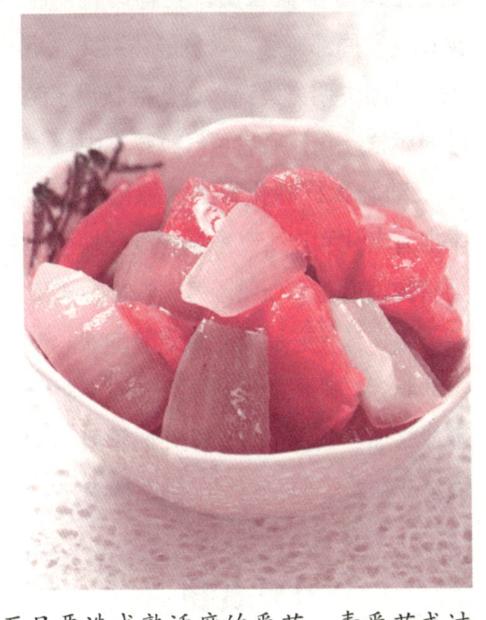

材料 番茄250克，洋葱150克。

调料 盐、醋、白糖、水淀粉各适量。

做法

①番茄洗净，去蒂切块，备用。

②洋葱洗净，去皮切片，备用。

③油锅烧热，下入番茄块与洋葱片翻炒一会。

④锅中加入适量水煮沸，放入盐、醋、白糖，焖煮1分钟左右。

⑤最后用水淀粉勾芡，出锅盛盘即可。

小贴士 选购番茄时要以果实饱满圆润、硬实有弹性，表皮无伤疤者为佳。而且要选成熟适度的番茄，青番茄或过熟的番茄都不宜选购。

动脉粥样硬化

疾病概述 动脉粥样硬化是指脂肪长期沉积和钙化，在动脉壁形成瘢痕炎症的疾病

所需营养 不饱和脂肪酸、硒、钾、钙、膳食纤维

症状及病因

动脉粥样硬化早期没有明显的症状，直至血管损伤成阶段性阻塞时才出现一项或多项症状。不同的硬化部位，其临床表现也不同，若运动时出现臀部、股肌、腓肠肌钝痛、痉挛性痛，这是盆腔或腿部血管出现粥样硬化的征象；突发局部瘫痪、一侧肢体刺痛或麻木、单眼失明、失语，这些症状提示脑动脉粥样硬化，后者可导致脑卒中。

动脉粥样硬化发生的原因，主要是血管老化和产生动脉粥样硬化块引起血管弹性变差和血管阻塞，造成血液灌流不足，致使心肌发生缺氧等症状。造成动脉粥样硬化的另一原因是血中胆固醇或甘油三酯过多，囤积在血管壁，从而造成血管脆弱，引起动脉粥样硬化。

宜吃食物

✔**蔬菜类：** 番茄、茄子、洋葱、芹菜、苦瓜等。

✔**水果类：** 苹果、蜜橘、山楂等。

✔**水产类：** 蛤蜊、海鱼、海带等。

✔**五谷类：** 玉米、燕麦、糙米、粳米、小米等。

✔**调料及调味品类：** 姜、蒜、醋等。

✔**其他类：** 甘薯、黑木耳、香菇、冬菇、茶叶、花生等。

忌吃食物

✖**其他类：** 蛋黄、动物内脏、含糖甜食、饮料、油炸食品、膨化食品等。

健康饮食原则

◎动脉粥样硬化最主要的饮食辅助治疗原则是限制脂肪摄入量，尤其要降低胆固醇和饱和脂肪酸的摄入量，并摄入富含强抗氧化剂的食物。

◎少吃甜食，多吃新鲜蔬菜和水果，保证足够的维生素及硒、钾、钙等有益营养素及植物纤维的供应。

◎盐的摄入也要适量，以每日6克以下为宜。

◎平时要养成良好的生活习惯，不吸烟、少饮酒或不饮酒，但是由于葡萄酒有益于身体健康，因此可偶尔少量饮用。

养生小方剂

【方剂1】

组成成分 红枣50克，燕麦片100克。

用法用量 将红枣去核，加水500毫升煮沸，放入燕麦片搅拌均匀，再煮沸3~5分钟即可。

主治功效 常食能预防和改善高胆固醇和动脉粥样硬化。

【方剂2】

组成成分 醋100毫升，冰糖500克。

用法用量 将冰糖加入醋中，溶化后饮用。每日3次，每次10毫升，饭后服。7天为1个疗程。

主治功效 此方适用于高血压合并动脉粥样硬化者。

健康食谱

肉酱茄子

材料 茄子600克，猪瘦肉末80克，葱花、蒜末、姜末各少许。

调料 料酒、辣豆瓣酱、香辣牛肉酱、香油、白糖、鸡精、水淀粉、清汤、白醋各适量。

做法

①茄子去蒂，洗净，切成长条，备用。

②锅内倒适量油烧热，放入茄子条炸熟，捞出沥油。

③锅中留少许底油烧热，放入猪瘦肉末煸炒至干酥，顺次加入辣豆瓣酱、香辣牛肉酱、蒜末、姜末，炒至出香。

④加入茄子条、料酒、香油、白糖、鸡精、水淀粉、清汤炒匀，淋白醋后烧至茄子入味，撒葱花即可。

小贴士 这款菜对高血压、动脉粥样硬化等症有辅助改善作用。

更年期综合征

疾病概述 更年期综合征是指女性在绝经前后（45~55岁）由于雌激素水平下降，引起卵巢功能减退，垂体功能亢进，分泌过多的促性腺激素，引起自主神经功能紊乱的综合征

所需营养 膳食纤维、维生素A、维生素C、维生素E、钙、镁

症状及病因

更年期综合征的临床表现有潮热、汗出（以头颈部以上为多）、眩晕、心悸、高血压、关节痛、失眠、健忘、耳鸣、乏力及情绪不稳、精神焦虑、易激动、紧张、恐惧、悲观抑郁、猜忌怀疑、便秘、腹泻、尿痛、尿频等症状。多有性欲减退、月经周期紊乱或绝经，第二性征不同程度退化等。

更年期综合征多因年老体衰、肾气虚弱等因素的影响，使阴阳失去平衡，引起各脏腑功能紊乱所致。

更年期综合征虽然是由于性生理变化所致，但对心理比较敏感的更年期女性来说，生理上的不适更容易引起心理的变化，因此，注意心理调适十分重要。

宜吃食物

✔**蔬菜类：**洋葱、胡萝卜、菠菜、芥菜、韭菜等。

✔**肉类：**猪心、猪蹄等。

✔**水果类：**苹果、葡萄、石榴、柿子、香蕉等。

✔**干果类：**瓜子、核桃、芝麻、杏仁、栗子等。

✔**五谷类：**小麦、黄豆、绿豆、黑豆等。

忌吃食物

✘**调料及调味品类：**辣椒、胡椒等。

✘**其他类：**咖啡、浓茶等。

健康饮食原则

◎饮食宜多样化，注意膳食纤维和水分的摄取。饮食要清淡自然，以新鲜食物为主，少吃加工食物。

◎不可忽略钙和镁的摄取。更年期女性要预防骨质疏松，一定要多吃钙质含量丰富的食物。此外，镁也是重要营养素，可以维持心脏、肌肉、神经的正

常功能，所以，更年期女性还应多吃坚果类、全谷类等含镁较多的食物。

◎富含美容、养颜营养素食物不可少。维生素A、维生素C、维生素E在体内发挥着抗氧化剂的作用，能与自由基结合，具有保护细胞的功能，是非常重要的营养素。所以，也要多食用富含此类营养素的食物。

养生小方剂

【方剂1】

组成成分 酸枣仁（炒）12克，柏子仁5克，珍珠母15克。

用法用量 锅中加水先放入珍珠母煎20分钟，再加入前2味药，一起水煎，每日1剂，早晚分服。

主治功效 用于失眠、多汗者。

【方剂2】

组成成分 浮小麦25克，煅龙骨、煅牡蛎各15克，白芍、仙灵脾、钩藤各12克，柴胡、黄芩、当归各9克，桂枝、五味子、黄檗、甘草各6克。

用法用量 水煎服，每日1剂。

主治功效 用于潮热出汗者。

健康食谱

南乳焖猪手

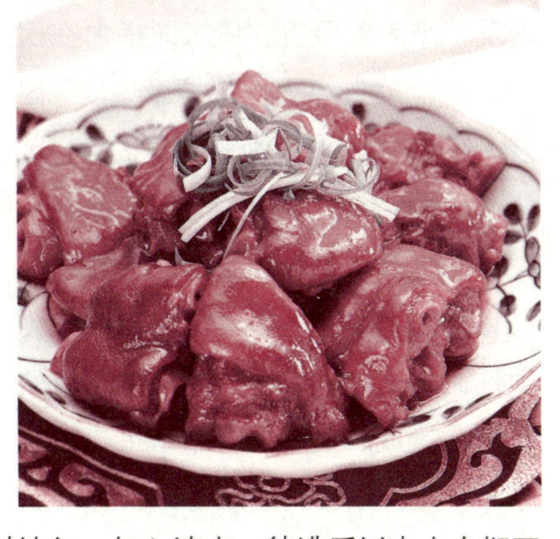

材料 猪蹄2只，豆腐乳2大匙，蒜（略拍）2瓣，姜汁1大匙，葱丝少许。

调料 冰糖2大匙，鸡精、酱油、蚝油、玫瑰露酒、海鲜酱各1小匙。

做法

①猪蹄开边切块，洗净，汆烫后冲凉，沥干水分。

②油锅烧热，加入蒜瓣、豆腐乳及海鲜酱爆香，下猪蹄炒透，放入姜汁及剩余调料炒匀，加入清水，待沸后以中小火焖至烂，盛起撒葱丝即可。

小贴士 可用松香加热的方法去除猪蹄上的毛。具体方法是：先把松香加热，然后放入猪蹄，蘸满松香后，立即将猪蹄放到冷水中，然后把松香拔下来，就好了。

癌症

疾病概述 癌症是人体正常细胞因外在因素或内在基因影响产生突变，而不受体内自律性约束的异常增殖

所需营养 B族维生素、维生素D、膳食纤维、生物类黄酮

症状及病因

癌症可导致人体消瘦、无力、失眠、贫血、发热及脏器功能受损等。恶性肿瘤还可以破坏组织、器官的结构和功能，引起出血坏死合并感染，患者最终可能由于器官功能衰竭而死亡。

造成癌症的病因，可分为体内因素及外来因素两类。体内即指内在因素，包括年龄、性别、激素及免疫等因素。外来的刺激，即外在环境因素，可分为物理性、化学性、病毒性刺激。

举例来说，长期暴露于紫外线下易患皮肤癌，即是物理性刺激；而化学性刺激即所谓的致癌物质，例如石棉易造成肺癌、联苯胺易造成膀胱癌等；而鼻咽癌则与病毒感染有密切关系。

宜吃食物

✔ **蔬菜类：** 荸荠、茭白、冬瓜、西蓝花、茄子等。

✔ **水果类：** 橘子、苹果、山楂、猕猴桃等。

✔ **干果类：** 榛子等。

✔ **水产类：** 紫菜、海带、海蜇、海参、牡蛎等。

✔ **五谷类：** 绿豆、红小豆等。

✔ **其他类：** 口蘑、猴头菇、黑木耳等。

忌吃食物

✘ **肉类：** 肥肉、腊肉、香肠等。

✘ **调料及调味品类：** 姜、桂皮等。

✘ **其他类：** 咖啡、可乐、汽水等。

健康饮食原则

◎饮食要有节制，不宜过量。在饮食安排上，对每日的热量、脂肪以及糖的总摄入量都要有所控制，切忌暴饮暴食。

◎癌症病人在手术前后努力进餐、增补营养。在放疗期间，病人的饮食应力求

清淡适口，不宜多进厚味腻胃之品。

◎合理安排巧烹调。适当选食对预防和辅助改善癌症有益的食品，对辅助缓解癌症是十分必要的。

◎多吃新鲜的蔬菜和水果，特别是深绿、深黄、红色的蔬菜可以经常吃。

养生小方剂

【方剂1】

组成成分 海带、猪瘦肉各100克。

用法用量 海带泡软，洗净，切成丝；猪瘦肉切成块状，与海带、调料一同入锅，以小火炖成烂泥状，放凉成冻即可食用。

主治功效 此方对乳腺癌有益。

【方剂2】

组成成分 带皮冬瓜30克，茯苓15克。

用法用量 将冬瓜切块与茯苓一同放入锅中，加适量清水，大火煮开5分钟后，改小火煮30分钟。放温后即可服用。

主治功效 此方对肝癌有益。

健康食谱

榛仁莴笋

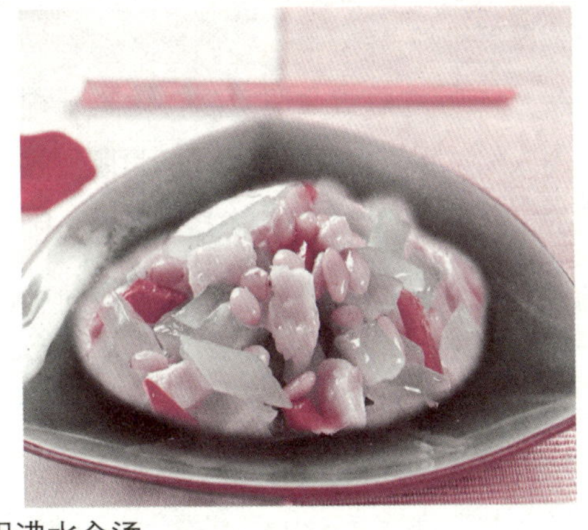

材料 榛仁100克，莴笋200克，扇贝50克，鸡蛋1个（取蛋清）。

调料 盐、鸡精、料酒、香油、水淀粉、干淀粉各适量。

做法

①榛仁用水浸泡，去掉外皮后，下入油锅炸脆。

②莴笋去皮切丁；扇贝肉切丁；两者分别用沸水汆烫。

③用蛋清与干淀粉调成糊，放入扇贝肉丁裹匀。

④锅内放少许油，下入扇贝丁、莴笋丁煸炒，调入盐、鸡精、料酒，下榛仁，用水淀粉勾芡后淋少许香油即可。

小贴士 榛仁含有抗癌物质紫杉酚，对卵巢癌和乳腺癌等癌症有辅助改善作用，是癌症患者的食疗保健佳品。但由于榛仁含有丰富的油脂，肝功能严重不良者应慎食。

感冒

疾病概述 感冒分为普通感冒和流行性感冒，普通感冒是因为受凉或暑热引起的，发病仅局限于个体，流行性感冒则是由感冒病毒或细菌引起的传染病症，通常在寒冷季节发生较多，常为群体性发病

所需营养 维生素A、B族维生素、维生素C、维生素E、蛋白质、胡萝卜素、锌

症状及病因

普通感冒又叫头伤风或鼻伤风，是鼻和咽部的病毒感染造成的，病毒经由上呼吸道的鼻腔或口腔进入，它可能会侵袭整个呼吸道，包括肺脏在内，并导致严重的咽、喉、肺或耳部细菌感染。

流行性感冒又叫流感，这是一种由人们咳嗽、打喷嚏散播的病毒所引起的疾病。流行性感冒会发高烧及全身疼痛。早期症状有寒颤、发热约40℃、打喷嚏、头痛、咽喉痛。然后通常会出现干咳以及胸痛，稍后咳嗽带痰，开始流鼻涕，发热症状持续3~5天，全身无力，严重时可能引发肺炎。

宜吃食物

✔**蔬菜类：**芹菜、番茄、白萝卜、西蓝花、黄瓜、洋葱、油菜、苋菜、南瓜、四季豆、苦瓜等。

✔**水果类：**梨、西瓜、荔枝、菠萝等。

✔**豆类及其制品类：**黄豆、豆腐、豆浆、豆豉等。

✔**调料及调味品类：**醋、大蒜、生姜等。

✔**其他类：**金银花、薄荷、荷叶、胖大海等。

忌吃食物

✘**水果类：**柿子等。

✘**水产类：**蚌等。

✘**肉类：**鸭肉、肥肉等。

✘**饮品类：**冰激凌、酒类及含酒精的饮料等。

健康饮食原则

◎以清淡的饮食为主，适当补充热量，忌食油腻厚味、腌制、煎炒熏炙之类的食品。

◎多饮开水和富含维生素的饮料。

◎感冒病人在吃一些粥或汤面时，也

可以再加点蔬菜和水果。

◎感冒时不能服用过多含蛋白质的食物，这样会增加肝肾的负担，不利于恢复。

养生小方剂

【方剂1】

组成成分 豆豉12克，杏仁、荆芥、防风、羌独活各10克，桑叶、苏叶各9克，焦枳壳、前胡、陈皮、薄荷各6克，鲜姜2片。

用法用量 水煎服。每次1剂，每日2次。

主治功效 适用于外感风寒引起的感冒。

【方剂2】

组成成分 金银花、连翘各12克，栀子、牛蒡子各10克，桔梗、甘草、薄荷各5克。

用法用量 水煎服。每次1剂，每日2次。

主治功效 辛凉解表，清热肃肺。适用于外感风热引起的感冒。

健康食谱

番茄鱼丸汤

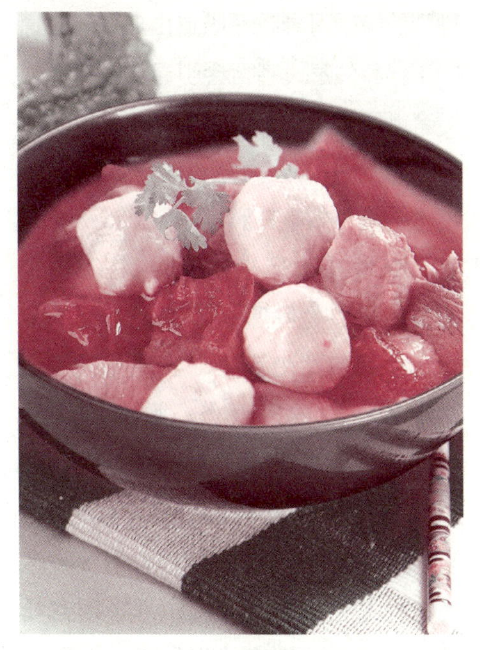

材料 鱼丸250克，番茄2个，猪瘦肉100克，姜1块，香菜叶少许。

调料 盐适量，鸡精少许。

做法

①将全部材料洗净。

②番茄去蒂切瓣；猪瘦肉切块；姜去皮；香菜叶洗净。

③将猪瘦肉块入沸水汆烫，捞出。

④将番茄块、鱼丸、猪瘦肉块、姜块放入沙锅中，加入清水，大火烧沸后，以小火煲2小时，调入盐、鸡精，撒上香菜叶即可。

小贴士 香菜具有显著的发汗清热的功能，其特殊香味能刺激汗腺分泌，促使人体发汗。再加上番茄有生津止渴、健胃消食的作用，故本品可清热、发汗、解毒，对感冒引起的发热非常有效。

咳嗽

疾病概述 咳嗽是呼吸道受到刺激（如炎症、异物）后，发出冲动传入延髓咳嗽中枢引起的一种生理反射，可以排出呼吸道分泌物或异物，保护呼吸道的清洁和通畅

所需营养 维生素A、维生素C、锌、铁

症状及病因

咳嗽是人体的一种保护性呼吸反射动作。通过咳嗽反射能够有效清除呼吸道内的分泌物或进入气道的异物。但咳嗽也有其不利的一面，长期、频繁、剧烈的咳嗽可导致呼吸道出血，还会影响工作和休息，甚至会引起喉咙疼痛，声音嘶哑等病理现象。

咳嗽主要分为急性咳嗽、亚急性咳嗽、慢性咳嗽三种。

急性咳嗽是指持续时间在3周以内的咳嗽，是呼吸科门诊最常见的症状。病因包括由病毒、支原体或细菌导致的急性支气管炎、肺炎、肺结核、呼吸道感染、气管异物等。亚急性咳嗽是指持续时间在3周和8周之间的咳嗽，原因较为复杂。慢性咳嗽是指持续时间超过8周，可持续数年甚至数十年的咳嗽。慢性咳嗽的原因包括咳嗽变异性哮喘（过敏性支气管炎）、上呼吸道咳嗽综合征（过敏性鼻-支气管炎）、胃食道返流、慢性支气管炎等。其中以咳嗽变异性哮喘和上呼吸道咳嗽综合征最为常见。

宜吃食物

✔**蔬菜类：**竹笋、山药、莲藕、白菜、白萝卜等。

✔**水果类：**荔枝、樱桃、香瓜、梨、香蕉、芒果、柚子等。

✔**其他类：**百合、薏米、杏仁等。

忌吃食物

✘**蔬菜类：**韭菜、芥菜、酸菜等。

✘**调料及调味品类：**辣椒、花椒。

✘**其他类：**栗子、核桃仁、巧克力、咖啡、酒等。

健康饮食原则

◎保持饮食清淡，避免刺激呼吸道。避免食用过于辛辣的食物，以免再度

刺激已发炎的呼吸道。

◎食物的温度宜以常温为主，避免太冷或太热。当喉咙肿痛时，可改食用流质或是半流质的食物，以减少固体食物在通过食道时的刺激。

◎多食用一些可以止咳的食物。

养生小方剂

【方剂1】

组成成分 紫苏、杏仁、姜、红糖各10克。

用法用量 将紫苏与杏仁捣成泥，姜切片共煎，去渣取汁，调入红糖再稍煮片刻，令其溶化，每日分2~3次服用。

主治功效 本方散风寒、止咳嗽，对外感风寒引起的咳嗽有效。

【方剂2】

组成成分 苦杏仁8克，白萝卜50克，姜3片。

用法用量 研碎后加水400毫升，小火煎至剩100毫升时，加少量白糖调味即可。每日1剂，分次服完。

主治功效 本方散寒化痰止咳，适用于外感风寒咳嗽。

健康食谱

杏仁雪梨汤

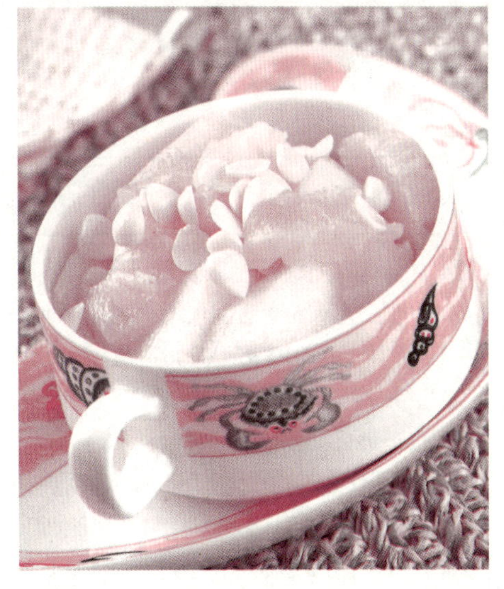

材料 雪梨300克，菠萝100克，杏仁25克，枸杞子适量。

调料 冰糖、蜂蜜各适量，盐少许。

做法

①雪梨洗净，去皮、去核，切块；菠萝去皮，切块，放淡盐水中浸泡一会儿；枸杞子洗净。

②锅置火上，倒入适量水烧开，放入雪梨块、杏仁再煮沸。

③放入菠萝块、枸杞子同煮至雪梨块软后，放入冰糖、盐调味，关火后稍晾凉，加蜂蜜即可。

小贴士 雪梨味甘性寒，具生津润燥、清热化痰、养血生肌之功效，特别适合秋天食用。

图书在版编目(CIP)数据

吃对食物不生病/《生活彩书堂》编委会编著.—北京：中国纺织出版社，2010.10（2024.4重印）
（生活彩书堂）
ISBN 978-7-5064-6864-0

Ⅰ.①吃… Ⅱ.①生… Ⅲ.①食品营养-基本知识 Ⅳ.①R151.3

中国版本图书馆CIP数据核字(2010)第183821号

责任编辑：舒文慧　　责任印制：王艳丽

中国纺织出版社出版发行
地址：北京市朝阳区百子湾东里A407号楼　邮政编码：100124
邮购电话：010-67004461　传真：010-87155801
http://www.c-textilep.com
E-mail:faxing@c-textilep.com
唐山富达印务有限公司印刷　各地新华书店经销
2010年10月第1版　2024年4月第2次印刷
开本：787×1092　1/16　印张：14
字数：200千字　定价：39.80元
